EAT FAT 吃“肥”见瘦

吃对脂肪赢回身材和健康

What is the single best thing you can do for your health,weight and longevity?
Eat more fat!

GET THIN

[美] 马克 · 海曼（Mark Hyman）著
王雅娟 译

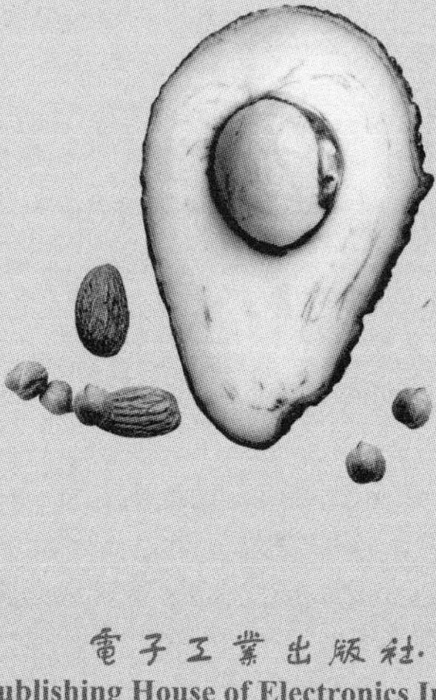

電子工業出版社
Publishing House of Electronics Industry
北京 • BEIJING

版权贸易合同登记号 图字：01-2018-2097

图书在版编目（CIP）数据

吃“肥”见瘦：吃对脂肪赢回身材和健康 /（美）马克·海曼（Mark Hyman）著；王雅娟译.
—北京：电子工业出版社，2018.5
书名原文: Eat Fat, Get Thin
ISBN 978-7-121-33908-0

Ⅰ.①吃… Ⅱ.①马… ②王… Ⅲ.①减肥—食物疗法 Ⅳ.①R247.1

中国版本图书馆CIP数据核字（2018）第056853号

责任编辑：于 兰
特约编辑：于 静
印 刷：天津画中画印刷有限公司
装 订：天津画中画印刷有限公司
出版发行：电子工业出版社
北京市海淀区万寿路173信箱 邮编：100036
开 本：720×1000 1/16 印张：19 字数：445千字
版 次：2018年5月第1版
印 次：2023年3月第14次印刷
定 价：88.00元

凡所购买电子工业出版社图书有缺损问题，请向购买书店调换。若书店售缺，请与本社发行部联系，联系及邮购电话：（010）88254888，88258888。

质量投诉请发邮件至zlts@phei.com.cn，盗版侵权举报请发邮件至dbqq@phei.com.cn。

本书咨询联系方式：QQ 1069038421。

谨以此书献给存在饮食困惑的
慢性病患者。

马克·海曼医生（Mark Hyman，MD）的其他作品

The Blood Sugar Solution 10-Day Detox Diet Cookbook《平衡血糖10天排毒食谱》

The Blood Sugar Solution 10-Day Detox Diet《平衡血糖10天排毒饮食》

The Blood Sugar Solution Cookbook《平衡血糖食谱》

***The Blood Sugar Solution*《血糖解方》（全美畅销书，中文版2019年2月出版）**

The Daniel Plan《丹尼尔计划》

The Daniel Plan Cookbook《丹尼尔计划食谱》

UltraPrevention《不吃药的生活》

UltraMetabolism《超新陈代谢轻松自动减肥法》

The Five Forces of Wellness (CD)《健康的五种驱动力》（含CD）

The UltraMetabolism Cookbook《超新陈代谢食谱》

The UltraThyroid Solution《改善甲状腺疾病方案全解》

The UltraSimple Diet《终极简单饮食》

The UltraSimple Challenge (DVD)《终极简单挑战》（含DVD）

The UltraMind Solution《大脑健康方案全解》

Six Weeks to an UltraMind (CD)《六星期大脑健康计划》（含CD）

UltraCalm (CD)《减轻压力、消除焦虑的六步计划》（含CD）

真理的敌人常常并非谎言（蓄谋以及欺骗）——而是“传言”——持久、极具说服力却不切实际。我们坚信“先者”的理念，常常将其奉为“真理”。我们享受着共识的乐趣，却无法接受思想差异带来的不适。

——约翰·肯尼迪（John F.Kennedy）

前言

轻松减肥且健康长寿的“秘诀”就是：

多吃脂肪！

对！多吃脂肪反而有助于减肥，让您感觉更加轻盈，同时还能预防糖尿病、痴呆和癌症，助您健康长寿。

这怎么可能是真的？每位健康和营养专家、领先的医学协会，以及政府机构均告诫我们少吃脂肪，否则会导致肥胖和心脏病。在过去的50年里，我们忠实地遵循了这些专家和机构的建议，但是肥胖和患病率却与日俱增。

没错，体内积聚过多脂肪会导致我们生病、过早死亡。但是，我们食用的脂肪会导致身体肥胖并阻塞动脉的说法实为一种悖论。

当然，这是一种可以理解的错误理论。因为“食用脂肪必然导致身体肥胖”的说法似乎很符合逻辑。脂肪等同于肥胖吗？在英文中它们是同一个词fat，看起来似乎是一回事。营养学家警告我们，脂肪的热量（9卡路里/克）相当于碳水化合物和蛋白质（4卡路里/克）的两倍，因此，少吃脂肪才能减肥，身体才能感觉更轻盈。这似乎已经成为共识。但我们却忽略了一个事实。

这种根深蒂固的理论毫无科学依据，科学证据表明事实恰恰相反。当我们仔细观察各种数据时，就会发现科学研究反而证实了吃“肥”见瘦的理论（脂肪可逆转心脏病和2型糖尿病，并可预防痴呆、癌症和其他疾病）。事实告诉我们，吃越多脂肪，反而会越瘦，身体机能也会更好。自1980年以来，美国饮食指南多次警示食用脂肪的危害，并强烈建议公众少摄入脂肪。 但这一长期以来人们所信奉的“真理”却发生了令人震惊的逆转，2015年美国饮食指南咨询委员会为胆固醇开脱了罪名，并取消了对膳食胆固醇或总膳食脂肪（除饱和脂肪外）的饮食限制建议（蛋黄又重返日常菜单中）。[1]

此时您很可能会感到困惑。事实上，我自己也非常疑惑，多年来，我一直向患者推荐低脂饮食。几十年来，几乎每位医生、营养学家、专业协会和政府机构均建议我们少吃脂肪，才能减肥和预防疾病。这些建议非但未给我们带来任何受益，反而误导了公众。事实证明，摄入脂肪过少反而会导致更多的肥胖和疾病。

自1970年以来，我们将饮食中的脂肪卡路里含量从43%减至33%，减少了更多的饱和脂肪摄入。然而，我们的身体却愈加虚弱，心脏病的患病率急剧增长（虽然得益于当今先进的医疗技术，很少人死于心脏病），全球2型糖尿病和肥胖率急剧上升。1960年，美国每100人中即有1人患有2型糖尿病；而今天，这个比例已经变成了每10人中即有1人患有2型糖尿病，患病率增加了10倍。自20世纪80年代以来，2型糖尿病的发病率上升了700%。1960年，仅有1/7的美国人肥胖；而现在肥胖的人占1/3，预计到2050年，每2个美国人中就会有1人肥胖。1980年，儿童中几乎没有2型糖尿病病例。而2000年，将近1/10的儿童患有糖尿病或2型糖尿病。到了2008年，每4个青少年中就有1个为糖尿病前期或2型糖尿病患者。[2]如果按此趋势发展下去，将会导致怎样的后果?

可悲的是，这不仅仅是发达国家所面临的问题。80%的2型糖尿病患者生活在发展中国家。当前全球面临的最大健康问题是流行的代谢性疾病所导致的肥胖、2型糖尿病和心脏病。全球超重人群（约25亿）比遭遇饥荒的人群多出两倍。这不仅仅会影响我们的健康，还会影响全球经济。慢性可预防疾病在未来20年将耗资47万亿美元。[3]这超过了世界六大经济体的年度国内生产总值。在美国，医疗保险和医疗补助的无资金准备负债使所有其他联邦费用相形见绌；如果医疗保健费用继续上升，到2040年它们将消耗掉我们100%的税收，因而无法为军事、教育、司法或其他社会公共事业提供任何资金支持。

这些问题让我们深感焦虑，我们必须解决饮食导致的疾病所引发的人类、社会和经济问题。但首先，我们应该从关注自身健康和体重开始。其实我们想要了解的问题很简单：

怎样才能保持健康、实现减肥目标并逆转慢性疾病?

这正是本书将要为您解答的问题——您必须首先了解脂肪的真相。本书客观审查了多方证据，并摒弃了对于脂肪的传统认知——包括我们身体内的脂肪和我们食用的脂肪。

关于此计划

本书分为四部分。第一部分中，我们将介绍大众是如何进入这个脂肪认知误区的。通过这部分您会了解脂肪之前遭遇了何等不公平的待遇，以及最终如何被

“平反”。

第二部分我们将详细为您描述常常令人感到困惑的脂肪世界。什么是单不饱和脂肪？为什么反式脂肪不好？为什么一直以来我们总是被告诫饱和脂肪会引起心脏病，如果这是不对的，真相又是什么？胆固醇究竟是什么？它真的会导致心脏病吗？我们将帮您一一梳理对最常见食物（如植物油、红肉、鸡蛋、黄油、坚果和种子等）的误解。我们也将向您详细解释脂肪有利于身体健康的原因所在。最重要的是，我们可让“吃脂肪会发胖”的传言不攻自破。

第三部分介绍21天的吃“肥”见瘦计划。此计划为您的身体制订了全方位的复苏方案。**食物是最强大的药物，**在21天的时间内通过改变您补充身体能量的方式，体内将会停止储存激素，重新编程减肥和健康基因，您会停止对食物的不良欲望，身体将会感觉前所未有的轻盈。您可以轻松地摆脱掉多余的体重，减轻甚至扭转疾病症状；您的皮肤看起来焕发光彩，大脑思路清晰，整个人都充满活力；您会感到幸福、快乐，最重要的是——完全摆脱了对脂肪的恐惧！

您的预期受益

在启动任何计划之前，必须先进行测试——不仅针对我的患者进行测试（几十年间测试了超过20 000名患者），同样针对全国各地的人群进行了测试。我创建了“beta计划”，允许人们在家里进行跟踪测试，这样我便可以追溯结果并微调计划。超过1000人尝试了吃“肥”见瘦的beta计划，结果以及各位测试者的经历足以让我们感到惊讶。整本书中，您将会读到众多参与者的亲身经历及见证，此计划不仅让他们减轻了体重，健康状况也发生了本质的变化。

这里是第一组测试者的平均测评结果：

- 减重：3.2公斤（最多减重20.8公斤）
- 腰围减少：4.8厘米（最多减少33厘米）
- 臀围减少：4.3厘米（最多减少40.6厘米）
- 血压降低：收缩压（最高值）9个点，舒张压（最低值）4.5个点
- 血糖降低：23个点

在施行该计划之前，49%的参与者报告他们经常强烈渴望食用某种食物；而施行计划之后，这一比率下降至仅有1%！施行该计划之前，89%的受访者称他们“经常或有时”渴望食用某种食物；施行该计划之后，80%的人说他们“很少或从来没

有”食物的渴望。

该计划还清晰地阐明了最适合的膳食选择，因此人们再也不用纠结该吃些什么。施行计划之前，66%的人纠结于膳食计划，因为很难做出健康的选择；施行计划之后，75%很少或再也不担心他们的膳食选择。

也有人接受了FLC测验（也称为“Crap测验”，测量他们健康和体重各个方面的改善情况；您可以在第1章中自己参与此测验）。结果非常令人震惊。疾病症状的平均分从68分下降至21分，下降了69%。这一结果让人难以置信。地球上没有任何一种药物可以产生如此好的疗效。参与者的消化吸收、精力、情绪、关节疼痛、肌肉疼痛、窦道问题、后鼻滴注、皮肤过敏、体重、精神健康、睡眠、性欲等方面均有明显改善。为什么？本书并非减肥的指导书，而是旨在为您提供正确的信息（食物），从而实现身体健康的目标。因此，轻松实现减重目标后不会出现随之而来的各种不适和疾病等副作用。我从来不鼓励患者减肥。我只告诉他们如何保持健康。当您摒弃“坏”的食物，吸收好的营养成分时，当然可以加速身体的治愈和修复。这个过程不需要几个月或几年，仅需要数天。

现在我们来分享一些参与者在此计划中的亲身体验：

> 为了恢复因几十年对身体的疏忽而导致的心脏病、高血压、睡眠呼吸暂停以及糖尿病，我已经尝试了很多方法。这个计划真的挽救了我的生命，并让我在60岁时学会如何掌握自己的命运……做一名冒险运动员，爬山和徒步旅行……没有海曼医生的智慧、胆识及其所创造的EFGT计划，这些终生的梦想将永远无法实现。
>
> ——兰迪·戴维斯（Randy Davis）

> 二十多年来（我35岁），我每天都生活在痛苦中。多年来，我一直接受抑郁、焦虑、背痛、关节痛、关节炎、创伤后应激障碍、脊柱狭窄、肠易激综合征和经前症候群的治疗。我一直在吃各种药物。十多年来，我每天早晨只能坐着淋浴，根本无法站立，一直深陷这样的痛苦之中。施行EFGT计划半年来，我每天都可以站立淋浴了。虽然我的睡眠经常会被我1岁的孩子打断，但睡眠时间和质量均显著提高。关节疼痛改善许多，精力也更加旺盛。即使在一天结束，孩子们都已经入睡后，我仍然有精力去做家务。
>
> ——塔拉·福蒂（Tara Foti）

我曾经尝试过很多膳食计划，然而都无济于事。但施行此计划后，在享用美食的同时我轻松减掉了5.9公斤，再也不想吃那些不良食物了。对我来说最重要的是，这种饮食方式让我的睡眠质量变得非常好，精力更加充沛，感觉非常棒！疼痛感全部消失了。每天早上再也不用借助布洛芬才能运动，每天晚上，也不用通过喝几杯酒的方式来放松。谢谢您，海曼医生。您真的改变了我的生活！

——乔·安妮·玛祖卡（Jo Anne Matzuka）

我曾经认为自己再也不可能恢复正常的体重，然而就在这时，机会来了。因超重四十多公斤，我每天晚上都拖着疲惫的身体入睡，感觉身心俱疲。在施行此计划后的3个星期内我就减掉了9.5公斤，这让我有了继续坚持下去的勇气和动力。我一般不愿意去看医生，因为我的体重问题一直很让人头痛。然而，我今天看到我的医生，真的很高兴与他分享我的体重和血压的变化。他非常支持我，我也觉得现在和医生配合得很好。我希望我所做的改变可以成为对家人和朋友的一个证明，我非常愿意有机会向他们分享我的经验。

——底波·拉斯坦（Deborah Stine）

我做危重病护士已经三十多年了，几乎尝试过每一种节食计划。我曾经取得了巨大的成功，但用不了多久体重就会反弹。这个计划第一次让我彻底摆脱了对不良食物的渴望。我可以坦诚地说，此计划值得一直坚持下去，因为我的身体感到从未有过的轻松和舒适。我知道这听起来如同陈词滥调，但我不知道如何解释我此刻激动的心情，你们不知道我的身体感觉有多棒。如果我在二十多岁的时候就尝试施行此计划，那50岁时应该是完全不同的另外一个我！

——丹尼斯·皮米泰（Denise Pimintel）

我一开始不太相信此计划，但施行后开始逐步看到成果。体重几乎每天都会下降一些。更重要的是，它对我的血脂测试结果的影响。几年前我患上了轻微中风，几乎所有的药物和低脂饮食都无法改善血脂测试的结果。尝试此计划两个星期后，我惊讶地发现所有的测验结果指标均大大改善，甘油三酯水平终于回归正常范围。以后的生活中，我一定会坚持遵循此计划的原则！

——谢丽尔·舍恩斯坦（Cheryl Schoenstein）

此计划带给我的收获太多！它帮助我恢复了许久不曾有的良好睡眠。同时重塑了我的自尊心和自信心。对于一个经常会感到担心和焦虑的人来说，施行此计划后显著减轻了我的压力。之前我从不对任何膳食计划感兴趣，但这次，我真的想一直坚持下去！

——罗克珊·沃德（Roxanne Ward）

施行此计划后我减掉了5公斤，感觉压力减轻，情绪平稳。施行此计划前，我患有心悸、手脚刺痛、头痛，但现在这些症状完全消失了！我深知糖对身体的不利影响，因此，非常庆幸这次终于摆脱掉了它！

——辛迪·维特（Cindy Victor）

我现在感觉好极了！我的胃酸反流症状完全消失了。我可以随意活动，关节也不再疼了。我的皮肤变得非常光滑，水分充足，看起来更加年轻，因为胃变得小而软，因此我可以随意弯腰了。此计划引领我进入了一个完全不同的新世界。在施行此计划之前，我觉得衰老非常快，而现在我感到每天都在恢复元气，充满了青春的活力。再也没有感觉头晕，头脑非常清醒。我觉得自己宛如获得了新生。谢谢您，马克·海曼医生，引领我走向更加健康和更高品质的生活！

——卡塔琳·瓦斯科（Katalin Vasko）

EFGT是一个很棒的饮食计划！我从未想过在三个星期内自身健康状况会发生如此大的变化，我现在感觉非常棒，昨天我甚至对甜品都无动于衷。谢谢您提供的这项计划，让我们有机会改善生活和健康状况！

—帕米拉·巴雷特（Pamela Barrett）

虽然吃“肥”见瘦计划基于已经广泛验证的科学原则，但如同我们将在第三部分阐述的那样，没有一种减重和饮食计划适合所有人。本书将帮助您找到适合自己的长期饮食计划。而吃“肥”见瘦计划则是达成此目标的第一步，初步养成良好的饮食习惯，再逐步过渡为终身的饮食计划，从而让您收获更加健康美好的人生。本书第1章后面的测试中，您将会了解如果自己为碳水化合物不耐受，那么就应该少食用含碳水化合物的食物，多摄入脂肪；如果您的身体耐受碳水化合物，那么21天计划后饮食可以更加多样化。如果您的得分很低，表明您可以摄入更多碳水化合物，但如果得分非常高，则说明碳水化合物可能会触发更多的体重增长并导致其他身体问题，因此，您也应做出适当调整。

虽然低碳水化合物、高脂肪饮食适合大多数人，但或许不适合长期坚持这样的饮食习惯。有些人靠大量饱和脂肪能够保持长期健康，但其他人则不能从中获得同样的收益。总体来讲，难以提供一个适合所有人的饮食建议。然而，根据我的研究和成千上万患者的实践经验，我强烈建议每个人都应该尝试一下这个为期21天的饮食计划。

最后，在第四部分中，我们为您专门设计了美味的吃“肥”见瘦食谱，从而让您保持饮食中脂肪、蛋白质和碳水化合物的最佳平衡，还会教您一些简单的烹饪技巧。并非必须成为一个美食家才能为自己和家人准备美味健康的饭菜，其实这比您想象得要容易很多。

欢迎来到享用脂肪的新世界。在短短的21天内，我们不仅要改变您对脂肪的看法——更要彻底改变您的饮食方式并改善您身体的整体健康状况。

目录

第一部分

我们是如何陷入脂肪认知大误区的？

真相远没有那么简单。

——奥斯卡·王尔德（Oscar Wilde），
《诚实的重要性》，1895年

第1章

脂肪被“妖魔化”

我们许多人成长于同一个时代，而在这个时代的主导理念下，我们将低脂肪饮食与瘦身和健康等同起来。医生、营养学家、科学家、政府和媒体对我们进行了洗脑式的宣传，让我们坚信膳食脂肪必然会转化成身体脂肪，更糟糕的是，它还会堵塞动脉。但这一切所谓的“理论”都缺乏科学依据，无法提供令人信服的证据。对脂肪的恐惧已经让我们陷入了脂肪认知的大误区。

这一切都始于我们的医疗机构和食品行业看似权威的建议——我们对脂肪——这一能够保持身体健康和减重的基本成分——避之唯恐不及，反而用大量的糖和碳水化合物来代替脂肪。1992年，美国政府公布了其食品指南金字塔。金字塔的底部为碳水化合物，告知我们每天应摄入6～11份面包、米饭、麦片和面食。金字塔的顶部是脂肪和油，告知我们必须慎用这些食物。而整个食品行业更是掀起了制造低脂食品的热潮，创造了低脂沙拉酱、无脂酸奶以及低脂甜点（记忆中有SnackWell低脂饼干）等一系列低脂食品。因为这些食品的脂肪含量低（将其等同于“健康”），因此您可以一次吃整整一盒——我们许多人都按照这样去做了！

作为一个好公民，我们听取了“权威”的建议，现在，美国人每年消耗约69公斤糖和66公斤面粉。我们每日摄入热量的近20%来自含糖饮料，如苏打水、运动饮料、甜咖啡和茶，以及果汁。[1]它们会导致生理成瘾，从而让您对糖的渴望愈加强烈。[2]因为您的身体并未将这些热量当成食物，因此，相较于固体食物，您最终摄取的总热量将会更多。[3]含糖饮料也会严重影响我们的健康。《循环》杂志上报道的一项研究认为，每年平均有184 000人因饮用含糖混合饮料而死亡。已证明这些饮料会导致肥胖、心脏病、2型糖尿病和癌症。[4]

现在，我们已经从研究中获知，糖和精制碳水化合物才是导致肥胖和心脏病的真正原因——而并非人们通常认为的脂肪。碳水化合物启动了新陈代谢的开关，引起胰岛素飙升，进而导致脂肪堆积（尤其是危险的腹部脂肪）。本书中讨论的糖和碳水化合物（而非脂肪）也是引发胆固醇水平异常的主要原因。糖和精制碳水化合物是导致2型糖尿病、癌症，甚至痴呆的元凶。[5]如同我的书《血糖解方》和《平衡血糖10天排毒饮食》中广泛提及的一样，因饮食中过量摄取精致碳水化合物和糖而直接导致2型糖尿病和糖尿病前期的病例在全球范围内急剧增长。

重新思考我们对脂肪的恐惧

当谈及脂肪时，通常存在一个语义差异问题。在其他语言中，我们所食用的“脂肪”一词不同于上腹部的“赘肉（脂肪团）”。事实上，即使是膳食脂肪也种类繁多，一些为“好脂肪”，一些则为“坏脂肪”。而对于糖来说，我们没有这样的困惑，糖就是糖。所有形式的糖（存在细小或相对轻微的差异）均会对健康产生负面影响，无论是蔗糖、高果糖玉米糖浆、龙舌兰糖浆、蜂蜜或任何其他257种糖，它们都属于糖。

但各类脂肪之间却存在很大差异。脂肪分为饱和脂肪、单不饱和脂肪、多不饱和脂肪和反式脂肪，具有多种不同类型。饱和脂肪本身具有多种风味，多不饱和脂肪也一样（稍后我会详细解释）。结论是，并非所有脂肪都是“坏脂肪”，食用适量“好脂肪”不会使您发胖。事实上，“好脂肪”对于健康和减肥来说至关重要！

值得庆幸的是，我们对脂肪的看法正在发生转变。在过去5年中，科学证据已经表明，高脂肪饮食比低脂肪饮食更有利于减肥、逆转每一个增加罹患心脏病风险的单一指标（包括血脂异常、糖尿病、高血压、炎症和更多）。[6]事实上，证据已表明膳食脂肪、饱和脂肪或胆固醇与心脏病并无关联。[7]

位于哈佛的Joslin糖尿病中心是世界顶尖的糖尿病中心，该中心以Elliott P. Joslin博士的名字命名。20世纪20年代，他推荐了一种含75%脂肪、20%蛋白质和5%碳水化合物的饮食，以治疗糖尿病。而随后的20世纪五六十年代，脂肪则被人们视为“洪水猛兽”，科学家和医生均推荐含低脂肪、高碳水化合物（55%～60%的碳水化合物）的日常饮食。几十年来，美国糖尿病协会（ADA）继续倡导这种饮食结构，但糖尿病的发病率却逐年恶化。现在，为了治疗2型糖尿病，Joslin糖尿病中心的研究人员再次推荐这种含70%脂肪的饮食。[8]

现在就让我们来举例说明高脂肪饮食的强大功效，洛杉矶地区ADA的领导人Allison Hickey患2型糖尿病已有11年。她听从了ADA的建议，锻炼身体，同时注射胰岛素和服用糖尿病药物。然而，她的糖尿病一直未得到良好控制。随后，我推荐她尝试超过50%脂肪并削减碳水化合物摄入量的饮食结构，同时停止注射胰岛素和服用大多数药物，她的血糖水平恢复了正常，消化不良和头晕症状均消失。

然而不幸的是，并非每个人都知晓脂肪的重要性，针对这一点，我们仍然需要长久的努力。ADA目前仍然推崇那些老的、危险的饮食建议。它现在建议人们避免摄入精制碳水化合物，但却仍然推崇低脂肪饮食，虽然有研究发现食用坚果（含脂肪）可降低罹患2型糖尿病的风险，[9]并且每周增加摄入1升橄榄油，同时每天坚持食用坚果的人能够显著降低心脏病发作和死亡风险。[10]

多年来，科学家绞尽脑汁想要了解饮食界所谓的“法式矛盾”。为什么法国人吃这么多的黄油和脂肪，还这么瘦，并且心脏病的发生率还比较低？同时他们也应该关注到我所说的“美式矛盾”：美国人食用的脂肪越来越少，为什么反而会越来越胖，而且心脏病的患病率与日俱增？这些现象都让科学家们百思不得其解。我们对饮食的错误认知如此根深蒂固，但却毫无察觉。精神科医生瑞·莱恩（R. Laing）说，“科学家只会以他们自己的角度去看问题”。[11]

而我处于科学研究和临床实践的交汇点。我在工作中一直致力于为患者寻找到此问题的解决方案，从而使他们保持健康的生活。撰写这本书，旨在拨乱反正，消除一直以来我们对脂肪的误解，从而在我们的饮食计划中适当添加脂肪，以实现减肥目标，逆转疾病，并获得充满活力的健康 。

本书中，我会向您详细讲述脂肪的知识——包括我们食用的脂肪和存在于我们身体内的脂肪，并向您解释为什么食用脂肪不会导致发胖。吃对脂肪反而有助于减肥，预防痴呆、心脏病、糖尿病和癌症，同时还会带给您额外的收益：改善心情、皮肤、头发和指甲。这听起来是不是很不可思议？几十年来，我曾一直坚信应不惜一切代价尽量避免摄入脂肪，直到我从不断深入的研究中获得了意外结果。根据我的发现，我调整患者的治疗计划，通过大量患者的实验室测试，亲眼见证了他们身体和健康所发生的戏剧性结果。例如，将一位患者饮食中的脂肪增加到他总体食物摄入量的50%，他的胆固醇水平下降了100个点，甘油三酯水平10天内下降了300个点，慢性哮喘和胃反流症状均消失，精力非常充沛。

三十多年来，我已经测试并治疗了超过20万名患者，其中一些让人难以置信的神奇效果并没有一一包含在本书中。我在书中记录了结果的许多参考信息，如果您难以相信，完全可以亲身体验一下。

- 膳食脂肪会加速新陈代谢，减少饥饿感，并刺激脂肪燃烧。[12]
- 膳食脂肪可以帮助您减少总卡路里摄入量（而非增加）。[13]

- 膳食脂肪，特别是饱和脂肪不会引发心脏病。[14]
- 膳食中的饱和脂肪会使有益健康的低密度脂蛋白（轻的、蓬松的）水平升高，同时也会升高体内高密度脂蛋白（“好”胆固醇）水平。[15]
- 相较于高碳水化合物饮食，高脂肪饮食会促使更多的减重，且不易反弹。[16]
- 膳食脂肪可减少炎症、[17]凝血以及所有心脏病的风险。[18]
- 膳食脂肪可改善血管健康。[19]
- 膳食脂肪可改善大脑功能和心情，并有助于预防痴呆。[20]
- 高脂肪和低碳水化合物饮食可以逆转2型糖尿病。[21]
- “好”植物油（如大豆油、玉米油、葵花籽油、红花籽油）对身体有害；它们会导致炎症或胆固醇酸败，从而更可能导致心脏病。[22]
- 膳食饱和脂肪（来自黄油或椰子油）不会导致血液中饱和脂肪水平升高。[23]
- 碳水化合物，不是膳食脂肪，会转化成血液中的饱和脂肪，这是一种可导致心脏病的脂肪。[24]
- 过量的碳水化合物会刺激食欲并导致腹部脂肪积聚，并减缓新陈代谢的速度。[25]
- 碳水化合物可以开启您肝脏内的“脂肪生产工厂”（称这一过程为“脂肪生成”），从而导致胆固醇和甘油三酯水平升高，同时降低良好的胆固醇水平（HDL），并生成小的密集的可引发心脏病的LDL颗粒。[26]
- 糖和精制碳水化合物，而非脂肪，会导致肥胖、2型糖尿病和心脏病流行[27]以及痴呆患病率增长并引发过早死亡的风险。[28]

我对脂肪认知的转变

20世纪80年代初的时候我正在医学院学习，那是一个低脂热潮的全盛时期。为了减肥和预防心脏病，我也开始不再食用脂肪，并同样这样建议患者。自那时起，我成了一个素食者，10年来，我避免食用任何动物产品，除了低脂酸奶和蛋白。我把油的摄入量保持在最低限度，取而代之吃了许多面包和面食（那时被推广为健康食品）。我知道吃太多糖对身体没有好处，但我渴望糖和碳水化合物，因此我吃了大量的全麦低脂饼干和低脂冷冻酸奶。年轻时我是一名跑步运动员，因此很快就能消耗掉这些能量，但随着年纪日益增大，我注意到身体的变化。我变得爱用扶手，肚子有点大，腰围增加了5厘米，身体似乎更加松弛，肌肉更少。当我35岁时，我增重了6.8公斤。我开始学习营养知识，并遵循健康均衡的饮食——同时我也将其推荐给我的患者——那时我还认为这是正常的老化过程。我从来不吃垃圾食品和加工食品，也从不喝苏打饮料。我吃一种富含谷物、豆类、水果和蔬菜的绿色食物，没有吃过糖，只摄入一点脂肪。但我的身体却变得愈加虚弱。

随着针对糖和精致碳水化合物（甚至全麦面包）的研究逐渐盛行，我开始不再食用糖和碳水化合物。但我仍然对脂肪存有特殊的恐惧，特别是饱和脂肪，因为作为医生，我知道那是导致心脏病的元凶。如果我经常锻炼（如每天骑行35公里），我想我一定能够减掉一些增长的重量，但是不久之后体重又会反弹。

然后，过去10年，随着潮流的转变，我开始改变自己的饮食习惯以及对患者的建议。 我亲眼见证许多人减重了四五十公斤，2型糖尿病也得以逆转。我看到我的患者再也不用依赖胰岛素，并且在没有减少（而是增加）脂肪摄入量的情况下，胆固醇水平恢复到了前所未有的最佳水平。

我自身的身体变化也很明显。我的精力更加充沛，注意力也更集中，我减掉了6.8公斤，再也不用借助扶手，腰围也减少了5厘米。当55岁时，我拥有了更多肌肉，适应力更强，感觉更加年轻、有活力。

现在，早餐时我可以尽情享用脂肪食物，每天都开心愉快，对腰围非常满意。有时，我会用草饲动物黄油或特级初榨椰子油（高饱和脂肪，但超级健康）煎一个全蛋，或用坚果、种子和椰子油制作一杯奶昔。午餐时，我会做一大份富含脂肪的沙丁鱼或野生鲑鱼沙拉，并在上面撒上南瓜子或松子；而晚餐时，我会吃一些草饲羊肉，并用橄榄油、柠檬、香料和盐拌一盘蔬菜沙拉。

我二十多岁到中国西藏旅行时，曾经受邀进入游牧民的蒙古包，品尝了咸酥油茶，那个味道非常美味，之后很长一段时间内都回味无穷。后来我的朋友大卫·阿斯普雷（David Asprey）研制出了美国版本的超级咖啡——咖啡与黄油和椰子中的MCT油（是一种可为大脑和身体提供燃料的超级脂肪）混合。我在医学院的一个好朋友是一名北极探险家，他仅依靠黄油棒作为食物，竟然可以穿越整个国家去北极滑雪。他非常健康，而且看起来很年轻。

高脂肪饮食——特别是“危险”的高饱和脂肪饮食——听起来似乎很疯狂，如果在10年前，我也会告诉您这是有害健康的。但我自己的身体，我为之奋斗的工作，数以千计的患者以及网上社区成千上万遵循此方法的人们都向我们展示了一个真理：每一个人均从脂肪饮食中受益，因此，欢迎脂肪回归到健康饮食食谱中。本书同时也会记录能够证实这些受益的针对脂肪和健康进行的新兴研究（对不起，我热爱科学，这一点我无法控制自己）。

现在让我们来谈论一下您

本书中包含很多令人惊讶的发现和事实，我期待着与你们一起分享。在开始之前，让我们先来谈论下您阅读本书的原因：想获知能够轻松减肥并保持长久健康的方法。本书中的计划将会帮助您实现这一目标，但是在您正式踏上旅程前——如同任何一次旅程一样——它会先帮助您了解碳水化合物、脂肪与您健康的关系。

正如许多人所知，我之前写过大量关于糖尿肥胖症的文章，糖尿肥胖症是一个综合术语，用于囊括一系列由血糖和胰岛素失衡而引发的身体问题和疾病。糖尿肥胖症包括从腹部脂肪积聚到肥胖，从轻微高血糖到糖尿病前期，再到全身2型糖尿病，此范围内的所有疾病均可能产生致命后果。

肥胖是碳水化合物不耐受的疾病。正如一些人为麸质不耐受，许多人则为碳水化合物不耐受。对于这些人来说，碳水化合物会驱使激素和大脑产生化学链反应，几乎不可能实现减肥或长久健康的目标。

在美国，每2人中就有1人患有糖尿肥胖症，其中½为医疗保险患者，¼为青少年患者。瘦人同样也会罹患此病！23%看起来很瘦的人被医生诊断为代谢性肥胖正常体重或TOFI（外侧瘦，内侧脂肪）。90%患有肥胖症的人没有经过明确诊断，因此，很有可能您已经患上此病，只是尚未察觉。它会严重影响您减肥并保持长期健康的生活目标。

您是否为碳水化合物不耐受?

针对下述任一问题，如果您回答“是”，则您可能为碳水化合物不耐受，或已经患有肥胖症或正在朝那个方向前进。得分越高，您的碳水化合物不耐受就越严重，当然，也就意味着您能够从本书中获得更多收益。

问题1 ~ 9，回答“是”即得1分。
问题10 ~ 13，回答“是”即得2分。

---

1. 您有糖尿病、心脏病或肥胖的家族病史吗?
2. 您属于非白人种群（非洲裔、亚洲裔、美洲原住民、太平洋岛民、西班牙裔、印度裔、中东裔）吗?
3. 您是否长期坚持低脂肪饮食也难以实现减肥目标?
4. 您是否经常渴望食用糖和精制碳水化合物?

5. 您是否不经常锻炼（每周锻炼少于4次，每次少于30分钟）？

6. 您是否超重（体重指数或BMI超过25）？（请访问www .eatfatgetthin.com，根据体重和身高计算BMI。）

7. 您是否患有心脏病？

8. 您是否患有高血压？

9. 您是否患有不育、性冷淡或性功能障碍？

10. 您腹部是否堆积了过多脂肪？您的腰围是否超标（女性大于88.9厘米，男性大于101.6厘米）？

11. 您的医生是否告知您血糖有点高（大于100毫克/分升）或您实际上已诊断出胰岛素抵抗、糖尿病前期或2型糖尿病？

12. 您体内的甘油三酯水平是否过高（超过100毫克/分升）或HDL（“好”胆固醇）低于50毫克/分升？

13. 对于女性：您是否患有妊娠期糖尿病或多囊卵巢综合征？

如果您的得分高于5分，则您已经患上严重的碳水化合物不耐受或糖尿肥胖症，您应该尽快开始施行吃“肥”见瘦计划，直至得分低于5分（根据腰围、血糖、血压等的实验室检测结果）。如果您对任一问题的回答为“是”，但总得分却低于5，您仍可能患有碳水化合物不耐受，并可受益于吃“肥”见瘦计划。事实上，任何人都值得尝试，因为除减肥和扭转糖尿病外，此计划还具有其他多项受益。

即使您的得分为0分，您也可以尝试此计划，相信它会给您带来意想不到的收获。

您是否患有FLC综合征?

除了碳水化合物不耐受，数以百万计的美国人（和全球各地的人）患有FLC综合征！我们大多数人不知道这与我们吃的食物直接相关。食物可以伤害我们，也可以治愈我们。事实上，低血糖（低糖和低精制碳水化合物）、高脂肪（好脂肪）、富含植物营养素的食物可以让我们的身体更加健康，而高碳水化合物、低脂肪、加工食品则会损害健康。食用不良食物导致的潜在炎症和激素失衡不仅让我们感到身体不适，还会进一步触发疾病并加速老化。

进行以下测验，了解您FLC上的评分。对于问卷的“之前”部分，根据您过去30天的健康状况评估每一个症状。您将在21天的吃“肥”见瘦计划后再次参加这个测验。21天后，您可能很难相信您的“之后”结果有多么不同。

分值范围

0=从来没有或几乎没有症状
1=偶尔有症状；非严重影响
2=偶尔有症状；严重影响
3=经常有症状；非严重影响
4=经常有症状；严重影响

消化道

____恶心或呕吐
____腹泻
____便秘
____腹胀
____胀气
____胃灼热
____肠或胃痛
之前________
之后________

耳部

____耳部瘙痒
____耳部感染
____耳部渗液
____耳鸣，听力损失
之前________
之后________

情绪

____情绪波动
____焦虑，恐惧或紧张
____愤怒，烦躁或攻击性
____抑郁
之前________
之后________

精力/活力

____疲劳，迟钝
____冷漠，嗜睡
____多动症
____不安
之前________
之后________

眼睛

____眼睛水肿或干痒
____肿胀，发红或黏性眼睑
____眼袋或黑眼圈
____视力模糊（不包括近视或远视）
之前________
之后________

头部

____头痛
____头沉
____头晕
____失眠
之前________
之后________

心脏

____心律不齐或间歇

____心率过速
____胸痛
之前________
之后________

关节/肌肉
____关节疼痛
____关节炎
____身体僵硬或运动受限
____肌肉疼痛
___ 虚弱疲劳
之前________
之后________

肺部
____胸部充血
____哮喘，支气管炎
____气短
____呼吸困难
之前________
之后________

心理
____记忆力减退
____混乱，理解能力差
____注意力不集中
____身体协调能力差
____优柔寡断
____口吃
____言语不清
____学习障碍
之前________
之后________

口腔/喉部
____慢性咳嗽
____呕吐，频繁需要清理喉咙
____喉咙痛，声音嘶哑，失声
____舌头、牙龈或嘴唇肿胀或变色
____口腔溃疡
之前________
之后________

鼻子
____鼻塞
____鼻窦疾病
____花粉过敏
____鼻涕过多
____打喷嚏
之前________
之后________

皮肤
____粉刺
____荨麻疹，皮疹或皮肤干燥
____脱发
____潮热
____出汗过多
之前________
之后________

体重
____暴饮暴食
____渴求某种食物
____超重
____饮食无节制
____水分保持
____偏瘦

之前________
之后________

之前总计__________
之后总计__________

其他
____经常生病
____尿频或尿急
____生殖器瘙痒或存在分泌物
之前________
之后________

问卷调查重点：
健康状况较为乐观：低于10分
轻微毒性：10～50分
中度毒性：50～100分
重度毒性：高于100分

如果您在这些测验中得分并不乐观，也不要惊慌。这反而是个好消息：您仅需按照计划方案食用恰当的食物，就可以逆转肥胖，消除FLC综合征。整个过程您不会感受到任何痛苦。本书向您承诺，如果您多食用好脂肪，在享用美味的同时，您的身体一定会感觉更好，变得更苗条，看起来更年轻，身体更健康！

第2章

消除我们对脂肪的恐惧

> 一项新的科学真理不会通过说服其对手而获取胜利，因为谬论终将会走向灭亡，而新一代掌握科学真相的人们终会获胜。
>
> —马克斯·普朗克（Max Planck）

科学是“谎言”名副其实的坟墓。某些观念已经根深蒂固，似乎已成为自然法则。直到有一天被证实是虚假的传言，人们才恍然大悟。在哥伦布之前，大家都相信世界是平的。在17世纪初，伽利略认为太阳并没有绕地球运行，人们认为他的理论邪恶，将他投入监狱。但后来事实证明，他是对的。达尔文认为，物种并非以他们自己创造的神灵形式出现；而是通过自然选择而演变的。即使在150年后的今天，许多人仍然对进化论存有质疑。

关于脂肪的认知，同样存在这样的现象。过去50年里，我们被许多关于脂肪的谎言混淆了视听，这些“谎言”严重影响了我们吃什么、买什么以及如何吃——所有这些均对我们的健康产生了巨大而灾难性的影响。

这一切都始于两个关于脂肪认知的大误区，这些观点后来均被证明是错误的。这两种观点似乎非常符合常理，就如同地球看起来是平坦的一样。第一种观点是所有的卡路里在身体内的作用方式均相同。因为脂肪具有比碳水化合物或蛋白质多一倍的卡路里，结论自然就是，少吃脂肪才会减肥。因为，您食用的脂肪会直接转化成堆积在体内的脂肪。

第二个观点是，由于脂肪胆固醇沉积会引起心脏病，并且膳食脂肪，特别是饱和脂肪，会升高胆固醇，那么我们食用的脂肪就会导致心脏病。这种说法似乎很有道理，但我们的身体系统远比这个简单的结论复杂得多。整个科学界一直致力于揭穿这些基于不当假设的错误理念。因为人们一旦熟悉并接纳了这些错误理念，就很难再改变。

本章中，我们将检查一下这两个想法如何成为科学界接受的“事实”的，以及它们为何是错误的。我将向您解释食品行业如何紧跟时代潮流，创造了一个谬论并将大众引入误区。那些狂热的科学家们过早下了结论，因为美国政府机构焦急地渴望做一些事情来阻止肥胖和心脏病的流行趋势，而那些唯利是图的食品行业开发了多种多样人们所热衷的低脂食品，但事实上，这样反而导致肥胖、心脏病和糖尿病的发病率上升。

这就是脂肪如何成为国民公敌的历程，同时也引发了人类历史上最大的健康危机：因食用不当食物而引发肥胖和慢性疾病。

揭开食物之谜

几十年来针对肥胖、新陈代谢、2型糖尿病和心脏病进行了数百万项研究（国家医学图书馆数据库中有超过800万项研究），然而科学界为何能将这样的错误理论维持这么久？

科学由需要被证明或反驳的假设、传闻和理念所驱动。科学应该简单易懂。在某些情况下，它的确是这样。但即使面对相反的明确证据，科学家也会陷入他们自己的“世界观”。20世纪的拉比和家庭治疗师埃德温·弗里德曼（Edwin Friedman）说：“规避风险的人很少被数据所刺激”。

例如，医生长期以来认为，压力会引起胃溃疡，尽管他们多次在胃溃疡患者的胃部查找到细菌，但他们会把细菌看做是微不足道的。来自澳大利亚的胃肠病学家巴里·马歇尔（Barry Marshall）证明可以用抗生素杀死细菌（称为幽门螺杆菌）以治疗胃溃疡，在其后的十多年间，他的理论一直被驳回。直到有一次他喝了一烧杯满含细菌的水，自己得了胃溃疡，并使用抗生素治愈后，他的理论才被接受。马歇尔因他的发现而获得了诺贝尔奖。

但生物学（特别是人类生物学）是无限复杂的。它是一种受环境影响而动态变化的遗传、激素和生化反应网。**我们称食物为身体复杂系统中最大的“环境”调节器**。事实证明，每一口食物，而非仅仅卡路里，可从根本上影响我们的基因、激素、免疫系统、大脑化学，甚至肠道菌群。

然而，有一个更大的因素导致了我们对食物的误解：营养研究的商业利益。我们如何确定我们所知是否正确？

首先要明白的是，所有证据和所有研究的效力并非是相等的。作为一个年轻的医学生和医生，我们会相信科学从无谬误。科学是客观的，无主观偏见，针对我们的质疑，能够给出清晰的回答。但随着时间的推移，我们学会了更仔细地分析数据，解剖研究，查看其方法和实际数据，审核研究如何被设计、如何被执行，以及查看研究赞助方，以根除任何利益冲突。

斯坦福研究预防中心的约翰·埃尼迪斯（John Ioannidis）博士对大多数营养研究的有效性提出了质疑。多数针对大众饮食得出的结论在随后的试验研究中均被证明是错误的。埃尼迪斯博士写道："随后的随机试验中普遍得出了错误的结论，在针对52项研究进行的后续随机试验中，研究结论的正确率居然为0。"[1]事实上，当进行实际的人体实验时，没有一项研究（观察性研究）能够验证之前的饮食理念！

不同类型的研究（例如，观察性研究、随机对照试验与动物研究）得出的结论均不同：一些研究可证明膳食脂肪与健康存在因果关系，而其他一些研究只能证明这两者存在某种关联。每类研究都有自己的优点和缺点，不可能从任何一项研究中得出明确的结论。而所有证据的权重以及每类研究的执行方法至关重要。例如，一项研究中，要求人们节食，但受试者自己在家中进食时，谁能保证他们能够一直抵住冰激凌的诱惑？临床试验只是简单地提供参与者一些饮食建议和指导，而"代谢病房研究"则完全不同，此研究中受试者会在医院待上很长一段时间，食用医院提供的食物并直接测量其代谢情况。

获知研究人群也非常重要。比如，受试者是体重80公斤的白种人还是非洲裔美国女性人群，抑或是亚洲儿童？具有不同遗传基因的人群饮食差异非常大。如果研究显示对特定人群有效，则对另一人群来说可能就毫无作用。

另一个问题是，大多数营养研究依赖于对人群及其饮食模式的大量研究，主要通过饮食调查问卷或24小时饮食回忆获得相关结果。然而，您真的记得过去7天或30天吃过的每一样食物吗？而这些食物又和您过去5年，甚至过去30年里一直在吃的食物有什么关联？研究中描述受试者通常会根据当天的饮食建议低估或过度报告他们的饮食行为。例如，如果研究不建议吃肉，则受试者们很可能会低估实际所吃的肉量。

还有一个问题我们同样也要考虑：研究的资助者是谁？他们之间是否存在利益冲突？多数医生都承认，科学研究通常归因于一些商业性用途。有人愿意出巨款资助研究者进行研究（我们在此讨论的研究通常花费数百万美元），而这些资金通常来源于两个途径：政府的国家卫生研究院（NIH）和私营工业（大型制药或食品行业）。

众所周知，如果一项研究是由一家食品公司资助的，那么对该食品公司的产品得出肯定结果的可能性会高出8倍。[2]如果国家乳制品委员会资助了一项牛奶研究，则最终结果牛奶更有可能是有益的。如果可口可乐公司资助了一项软饮料研究，则很可能得出软饮料与肥胖和疾病毫无关联的结论。此情况下，很难找到单纯、清晰、客观的研究，因为此类研究旨在呈现特定结果，因此，研究的数据选择和重点“兜来兜去”，只是为了获得预期结果。它给“高级幕僚”这个词做了全新的定义。

所以，您也可以看到这个领域有多混乱！

人们很难获知什么才是“真理”。全素膳食研究表明其有利于减肥，可逆转糖尿病并降低胆固醇。而高脂肪饮食和动物蛋白似乎也具有相同的效用。因此，我们是应该避开动物食物，只吃豆类、谷物和蔬菜，还是应该尽情享用肉和脂肪，放弃所有的谷物和豆类？一位受人尊敬的科学家“大力斥责”饱和脂肪，而另一位同样受人尊敬的科学家又“极力维护”饱和脂肪。我们到底应该相信谁？

基本上，每位科学家（甚至每位阅读研究的人）均已近乎宗教信仰般地坚持着自己的立场。每个人都可以证实自己的观点。我们称此现象为“樱桃采摘”。三十多年来，我阅读了成千上万的人类营养学研究信息，仍然感觉非常困惑。但是我可以通过研究标题或字里行间中的数据来推测其结果的可靠性。

例如，第一项研究表明饱和脂肪与心脏疾病具有一定关联（基于Ancel Keys 50年的低脂饮食原则），其对克里特岛一直坚持节食的30位受试者进行了研究，结果显示其心脏病发病率低于高饱和脂肪饮食国家的人群。这是最显而易见的证据！

很难弄清人口研究中的重要影响因素。如果我对您早上醒来和日出之间的联系进行研究，我会发现两者之间具有100%的相关性。但这并不意味着您的醒来导致太阳升起。例如，当亚洲人从亚洲迁移到美国时，他们会食用更多的肉类，导致更多的心脏病和癌症发生，但他们同样也摄入了更多的糖。所以导致疾病的元凶是肉还是糖？结果很难知晓。这些类型的人口研究只能显示相关性，而不是因果关系。然而，媒体和消费者会夸大地解释结果，并把其当做福音。

许多实验性营养研究通常仅针对少数人进行，因此很难得出确切的结论。更糟糕的是：他们用于比较的饮食（对照组）并非理想的替代饮食。将有毒的素食饮食，如薯片、可乐、百吉饼和面食，与健康蔬菜、橄榄油、坚果和草饲肉的高脂、绿色食物饮食进行比较没有任何意义，同样也不应与有毒的、饲养动物的肉类加工食物、反式脂肪食物，以及不新鲜的蔬菜或水果、低血糖食物或纯素食物进行比较。

那么，我们如何理解这些相互矛盾、混杂的信息并揭穿营养科学研究中的虚假建议，找到减肥和保持健康的最佳方法呢？您考虑了所有的信息，就如同做一道谜题，考虑所有的潜在问题和冲突，并查看所有示例和数据。我花了数百甚至数千小时梳理研究，审查了成千上万的科学论文，并与数十名专家进行交谈。我探访成千上万的患者，对他们的血液功能进行测试，并查看其如何对不同的膳食和营养干预措施做出反应。我花费了大量时间，试图尽力揭开所有伪科学的真相，所以您在执行此计划时完全不需要再做复杂的研究工作，我已经为您做好了所有准备工作，从而让您摆脱对脂肪的恐惧，并创建一个健全、可持续的饮食计划，以加快新陈代谢，改善健康状态。

> 我非常喜欢此项计划。脂肪让我有饱腹感，从而不再渴望食用非健康食物，而真正的食物无疑是美味的。它与节食完全不同，它带领我开始了新的健康生活。
>
> ——丽萨·佩蕾（Lisa Pelly）

我们因此而获知了一个简单的事实：我与任何人都没有财务利益关系，也并非费尽心力只求证实自己的观点（低脂肪还是低碳水化合物，亲橄榄油还是反橄榄油，抑或素食还是肉食）。事实上，我一直是一个素食和杂食动物。我曾经尝试过低脂高碳水化合物饮食和低碳水化合物高脂肪饮食，在三十多年的时间里，我和数以万计的患者尝试了各种不同的饮食。我一直倡导低脂肪的素食饮食，但随着各项新兴研究的开展，均证实脂肪是对身体有益的，我也因此而改变了我的建议。我并非固守一个特定观点。我对那些在金钱和利益的驱使下得出的研究结论充满了好奇，但其实我只想了解一个简单的事情：我们到底应该吃什么来保持合适的身材和健康？这也同样是一直困惑着我的问题。我想要长寿、健康、远离疾病，但我竟然不知道该吃些什么，我想这一定不利于我的健康。

关注营养而非天然食物的谬论

本书中，我将揭开那些一直以来影响我们身体健康的“传言”的神秘面纱。一些所谓科学的营养学建议导致我们进入了营养认知的误区。营养学是将膳食分成单个部分的科学，例如一种维生素或一种类型的脂肪，并且孤立地研究这些成分。此方法有助于研究药物，这个领域中可能有一个分子被设计为针对一个特定途径和一种特定疾病。但此方法无法研究个体的营养成分。为什么？因为人们是在吃食物，而不是单一的成分。他们吃的食物通常包含几十种不同的成分，许多不同类型的脂肪、蛋白质、碳水化合物、维生素、矿物质、植物营养素等。例如，人们通常认为橄榄油是“单不饱和脂肪”，但其实橄榄油含有约20%的饱和脂肪和20%多不饱和ω-6脂肪，甚至还含有一点ω-3脂肪。牛肉中也包含所有不同类型的脂肪。营养学界开始逐渐远离关注个体营养素，转而关注饮食模式、整体食物和复杂的食物分类，即我们实际的饮食方式。

脂肪误区是如何形成的？

针对热量、体重和新陈代谢的认知，一开始便存在两种截然相反的观点。第一种观点认为所有的热量都相等。这是基于简单的物理学：实验室中燃烧100卡路里的苏打或橄榄油，结果它们释放了完全相同的能量。但是，当应用于人类生物学时，应该合理地考虑这一点：如果您在羽衣甘蓝或者小熊软糖中摄入相同量的卡路里，它们在身体内的作用方式相同吗？您的体重是否受到相同的影响，而无论热量的来源？我们不断被告知，体重的调节和卡路里一样简单。只要少吃、多锻炼就能减肥，并将其称为能量守恒假说。它看起来很符合常理，我们现在才了解这种说法是错误的。

学术大厅和机构的广告宣传栏中张贴了卡路里摄入和消耗的体重保持公式。最新的食品标签法甚至规定食品标签上应使用大而醒目的字体标注所含热量。新法规强制快餐店必须在菜单上标明每种食物的卡路里。显然，如果所有的热量都一样，脂肪含有的热量是碳水化合物或蛋白质的两倍（每克9卡路里对比每克4卡路里），那么最好的饮食方法就是减少脂肪的摄入。相较于黄油，您可以食用更多面包和面食，因为黄油含有的脂肪量更高。这就是一直以来我们所信奉的饮食原则，直至新的科学理念将其推翻。

福瑞德瑞克·思德瑞（Frederick Stare）博士于1942年在哈佛公共卫生学院创立了营养部并担任主席直至1976年退休，他表明肥胖症只不过是能量失衡所导致的问题。据他所说，所有的卡路里对体重的增加都有同等影响，“不管它们是来自于鸡蛋还是茄子、葡萄柚或青豆、脱脂牛奶或苏格兰威士忌或苏打水或牛腩牛排”。在他的书中，开辟专栏鼓励公众接受“没有‘肥胖’食物或‘减肥’食物所导致的健康问题，只有因食物过量才可能导致的疾病”。他写道，“卡路里都是一样的，无论来源。如果他们意识到剩余的卡路里是多余的卡路里，不管来源是碳水化合物、蛋白质、脂肪，还是酒精，就不会被高碳水化合物或高蛋白质或高脂肪的理论所误导”。

能量守恒的观点自然意味着意志力是减肥的关键，所有人都需要做的是限制摄入卡路里并增加运动。这种扭曲思维的逻辑结论就是：如果您已超重，则证明您不喜欢运动，好吃懒做。因此传递给我们的微妙信息是——超重的人一定喜欢食用脂肪，因此胖人都是咎由自取。然而，治疗了超过2万名患者后，我从来没有见过一个人突然醒悟过来，说：“嘿，今天我要看看我究竟长了几斤。”相反，多数人仅关注体重是否减轻，这一切均归因于错误的、不正确的科学假设。

当美国政府（疾病控制和预防中心）和美国饮料协会的网站提供了相同的减肥建议，我们应该对此持有质疑。在这个模型中，食物是没有好坏之分的。肥胖和体重调节的答案仅有两个字：适量。在向国会作证时，美国饮料协会的主席一脸严肃地说："均衡饮食中，我们每天需要摄入2升液体。软饮料也可以成为其中的健康组成部分。我坚决反对任何对身体有害的理论。"而这一理论纯粹是赤裸裸的谎言，与大量研究结果（包括2015年的《循环》杂志）背道而驰，研究中发现含糖饮料每年会因肥胖、心脏病和癌症导致184 000人死亡。

卡路里并非热量

传统认知与新兴研究之间的较量，表明**我们摄入的卡路里并非热量**。在真空或实验室中，所有食物的热量在燃烧时均释放出相同量的能量——无论食物是椰子油还是蜂蜜。但是，当您吃饭时，食物必须通过您的身体，它们对您体内的激素水平、大脑化学和新陈代谢有着不同的影响。

脂肪卡路里燃烧不同于糖卡路里。脂肪卡路里可加速体内的新陈代谢。脂肪必然会燃烧，且不易储存，因为它们不会刺激胰岛素——脂肪储存激素。脂肪可作用于大脑，从而减少食欲，所以您一天的进食量必然会减少。糖和碳水化合物的卡路里则恰恰相反：它们会刺激胰岛素，促进脂肪储存，并迅速蓄积危险的腹部和器官脂肪。它们会减缓您体内的新陈代谢，增加饥饿感和食欲。大量科学研究均支持这一观点。

> 我的腹部脂肪有所减少，臀围也有所减少，节食期间我从高脂肪食物中摄取了很多卡路里，但仍能够实现减重的目标！
>
> ——芭芭·奇卡拉（Barbara Chitkara）

体重增加的激素或代谢假说也支持这一观点，即您所食用的食物（以及它们随后触发的激素和生物化学反应）的组成和质量决定了您是否能够减轻或增加重量。换句话说，体重的增减并非取决于您的食量，而是取决于您吃什么食物来控制代谢开关。食物的固有信息——它包含的消息和指令——驱动了您体内的新陈代谢。再次，碳水化合物将您的身体转换至脂肪储存（合成代谢），[3]而脂肪则将您的身体转向脂肪燃烧（分解代谢）。

早在19世纪就有人提出了这一观点，并且成为19世纪末期和20世纪初期大部分饮食建议的基础。19世纪末期的领先医学专家认为治疗肥胖症的最佳策略是限制摄入碳水化合物。当时的医学教科书中也倡导此做法。现代医学之父威廉·哈维（William Harvey，19世纪英国的一位医生）和威廉·奥斯勒（William Osler，约翰·霍普金斯大学的创始医生之一）均建议通过低碳水化合物饮食来减肥。

然而，尽管存在相反的历史证据，20世纪五六十年代仍然流行能量守恒的说法。哈佛大学的弗雷德里克·斯塔尔（Frederick Stare）博士仍然大力宣传这一理论，即使他也承认此理论存在明显的漏洞：他注意到，长期高血糖饮食貌似才是体重增加的强大驱动力。他称其为由于摄入太多糖而导致的“代谢型肥胖”，因此对“所有卡路里均产生相等热量”这一理论产生了质疑。

即使您仅食用了较少的食物和热量，但当您摄入了过量的碳水化合物或糖时，将会触发胰岛素，从而打开肝脏中的脂肪生产工厂和脂肪储存系统，进而导致体重增加。然而，摄入脂肪不会触发胰岛素，因此不会储存脂肪。但是，尽管理解了其他科学家的理论，除了增加体育运动并限制摄入卡路里外，斯塔尔仍不愿意承认任何其他减肥理论的正确性。

20世纪初，德国糖尿病专家卡尔·冯·诺登（Carl von Noorden）刚开始也主张代谢假说，但后来改变了自己的立场。在他的早期研究中，他假定肥胖是一种糖尿病前期状态，并指出：“此类肥胖个体患者的体内糖代谢状况已经发生了改变，并非在尿中排泄出糖，而是将其转移至生成脂肪的身体部位。”[4]尽管存在相关证据，但这一概念仍被大众所质疑、忽略。

1953年，《新英格兰医学杂志》一篇题为《肥胖的重新定位》的报告中，阿尔弗雷德·潘宁顿（Alfred Pennington）博士认为肥胖是由碳水化合物的激素作用引起的，可以通过限制碳水化合物来治疗，而不必担心摄入脂肪和蛋白质会引发肥胖。[5]这一理论与当时的公众认知（体重调节只是卡路里的问题）背道而驰。

1977年，《美国临床营养学杂志》发表的一项研究表明，饮食结构（高碳水、低脂肪或高脂肪、低碳水）对人类生物学的影响可能非常不同，即使消耗了相同的卡路里。他们在医院的一个代谢病房里纳入10例男性肥胖患者，严格控制他们的饮食。虽然研究中的样本量较少，但这些代谢病研究仍能够证明其相关性，因为对这些患者的食物摄取和能量消耗进行了非常细致的测量。两个星期内，这些患者遵循70%碳水化合物、20%蛋白质和10%脂肪的高碳水化合物饮食。然后，在7天的休息期后，这些男性患者转为遵循70%脂肪、20%蛋白质和10%碳水化合物组成的高脂肪饮食。

当研究受试者进行高脂肪饮食时，相较于高碳水化合物饮食，减重更多，且血糖、胰岛素水平、甘油三酯和胆固醇水平均大幅下降，尽管他们摄入的卡路里总量相同。[6]

2002年，哈佛公共卫生学院的沃尔特·威利特（Walter Willett）博士总结了所有关于脂肪和肥胖（以及脂肪和心脏病）的研究，发现脂肪和肥胖之间不具有相关性。他指出："高脂肪饮食似乎并不是当今社会中体内脂肪过度堆积从而导致发病率较高的主要原因，减少脂肪摄入并不是一种解决方案。"[7]

食用脂肪会导致心脏病吗？

除了限制脂肪摄入的减肥方法外，科学界还支持并坚定地提出了另一种假说：脂肪会导致心脏病，是我们健康最大的杀手。但医学历史能够充分证明这一理论是错误的，甚至是危险的。沙利度胺似乎是一项伟大的发明，能够非常有效地预防妊娠的晨起症状，但后来发现它会导致严重的出生缺陷。女性的激素替代疗法被认为可非常有效地预防女性心脏病，并且认为无须医生开具处方即可服用。因此，超过5 000万绝经女性毫无顾虑地服用了此激素，直到国家卫生研究院赞助的大型研究发现，激素替代药物实际上增加了罹患心脏病、中风和乳腺癌的风险。

在继续阅读本书之前，您需要了解一个事实：**食用脂肪并不会导致心脏病**。[8]我知道这一观点可能会令人震惊，因为长期以来我们一直拒绝食用黄油和蛋黄等高脂肪食物，因为我们被告知这些食物不利于身体健康。我们需要了解真相，并创建新的、健康的饮食习惯。

脂肪，特别是饱和脂肪是心脏病元凶的理论源于两项主要发现。首先是兔子食用纯胆固醇食物（完全不食用植物类食物）时（显然与人类非常不同）发展为动脉粥样硬化（动脉中的脂肪沉积）。

第二，似乎高饱和脂肪饮食国家（例如，芬兰和美国比日本和希腊）的人群罹患心脏病的概率更高。由于饱和脂肪会使血液中的胆固醇水平升高，因此断定饱和脂肪会引发心脏病。这一基于不稳定观察的假设而非任何真实的实验，被公众信奉为真理。

1953年，来自明尼苏达大学的一位非常直率、热情的科学家安塞尔·凯斯（Ancel Keys）提出了这一观点。许多人质疑他的理论，但是他有力地反驳了任何反对的意见。他是一位强势、有号召力并充满魅力的科学家，因此全世界的人们都坚信他的这一假说。

尼娜·泰肖尔茨（Nina Teicholz）的书《关于脂肪的大意外》中详细记载了凯斯（Keys）"饮食—心脏"假说（脂肪不利于身体健康）的来龙去脉及失败史。[9]凯斯基于对心脏病、死亡率和脂肪摄入的观察结果得出了他的结论，即使有来自联合国粮食及农业组织的22个国家的数据和世界卫生组织的数据。但饮食的记录方法是存在问题的。他选择了6个认为具有最佳数据的国家（或者说可最好支持其观点的国家），并发现了饮食中的脂肪摄入量和心脏病之间的直接相关性。他忽视了其他16个国家的数据。粮食及农业组织最近一次于2010年的审查发现，高脂饮食会导致心脏病“这一理论没有令人信服的证据”。[10]

当将所有22个国家纳入1957年的分析中时，两个人质疑了凯斯的结论。纽约州卫生委员长赫尔曼·希尔博（Herman Hilleboe）和加州大学伯克利分校的统计学教授雅各布（Jacob Yerushalmy）提出饮食中的脂肪和心脏疾病之间没有任何相关性。[11]然而，尽管存在相关事实证据，但观察性研究或人口研究并不能证明其因果，因此，人们仍然坚信凯斯的理论。

在著名的七国研究后，凯斯博士随后公布了他的六国研究，再次精心挑选了能够支持其理论的数据，忽略了那些高脂肪饮食但心脏病发病率极低的法国和瑞士国家的数据。他随访了12 770人，但只评估了499人的饮食摄入情况，仅占总人群的3.9%，明显不足以得出有力的科学结论。然而他确实得出了“确定”结论，并且因此进一步完善了他的理论，将“饱和脂肪”作为影响公众健康的敌人。

理论上是这样的：血液胆固醇与心脏病的风险增加相关（但未被证明其为引发心脏病的因素）。饱和脂肪会使胆固醇水平升高，因此饱和脂肪才是元凶。虽然在他选择的国家中发现了饱和脂肪和心脏病之间的相关性，但他并没有发现饱和脂肪摄入量较低的国家死亡率也低。虽然他发现了各国家之间饱和脂肪和心脏病的相关性，但当他观察同一个国家的不同地区时，如芬兰的不同地区或希腊的不同岛屿，如科孚岛和克里特岛——他发现了差别很大的心脏病发病率。但这些数据并没有纳入最后的研究结论中。

凯斯的研究存在诸多问题，包括他收集饮食史的方式，以及人群类型研究中所收集的饮食信息量，这种研究通常需要数千名参与者才能得出明确结论。他研究了战后的欧洲国家，当时的饮食受到战时短缺的影响，所以并不能代表这些人群的真正饮食。在他的研究中还存在许多其他严重的局限性。基本上，他执行的研究其实只是为了证明他的假设。

饮食心理学的挑战

凯斯试图让其保持沉默的声音之一是约翰·尤德金（John Yudkin），一名英国医生，是伦敦伊丽莎白女王学院营养系的创始教授。尤德金早在1964年就开始挑战凯斯未经证实的假说（膳食脂肪会导致动脉脂肪堆积）。在阿特金斯时代，他警告公众高糖饮食会导致心血管疾病风险增加，并于1972年在他的书《纯色、白净和致命的糖》中进一步提倡低碳水化合物及低糖饮食。尤德金进行了自己的研究，观察糖对冠状动脉危险因素的影响，并不止一次在领先的医学杂志上发表评论，认为公众健康工作的重点——至少就营养而言——应该是糖。

在1981年的《美国临床营养学杂志》上，尤德金写道："早在1957年，流行病学证据表明，西方国家目前的高糖饮食可能是冠状动脉高发病率的原因"。他提出："高糖饮食会增加体内的坏胆固醇水平，降低体内好胆固醇水平，增加胰岛素和应激激素（如皮质醇）水平，甚至使您的血液更容易凝块——与心脏病发作和中风紧密相关。"他说，高糖饮食会导致糖尿病、失明、神经和肾脏损伤，并解释了为什么糖尿病患者的心脏病发作风险是其他人群的4倍。

尤德金继续指出，心脏病的根本原因是糖，而不是脂肪，由激素失衡引起（胰岛素水平过高）。他提出我们应该专注于避免摄入含糖食物，而非多数饮食建议中倡导的应使用多不饱和脂肪ω-6来替代饱和脂肪。[12]

尤德金的结论：糖才是引发疾病的元凶，而并非脂肪。他解释说，针对脂肪和心脏病进行的研究并不能证明其发病因果，但实际的科学试验则能够证明糖才是导致心脏病（胆固醇异常、炎症、血液凝块）的原因。

如果您了解胆固醇的体内生物化学机制，您就会坚信此理论的正确性。但即便如此，1961年，基于凯斯的研究工作，美国心脏协会仍接受其"脂肪为引发心脏病的原因"这一谬论。《时代》杂志的封面印上了凯斯的照片，称他为"胆固醇先生"，并引用了他的建议，认为膳食中应将脂肪摄入从40%降至15%，饱和脂肪摄入从17%降至4%，他的建议已被公众奉为真理，难以动摇。

尽管充足数据显示胆固醇和膳食脂肪不是心脏病的真正驱动因素——糖和精制碳水化合物才是心脏病[13]、体重增加[14]、2型糖尿病[15]的真正驱动力，但医疗协会和食品行业仍推崇低脂肪饮食能促进心脏健康。

1984年，凯斯发表了一项后续研究，重新分析了数据，发现饱和脂肪与心脏疾病之间没有任何关联。[16]但到那时，"饮食—心脏"假说已经根深蒂固，食物行业开始倡导生产无脂（高碳水化合物）食品。

最重要的发现是在1999年，由意大利首席研究员亚历山德罗·梅诺蒂（Alessandro Menotti）对凯斯收集的七个国家的研究数据再次进行了分析。他观察到了一个重要结果，当他查看了所有类别的食物，而不仅仅是脂肪，[17]他发现糖与心脏疾病的相关性比脂肪更高。其他人也开始追踪研究作为心脏病驱动因素的糖和碳水化合物，包括洛克菲勒大学脂质研究之父之一的皮特·阿伦斯（Pete Ahrens）博士和约翰·尤肯（John Yudkin）博士。1986年，尤德金提出：“如果我们可以确定糖对健康的影响与任何其他用做食品添加剂的材料有关，那么该材料应被立即禁用。”换句话说，糖不应被美国食品药品监督管理局（FDA）批准为安全添加剂。

低脂肪植物饮食与心脏疾病

一些医生和科学家（包括Dean Ornish，Neal Barnard，Caldwell Esselstyn和Colin Campbel博士）进行了观察和研究，表明低脂肪饮食可能会导致许多疾病。迪思·欧尼斯（Dean Ornish）博士，我的一位朋友和同事，一直是“饮食—心脏”假说的支持者。他的预防医学研究所对低脂肪植物饮食和心脏病逆转、前列腺癌逆转和端粒的延长（染色体终端，通常随着年龄而增长）进行了一些有价值的研究。研究以全植物饮食为基础。他一直积极倡导改变生活方式，预防和扭转慢性病，对许多人的生活产生了深刻而有益的影响。

欧尼斯博士对心脏病的研究在医学界广受争议。他在5年的时间内对一个小样本（35例男性患者）进行了研究。研究中的干预措施多种多样——戒烟、运动、团队支持、减少压力和10%的低脂肪（非常低脂肪）素食。显然，动脉中的血流量有所改善，治疗组中的心脏病发作较少。但是很难确定哪些干预措施最重要。是戒烟、减压、运动、团队支持，还是低脂肪饮食？——已证实所有这些都可以降低心脏病发作的风险。

有一些迹象表明，低脂肪饮食可能会导致一些不良的代谢后果。低脂组平均增重了约3.2公斤。虽然他们的总胆固醇和低密度脂蛋白水平（坏胆固醇）有所下降（分别为244至162、164至86），但他们的甘油三酯水平升高（166至258）且HDL水平（好胆固醇）下降（51至36）——这是与高碳水化合物饮食相关的胰岛素抵抗和糖尿病前期的不良征象。[18]

实际问题是如何比较所有相似干预措施（包含有机、草饲肉类产品的优质、高脂肪饮食或以植物产品为主的优质、高脂肪饮食）的有效性？从未进行过此类研究，因此我们无法得出明确结论。但是，欧尼斯博士建议那些有美式的典型不良饮食习惯的人们转为食用全膳食、低脂肪、植物性食物，并保证将会改善每个人的健康状况。但并没有回答这一问题——这是否为减肥和疾病预防的最佳饮食。事实上，在大多数低脂肪饮食和低碳水化合物饮食减肥的研究中，低碳水化合物、高脂肪饮食占有优势。在针对311名绝经后女性比较欧尼斯和阿特金斯（Atkins）饮食的为期一年的A-Z减肥研究中，高脂饮食组减重最快，更引人注目的是，体重减轻减少了罹患心血管疾病的风险。[19]为得出明确结论，未来尚须执行进一步研究。我们需要将高脂肪与低脂肪的素食饮食进行比较，同时也应将素食饮食与我们所说的佩甘饮食（更多信息请参见第10章）进行比较。佩甘饮食以适量植物蛋白质和干净的动物蛋白质为基础。但是，证据压倒性地指向一个事实，即高糖饮食（不含脂肪）是导致疾病和肥胖的原因，关键是要使整个饮食结构中富含植物性食物和好脂肪。欧尼斯博士建议饮食计划中应限制精制碳水化合物和糖的摄入，并添加ω-3脂肪。

显然，欧尼斯博士的低脂、绿色食物、低糖植物性饮食与加工、高糖和高碳水化合物饮食相比，减少了心脏病的负担。我们不知道这种饮食如何与高脂肪、绿色食物饮食（主要是含有坚果、种子、橄榄和椰子油的植物饮食）以及一些健康的草饲、无抗生素、无激素和无农药的动物蛋白饮食进行比较。我们需要进一步研究。人们如何处理脂肪和碳水化合物方面显著的遗传差异？一些人可从低脂肪饮食中获得较多收益，而另一些人则从高脂肪饮食中获得了较多收益；但是对于与美国饮食标准（最糟糕的是，它正逐步推广至全球）相反的绿色食物饮食，所有人均可获得健康收益。

如何使专家陷入误区？

授权制订公共健康建议和政策并由全球专家领导的主要协会和组织也可能会犯错误，这听起来似乎不可思议。但他们确实犯了大错，从而使公众陷入脂肪认知的大误区。

美国糖尿病协会（ADA）多年来一直建议2型糖尿病患者食用高碳水化合物饮食，现在已经转为建议人们限制碳水化合物的摄入量。但他们仍然建议糖尿病患者低脂肪饮食，[20]尽管充分证据表明碳水化合物限制与高脂肪饮食（高达70%的脂肪）相结合，才能有效治疗和逆转2型糖尿病。[21]我一直参与ADA的会议，在那里整个食品行业均倡导低卡路里、人工甜化低脂肪食品。即使我们知道人工甜味剂实际上会导致2型糖尿病[22]和体重增加、新陈代谢迟缓、增加饥饿感，[23]以及改变肠道菌群和细菌以导致肥胖和2型糖尿病，[24]但ADA、糖尿病医生和营养师们仍然倡导这样的饮食。**人工甜味剂会导致脂肪堆积和糖尿病！**

美国心脏病协会（AHA）与美国国立卫生研究院（NIH）合作，资助了大部分关于饮食和心脏病的研究。他们几乎仅关注“饮食—心脏”假说：脂肪、饱和脂肪和膳食胆固醇是引发心脏病的原因，因为其会导致血液中的胆固醇水平升高。但是，即使在著名的弗雷明汉（Framingham）研究的长期随访中，LDL（坏胆固醇）

与具有心脏病发作风险的胆固醇指标的相关性最小，但在其网站上，AHA则继续推崇过时的脂肪限制饮食：

- 选择无脂肪、含1%脂肪和低脂乳制品。
- 选择瘦肉和无皮家禽肉类食品，并确保没有添加饱和脂肪和反式脂肪。
- 降低胆固醇的摄入量，将饱和脂肪摄入量减少至不超过总卡路里摄入量的5%～6%。对于每天摄入2000卡路里的人来说，大约为13克饱和脂肪。
- 减少摄入含有氢化植物油的食物，以减少饮食中的反式脂肪。（这是正确的！）

AHA的政策部分取决于其资金来源。他们每年得到数百万美元的资金支持，旨在批准生产高度加工的工业食品如低脂、高纤维燕麦谷物，尽管事实上它们包含多达六种不同的糖。[25]

尽管近期多项大型、全面的研究评论中发现膳食脂肪，特别是饱和脂肪[26]与心脏疾病[27]并不相关，但那些过时的饮食指南仍然存在。罗纳德·克劳斯（Ronald Krauss）博士，20世纪90年代担任AHA指南委员会主席，目前是奥克兰研究所儿童医院动脉粥样硬化研究主任，对他们坚信的“饱和脂肪是引发心脏病的原因”产生了质疑。尽管他一直抗议，但他们仍然持续降低饱和脂肪在饮食中的可接受限值，他因此而辞去了在委员会的职务。克劳斯博士表明，饱和脂肪实际上改善了胆固醇的类型（从小、致密的坏胆固醇到轻、蓬松的好胆固醇）。[28]他表明，事实上，糖和精制碳水化合物才会导致最危险的动脉粥样硬化，或生成引发心脏病的胆固醇类型。[29]

营养与膳食学院（AND）是负责向患者提供营养建议的注册营养师组织，同样建议低脂肪饮食。我最近出席费城的一次年会，震惊地看到食品行业的展台上仍在推销各种类型的高糖、低脂加工食品。AND的最近一次加利福尼亚州的分会午餐（与会者指定饮食）为麦当劳赞助。AND在2011年拥有38个食品行业资助者，包括可口可乐、百事可乐、雀巢、国家牛肉商会，火星等公司。公司赞助是其最大的收入来源，占总收入的近40%。[30]

您可能会质疑：他们为什么会在食品行业的资助下推广真正的食物？

政府的强大作用

我们不能把所有的责任归咎于科学界对于脂肪的恐惧和全球范围内肥胖症的流行。它只是其中一个原因。

在20世纪70年代，肥胖和心脏病的发病率显著上升，一些政客举行了关于饮食和健康的听证会，以确定该如何对美国人进行饮食建议。

1977年，哈佛大学营养学教授马克·海格斯特德（Mark Hegsted）领导的科学家小组，在参议员乔治·麦科恩（George McGovern）领导的"营养和人类需求专家委员会"的支持下，颁布了美国第一个膳食目标，这也是美国饮食指南的先驱。尽管许多科学家证实提倡低脂肪饮食的证据不足，但这些指南由联邦政府大约每5年更新一次，进一步巩固了低脂肪"哲学"作为美国官方饮食的适宜性。[31]在1980年制订实际指南之前的所有随机对照研究（非人口研究）中并未发现脂肪与心脏疾病存在关联的证据。[32]

海格斯特德教授强烈反对摄入饱和脂肪。他的研究表明，饮食中的脂肪水平可以驱使人的总胆固醇水平上升或下降。在他的实验中发现，饱和脂肪会提高总胆固醇和低密度脂蛋白（坏胆固醇）水平，多不饱和脂肪会降低总胆固醇水平，而单不饱和脂肪似乎没有很大影响。但是并未证明饮食中的脂肪水平与心脏病相关，那时，我们尚不知晓相较于总胆固醇水平，HDL、甘油三酯和LDL（坏胆固醇）的大小与心脏病的关联性更强。

膳食目标报告呼吁美国人将碳水化合物摄入量增加到每日卡路里的55%～60%，将脂肪摄入量从卡路里的40%降低至30%，并将饱和脂肪摄入量限制在不超过卡路里的10%。它还建议将膳食胆固醇限制在每天约300毫克。值得称赞的是，政府建议减少摄入约40%的糖（但并非精制碳水化合物），因为它会导致产生15%的热量。

美国人被告知，他们可以通过吃更多的水果、蔬菜、家禽、鱼和全谷物，并通过减少摄入肉、鸡蛋、黄油和全脂牛奶中的饱和脂肪来保护自己免受心血管疾病、糖尿病和其他慢性疾病的侵扰。他们被告知要吃低脂食物，如脱脂牛奶，并用植物油中的多不饱和脂肪和单不饱和脂肪来替代动物产品中的饱和脂肪。

1992年，美国农业部发布了臭名昭著的食物指南金字塔。碳水化合物牢固地位于金字塔的底部，美国人被告知每天应吃6～11份面包，以及米饭、谷物和面食。脂肪则位于顶部，警告我们要谨慎食用此类食物。就这样，意大利面成为了一种健康食品，而脂肪则被"妖魔化"。

2010年，美国政府的新教育食物图标——MyPlate（我的餐盘）取代了之前的食物金字塔，终于有了些许改善。但它仍然建议低脂肪饮食，并建议我们多食用乳制品，尽管事实上很少有科学证据能够证实乳制品的健康益处，但许多人仍坚信乳制品有益于健康。[33]沃尔特·威利特（Walter Willett），哈佛公共卫生学院营养部学系主任批判MyPlate说：“不幸的是，如早期的美国食物指南金字塔一样，MyPlate将科学与强大的农业利益相结合，而这并非健康饮食的秘诀。”[34]

食品行业影响了全球各地的政府建议和膳食指南。2014年，《英国医学杂志》发表了一系列调查报告，“发现主要公共健康专家参与糖业和相关公司针对糖是否引发肥胖的相关研究，均接受了相关公司的拨款、咨询费用及其他形式的资助。”[35]

2003年，世界卫生组织（WHO）建议将糖减少至不到卡路里的10%，同样减少了白宫食谱中糖的摄入量。乔治·布什（George Bush）的卫生与人类服务部秘书汤米·汤普森（Tommy Thompson）飞往日内瓦，通知世卫组织，如果他们发表限制糖分摄入的报告，则美国对世卫组织的4.06亿美元资助将停止。[36]直到12年后的2015年，世卫组织才勇敢地宣布，“成人和儿童应将其每日摄入的游离糖减少至总卡路里摄入量的不到10%，每天进一步减少到5%或大约25克（6茶匙）可获得额外的健康收益。”[37]

在与前农业部长安·维尼曼（Ann Veneman）的谈话中，我问到为什么不能停止使用40亿美元的苏打饮料支付券来补偿其导致的不健康后果，或者为什么我们不能改变美国饮食指南以更接近当今的营养科学。她的回答相当镇静：“食品工业控制着美国国会和白宫。”美国农业部的使命是制订健康的营养政策，向美国人推广和销售农产品，不一定能提供最准确的科学建议。这是一个内在冲突。美国人应该坚持成立一个新的食品部，从而可通过医疗保险和医疗补助来补偿有害饮食建议所导致的后果。

2015年，美国饮食指南咨询委员会悄然结束了所谓有助于减肥或健康的低脂饮食时代。在审查了所有研究后，科学家们没有找到任何限制饮食中脂肪或胆固醇摄入的理由。最终在2015年末将新理念纳入官方饮食指南。[38]哈佛大学的大卫·路德维希（David Ludwig）博士和达流士·莫札法里恩（Dariush Mozaffarian）博士在《美国医学协会杂志》上进一步支持了这些建议。[39]莫札法里恩博士提出：“低脂肪饮食会产生意想不到的后果，导致人们远离健康的高脂肪食物，并摄入富含添加糖、淀粉和精制谷物的食物，进而导致美国肥胖症和糖尿病的日趋流行。我们不应该再限制摄入脂肪，这对健康来说没有任何好处。”

历经60年，真理终于战胜了谬论！

低脂肪食品热潮的转变

食品行业愉快地遵守着当今推崇的时尚饮食建议。伴随着低脂饮食的建议，业界忙于进行产品的巨大转变。他们用人造黄油和起酥油等“健康的植物油”取代饱和脂肪。当然，巨大的讽刺是，氢化脂肪（也称为反式脂肪）已经证明是与心脏病相关的脂肪之一。

他们听取了不靠谱的研究结论，由此导致不负责任的官方建议，食品行业花费了约1万亿美元来制造这些表面听起来健康，但实际上则恰恰相反的食品。他们将低脂肪食物转化为大多数美国人的理想目标：低脂饼干、低脂酸奶、低脂沙拉酱。最大的问题是这些食物富含糖分，当您从食物中去除脂肪，它的味道则味同嚼蜡，这就是他们添加糖的原因。 而这种糖，如您所知，是导致肥胖和心脏病的主要驱动力，而并非脂肪。

这就是事实。

糖成为新的脂肪

20世纪70年代末，新的农业补贴促使玉米和大豆的产量激增。Big Food（一家英国的食品批发零售公司）和Big Ag（以社区为基础的网站，专门面向大型商业化农业经营的生产者）合作，在60万工业化加工食品中添加了高果糖玉米糖浆和氢化脂肪，而其中80%为添加糖。这些高糖、高血糖食物为高致瘾食物，还会使胰岛素水平达到峰值。反之，它们又会导致体内脂肪堆积，产生饥饿感、新陈代谢迟缓，并生成可导致心脏病的胆固醇。胰岛素是引发炎症的主要原因——目前已证实是引发心脏病的真正驱动因素。

我们每天都食用大量意大利面、超大个的百吉饼和松饼，吃低脂食物已经成为一种美德。我们将脂肪妖魔化，却用糖和会在身体内转化成糖的食物来替代它。为此，我们已经付出了沉重的代价。自20世纪80年代初起，我们开始全力以赴、忠实地遵循政府的误导建议以及由此掀起的低脂饮食热潮，然而，美国大多数州的肥胖率却从不到20%增至25%～35%。目前，全美70%的成年人超重，40%的儿童超重。

20世纪80年代，我们的糖摄入量（包括蔗糖和高果糖玉米糖浆）为每人每年57公斤（数量已经很多）。而现在是每人每年69公斤。对于比蔗糖更容易导致血糖升高的面粉而言，我们每人每年约摄入66公斤。在美国，每人每天平均摄入453.6克糖和面粉。市场上堆积如山的加工食品几乎都添加了糖。您早晨食用的低脂酸奶比一罐苏打水含有的糖分要多，您的Prego番茄酱比两片奥利奥饼干中含有的糖也要多！糖摄入量的增加与肥胖病的流行病完全一致。

在20世纪80年代之前，我们的饮食中几乎不含高果糖玉米糖浆，而现在它则成为我们饮食中最大的卡路里来源，每位美国人每年摄入的高果糖玉米糖浆超过22.7公斤。高果糖玉米糖浆极其危险，因为它与糖（50:50葡萄糖和果糖）不同，它含有高达75%的果糖，可导致肥胖、糖尿病、癌症、脂肪肝和心脏病。虽然严格来说，蔗糖摄入量确实已经下降了，但因为政府补贴使高果糖玉米糖浆价格更便宜，并且贸易关税保护使糖更贵，所以各种形式的甜味剂在过去35年中急剧增加，导致肥胖和糖尿病的流行。摄入高果糖后，会通过一种叫脂肪生成的过程开启您肝脏中的脂肪生产和储存系统。

根据新的国家健康和营养调查，我们的甜饮料（苏打、含糖咖啡和茶、能量饮料等）占我们卡路里摄入量的约20%。这是一则坏消息，因为糖饮料是“食物”，是导致肥胖和2型糖尿病的首要原因。一天一罐苏打饮料可使罹患儿童肥胖的风险增加60%，使女性罹患2型糖尿病的风险增加80%。 在过去几十年中，墨西哥人的糖摄入量大增，主要来自于苏打饮料。 今天，墨西哥有1/10的儿童患有2型糖尿病（以前它被称为成人型糖尿病）。 值得注意的是，苏打饮料公司仍然坚持认为，只要总热量与适量运动相平衡，含糖饮料就可以成为健康饮食的一部分。 这与科学证据截然相反。

糖也是引发心脏病的主要原因。糖摄入量最高的人心脏病发作风险增加了275%，摄入量最低（但仍然相对较多）的人风险增加了30%。您认为苏打饮料不利于健康仅仅是因为它会导致您发胖，那就大错特错了。**即使您很瘦，喝苏打水也不会增重，但它却会使您罹患心脏病的风险显著上升！**

脂肪的救赎

所以，现在您应该了解了，过去我们一直在将脂肪“妖魔化”，将糖“美化”，并由此而付出了巨大代价。 一些热心的科学家说服美国政府改变政策，食品行业紧随其后去满足大众低脂食品的需求。 他们去除了食物中的脂肪，但用糖和精制碳水化合物取而代之。他们和政策制定者一起掀起了低脂饮食的浪潮，雀跃不已地用低脂、含糖食物填充我们的盘子。

但这并不意味着我们的故事已结束——事实上还远远没有结束！

现在的证据表明膳食脂肪并非导致体重增加和心脏病的根本原因，碳水化合物和糖才是真正的元凶。低脂时代终于宣告结束。政府的饮食指南也开始改变。

2015年美国饮食指南已经弱化了减少脂肪摄入的观点，并正式取消了饮食胆固醇的限制。 因此，蛋黄可以重返我们的餐桌。美国心脏协会和美国心脏病学协会也取消了低脂肪饮食的建议，并告诉我们完全不用担忧摄入膳食胆固醇会引发疾病。[40] 但他们仍然关注饱和脂肪，而许多科学家正在质疑饱和脂肪的所谓危险。[41]

事实会慢慢告诉我们什么是最好的，能量守恒的说法并不准确。在本书的第三部分中，我们将基于当今对营养膳食的理解，向您进一步讲述我们到底该吃些什么。您会了解哪些脂肪（和食物）可促进健康、改善心情和大脑功能，并帮助预防甚至逆转早期痴呆症。[42]因为食物中的脂肪非常美味，因此，膳食中摄入脂肪能让我们在享用美味的同时还能保持健康！

正如我所说，我在很长一段时间内也对脂肪存有诸多疑惑，但阅读超过1 000篇科学论文后，看到超过20 000名患者的亲身经历后，我能够轻松辨识出好脂肪和坏脂肪。本书中我将帮助您了解膳食脂肪的世界，以便您可以做出正确的饮食选择。

第二部分

消除对脂肪的疑虑

没有什么比开始执行一项新的制度更难，很多人会质疑其是否能够获得成功。因为改革者向来是那些因循守旧的人眼中的敌人，只有那些真正获益的人才能成为真理的捍卫者。

——尼可罗·马基雅维利，《君王论》

第3章

食用脂肪不会让您发胖

如果您过去认为所有的卡路里都是一样的（您现在知道它们并不相同），那么您很快会将体重增加归责于它。看起来这就像简单的数学题：如果每克脂肪具有超出碳水化合物或蛋白质1倍多的卡路里，那么只有越少摄入脂肪，才能越少摄入卡路里从而最终实现减肥目标。这听起来似乎很合理，难道不是吗？事实上，这种理论并不准确。

“所有卡路里对您体重和新陈代谢的影响均相同”——这是当今医学维持最久的神话之一。当您在实验室中的真空器皿里燃烧卡路里时，它们都是一样的，但这和食用卡路里完全是两回事。新的公共法规要求餐馆列出每份菜肴的卡路里类型和含量，食品公司要用大号、粗体字在食品标签上标注具体的卡路里类型和含量。但实际上这些都是误导，因为他们过于关注卡路里。而事实上，不同的卡路里会影响您的基因表达、激素水平、大脑化学、免疫系统、新陈代谢，甚至您的肠道菌群。虽然这样做有助于追踪加工食品和快餐食品的热量（因为这些食物中可能包含不好的卡路里类型）——它可以阻止您吃掉1 200卡路里的食物——但如果您吃真正的食物，根本不需要限制卡路里的摄入量。

新陈代谢不是一道数学题。它与能量平衡或热量无关。如果是，那么您每天从食物中额外摄入100卡路里，1年后，您会增重4.5公斤；10年后，您会增重45公斤。但这只是理论上的数据，事实并非如此。即使您是计算卡路里的世界纪录保持者，您也无法通过数学方法来控制您的体重。

这就是体重和新陈代谢并非数学题的原因。食物的品质远远比数量更重要。如果食物只与卡路里相关，那么您吃什么其实并不重要，只要保持摄入定量的卡路里就可以了。但事实并非如此。为什么？

食物不仅仅是能量或热量的来源。食物还可传递信息。它包含影响您身体每项生物功能的说明。食物会影响您的基因表达（确定哪些基因被触发从而致病或预防疾病），同时还会影响您的激素水平、大脑化学、免疫系统、肠道菌群和新陈代谢。每吃下一口食物，它们便会立即作用于身体。这就是开创性的营养基因科学。

由彼得·阿提亚（Peter Attia）博士和加里·陶尔斯（Gary Taubes）（《好卡路里，坏卡路里》一书的作者）领导的“营养科学倡议”对卡路里的理论进行了全面、严谨的研究。[1] 该机构还资助全球顶级的研究人员进行更严格和更大型的研究，以明确回答这一问题，并让所有反对者保持沉默。这些研究者甚至去游说那些不同意他们关于卡路里并不相同的假设的科学家们，迫使他们承认自己的理论是错的。

其实我们所倡导的并非是一个全新的理论。营养专家安·路易丝·吉特尔曼（Ann Louise Gittleman）博士，著名的低脂、高碳水化合物Pritikin长寿中心的前营养科主任，在她的畅销书（于1988年出版发行）中首次提及了脂肪的重要性。多年来，她一直倡导吃对脂肪的重要性，但一直也难以获得各方支持。她揭示了科学的缺陷，在她随后出版的30本书中一直建议公众多吃脂肪。可悲的是，人们完全忽略了她的建议。

越来越多的科学家证实来自脂肪的热量有助于减肥和改善新陈代谢。来自美国国立卫生研究院的凯文·霍尔（Kevin Hall）发现，在对每一克食物、每一次运动以及每一卡路里燃烧都会进行仔细测量的代谢病房中，那些摄入更多脂肪卡路里（与碳水化合物的卡路里数量相同）的患者，每天能够多燃烧100卡路里。1年以后，体重减轻了4.5公斤。他还报告说，在针对脑成像和功能的研究中，吃更多脂肪可消除大脑的饥饿感和对不良食物的渴望。[2]似乎大脑在控制食物摄取、味道偏好和代谢方面起着最重要的作用。而且，膳食脂肪对整体卡路里的燃烧过程有积极的影响。

导致饮食过量的原因

大多数人认为暴饮暴食会使体重增加。这听起来似乎非常合理，对吧？但是，在《美国医学会杂志》上的一篇论文中，哈佛大学教授大卫·路德维希（David Ludwig）提出了一个独特的肥胖和新陈代谢理论。

他提出：简单地说，我们的传统认知与事实恰恰相反。并不是吃得越多，运动越少，您才会越胖，相反，是因为胖，才导致您吃得更多，运动也更少。您体内的脂肪细胞“饿了”，才会驱使您过量饮食。在他的书《永远饥饿》中详细描述了这一过程，当您超重时，您的激素和大脑化学会使您感觉饥饿和劳累。[3]

这与体重增长的传统认知截然相反，并与我们制订的减肥计划相矛盾。与其过度关注于热量和数量，路德维希建议我们，不如关注食物的品质和成分（蛋白质、脂肪和碳水化合物的摄入量和类型），以允许身体通过“自身智慧”调节饥饿、新陈代谢活动和体重。忘记意志力——使用科学的方法才能减少饥饿感，让您保持精力充沛，并加速您的新陈代谢！

这就是脂肪的生物学作用机制。

首先，当您试图限制摄入卡路里并努力多运动时，您的身体将更容易感到劳累（导致您开始减少运动、储存能量）和饥饿（所以您吃得更多），它会减慢您的新陈代谢速度。这种“少吃，多运动”的方法对于大多数人来说并不奏效。它或许可以在短暂的时间内起效，但仅有不到10%的人会实现减肥目标，且很难持续1年以上；[4]不久之后几乎都会反弹。

第二，当您摄入碳水化合物和糖时，胰岛素水平将达到峰值，血糖水平将会下降。胰岛素会促使您血液中的大部分可用燃料进入脂肪细胞，特别是腹部的脂肪细胞，也称为腹部脂肪。所以您的身体渴望燃料，并开始刺激您的大脑[5]从而让您吃得更多。[6]您的脂肪组织内可能存储了1年的能量，但您仍然会经常感觉到饿。

唯一可以阻止这种恶性循环的方法就是摄入大量脂肪，避免摄入精制碳水化合物和糖。高脂肪、低碳水化合物饮食可加速新陈代谢，从而实现持续减肥的目标。

增重或减肥的奥秘：脂肪细胞的生物学

是什么促使我们体内的脂肪细胞存储脂肪？什么能够促使脂肪的释放和燃烧？

身体如何调节体重？我们仍在学习中。功能医学的核心是生化和遗传个体性的理念。此理念和体重尤其相关。导致体重增加的原因有很多种。个体对各种不同食物——脂肪或碳水化合物或蛋白质的反应范围很大。即使我们还没有获知所有的答案，但我们可以使用足够的“点”来连接，并制订对大多数人有效的基本饮食建议。

脂肪细胞也被称为脂细胞。那些丰满的小细胞不仅仅导致您穿不下之前的裤子，它们还忙于生产各种分子，几乎控制着与您体重相关的一切，它们可以促发心脏病、癌症和痴呆症。

似乎很难想象，您的脂肪细胞实际上是内分泌细胞，如同您的甲状腺、卵巢或睾丸一样，可生成许多激素。脂肪组织也是免疫系统的一部分，因为它含有白细胞（巨噬细胞），脂肪细胞可生成被称为脂肪细胞因子的炎症信使化学物质。您的脂肪也受神经递质（您大脑内的化学信使）的影响，并反过来对其进行调节。它同时也是一个储存器官，当脂肪存储量较低时（饥饿或低血糖）能够供给其能量。您的脂肪细胞甚至可以从摄入的碳水化合物中生成更多脂肪。这些活跃的小脂肪团与您的整个身体——包括胃、胰腺、大脑、激素、肝脏等持续互动。然而，这种复杂的互动和反馈机制很容易受到干扰。

但是我告诉您一件最重要的事情——脂肪细胞的大多数生物学特性均由您所吃食物的品质和类型来控制。这就是为什么高脂肪、低碳水化合物（低血糖）、高纤维、绿色食物饮食——如吃“肥”见瘦计划——多数人可从中受益的原因。尝试此计划21天后，几乎每个人都将从中获益，尤其是那些患有糖尿肥胖症的人群。它是让身体重新恢复的最佳方法。当您完成21天的计划后，您将进入一个过渡阶段（详见第14章）。在过渡阶段，您可以自行控制新陈代谢的速度，可以在饮食中添加几种健康些的碳水化合物，如全谷物、淀粉类蔬菜和豆类，所有这些食物均纳入整个计划的健康饮食参数中。

高脂肪饮食与低脂肪饮食的对比

目前已针对高脂肪、低碳水化合物的减肥饮食进行了大量研究，结论非常明确：高脂肪、低碳水化合物饮食比低脂肪、高碳水化合物饮食更好。现在让我们来回顾几项比较高脂肪和低脂肪饮食的研究，这样您可以清楚明了地看到为什么会得出这样的结论。

之前我曾经提及发表在《美国医学协会杂志》2007年7月刊的A-Z减肥研究。[7]这是一项为期12个月的研究，纳入了311名超重、非糖尿病、绝经后女性。这项研究中，高脂肪饮食组的受试者各方面表现均更优秀。她们比低脂肪饮食组的受试者减掉了2倍体重，心血管危险因素也得以改善。从胆固醇分布不良改善为分布良好，甘油三酯水平较低，HDL水平增高，总胆固醇与HDL比率（心脏病发作的最佳预测因子）较低；低密度脂蛋白或坏胆固醇水平上升了一点，但已从小、密集、危险的颗粒转换为光滑、蓬松的颗粒——换句话说，低密度脂蛋白总水平更高，但并非那种可导致心脏病发作的类型。低脂肪饮食组的血压、胰岛素、胰岛素抵抗和血糖水平均高于高脂肪饮食组。

另一项重要研究，即DIRECT试验，发表于2008年出版的《新英格兰医学杂志》上，[8]此试验对322名中度肥胖的受试者进行了研究，并随机分为低脂肪饮食组（限制卡路里摄入）、地中海型饮食组、卡路里限制饮食组，以及低碳水化合物、高脂肪饮食组（不限制卡路里摄入）。您猜结果如何？被告知不要担心摄入卡路里可尽情食用脂肪的受试组减掉了比其他组多66%的体重。更令人惊讶的是，高脂肪组的总胆固醇与高密度脂蛋白的比例下降了20%，而低脂肪组的这一指标仅下降了12%。高脂肪组的HDL、甘油三酯、胰岛素和葡萄糖、炎症，甚至脂肪肝的改善也更加显著。

Diogenes项目发现低碳水化合物、高蛋白饮食可更长久地维持减肥效果。[9]其他研究[10]和针对低碳水化合物、高脂肪饮食的大量评论表明，此种饮食方式可更好地帮助减肥[11]并保持心血管健康。[12]人们也发现这些饮食方法更易于坚持，因为脂肪食物原本就很美味。

由大卫·路德维希（David Ludwig）在《柳叶刀》上发表的一项非常重要的研究比较了高血糖饮食与低血糖饮食对大鼠代谢的影响。[13]他发现饮食成分的变化（高血糖或改变蛋白质、脂肪和碳水化合物的比例）可导致基因正常的动物肥胖，即使当饮食中含有的卡路里完全等量时亦如此。他向每组大鼠喂食能使其保持相同体重的食物量。喂食高血糖饮食（高糖和精制碳水化合物）的大鼠在摄入相同数量卡路里的情况下体重有所增长。事实上，它们比高脂肪饮食的大鼠多获得了70%的身体脂肪（主要是腹部脂肪）。此外，低脂肪喂食的大鼠肌肉质量降低，比较容易产生饥饿感，胰岛素水平更高，心血管危险因素也更多。

另一项关于喂食大鼠生酮饮食（极低量的碳水化合物和极高量的脂肪）的研究再次发现，该研究中的大鼠比喂食高碳水化合物的大鼠减掉了更多体重，即使它们摄取的卡路里数量完全相同。[14]**高脂肪饮食激活了增加脂肪燃烧和减少脂肪储存的基因。**大鼠的高脂肪饮食也增加了卡路里燃烧和能量消耗，且可逆转糖尿病前期。

这对大鼠来说是一项重要发现，然而对于人类是否同样适用？在人体实验中，那些坚持高脂肪饮食的人们，其新陈代谢速度更快；而那些坚持低脂肪、高碳水化合物饮食的人们，所有的食物能量均被迫进入细胞（归因于胰岛素峰值），从而导致新陈代谢速度放缓。高脂肪饮食组的新陈代谢速度快得多，即使他们摄入了与低脂肪饮食组相等的卡路里。[15]这意味着即使在看电视或睡觉时，他们也会燃烧更多的卡路里。

由路德维希和他的同事们进行的另一项人类研究，在受控喂养环境中比较高脂肪、低碳水化合物饮食与高碳水化合物、低脂肪饮食，发现了同样的结果。[16]这是一项“交叉试验”：一半的研究参与者选择高脂肪、低碳水化合物、低血糖饮食，然后在研究的后半段他们转为低脂肪、高碳水化合物、高血糖饮食。另一组研究参与者一直吃中等脂肪量的食物。这样研究人员便能够研究不同饮食对每个人新陈代谢的影响。

低脂肪、高血糖饮食由60%的碳水化合物、20%的蛋白质和20%的脂肪组成；低血糖、高脂肪饮食由60%的脂肪、10%的碳水化合物和30%的蛋白质组成。每种饮食的卡路里量是相同的。最终，高脂组每天比低脂组多燃烧300卡路里。高脂组的胆固醇PAI-1（可能导致血栓和心脏病发作）和胰岛素抵抗也显著改善。

我们知道科学界存在很多偏见。但考科兰协作组织（Cochrane Collaboration）是一个由关注健康、未获得任何资助且不隶属于政府的研究人员、专家、患者及医护人员组成的独立组织，他们对低血糖饮食（通常为高脂肪饮食）进行了研究[17]并得出结论：低血糖、高脂肪饮食比低脂肪、低热量饮食能更好地减肥并保持健康。最后，哈佛研究人员对持续1年多的53项随机对照试验进行了回顾审查，证实高脂肪饮食比低脂肪饮食更易于减肥。他们发现高脂肪、低碳水化合物饮食与低脂肪饮食相比，更能快速、有效减肥。[18]

低脂肪饮食会引发您对不良食物的渴望

当您选择低卡路里、低脂肪、高碳水化合物饮食时，您会想吃更多[19]和吃高卡路里和高碳水化合物的食物。[20]高碳水化合物食物会让您渴望更多的碳水化合物。

有趣的是，在人们体重增加（积累了许多“贪婪”“懒惰”的脂肪细胞）之前，他们会显示出由于高碳水化合物、低脂肪饮食而引起的显著的代谢变化。当体重开始增加时，腹部脂肪细胞就已发生了变化。身体脂肪，特别是腹部脂肪，不仅仅为了储存卡路里。身体脂肪是一种复杂的代谢组织，在调节食欲、控制卡路里燃烧速率和调节体重方面至关重要。

在针对一群学生进行的实验中，科学家通过给六年级孩子奶酪或薯片来测试脂肪和碳水化合物对进食行为的影响。孩子们被告知可以随心所欲地吃。[21]研究开始时两组的饥饿水平相等。基于传统逻辑，如果您食用了较多富含脂肪的食物（比如奶酪），则每克食物中含有更多卡路里（每克脂肪9卡路里对比每克碳水化合物4卡路里），因此您一定会长胖。以奶酪为食的儿童应该摄入了更多卡路里。而摄入越多卡路里（因为脂肪富含卡路里）则会越胖。这是很简单的数学题，对吧？但它并不适用于复杂的生物学领域。如果碳水化合物导致您多吃，那么薯片组应该摄入了更多的卡路里。结果如何？薯片组的孩子比奶酪组的孩子多摄入了3倍的卡路里！已经超重的孩子摄入的卡路里更多。更多证据表明脂肪细胞会让人产生“饥饿感”。

当奶酪与蔬菜结合时，孩子摄入的总热量更少。这在超重或肥胖的孩子中尤其明显。当我们结合营养丰富的食物一起吃时，自然吃得更少，即使脂肪细胞仍感觉饥饿。关键是营养丰富的食物（真正的食物）非常美味，而加工食物（营养不良食物）口感稍差，而且它们可能含有更多的热量！

这与针对孩子碳水化合物摄入研究的评论相一致，吃越多碳水化合物食物就越容易感觉饿。[22]如果您因摄入了过多碳水化合物而感觉饥饿时，必然会食用更多的食物，从而摄入了比高脂肪饮食还多的卡路里。[23]

整体看来，科学向我们揭示了清晰的证据，碳水化合物使您发胖，而脂肪让您更瘦。一些食物，如米饭、马铃薯和含糖饮料可加速肥胖并导致相关疾病。当您摒弃含糖和精制碳水化合物的食物后，富含脂肪（和卡路里）的食物，如坚果、多脂鱼和橄榄油，甚至高饱和脂肪食物，有助于减肥并减少罹患相关疾病的风险。

但是关于那些低脂肪饮食会加速代谢的研究呢？

最近，来自美国国立卫生研究院的凯文·霍尔（Kevin Hall）的细胞代谢研究吸引了大量新闻媒体和业界人士的关注，因为它“彻底”证明了低脂肪饮食比低碳水化合物饮食更能够有效减肥。但这并不属实。这项研究存在一些被媒体忽略的严重问题。

- 这是一项短期研究（只有6天），纳入了19例代谢病房的患者，并为其提供了所有食物；这些受试者并没有依据饥饿感或胃口进行自我调节，所以此研究结果无法代表实际的日常饮食经验。它仅能够代表真空状态下的实验结果，并不适用于现实生活中。
- 实际上，低碳水化合物饮食的碳水化合物含量并不低，29%的卡路里来自碳水化合物，包括精制碳水化合物。真正的低碳水化合物饮食中来自碳水化合物的卡路里应低于10%。
- 低脂肪研究中包含非常低的脂肪（约7%的卡路里），这在现实生活中是令人难以置信的。
- 低碳水化合物组确实显示出脂肪燃烧的增加，这是一件好事。低脂肪组的身体脂肪消耗更多，这似乎也是一件好事。但这仅是一项短暂研究；其他研究表明，适应高脂肪饮食需要更长的时间。 此外，比较脂肪和碳水化合物的其他长期研究显示，高脂肪饮食才能减掉更多的体重。

- 一项新的、大型的、长期的（1年）低碳水化合物、高脂肪饮食试验目前正在进行（撰写本书时），称为CENTRAL试验。[24]初步数据表明，低碳水化合物、高脂肪饮食比低脂肪饮食具有更大的优势。高脂肪饮食可改善身体组成（肌肉更多，脂肪更少），它还帮助修复脂肪肝并减少腹部或器官脂肪蓄积的风险。该研究实际上提供了部分食物，所以研究参与者必须按照研究方案饮食。（引申义：只能按照研究方案饮食而不能自由选择食物，会导致研究结果存在局限性，也就是和实际自由饮食状态不符）。

抱歉，这样听起来似乎有些混乱，但基于所有的证据和现实生活的经验，很明显，在实际生活中（不是作为实验室老鼠，它们的食物摄入完全受到人为控制），低碳水化合物、高脂肪饮食可增加饱腹感，并且可更有效地减肥，加速新陈代谢。

关于高脂肪、低碳水化合物饮食的疑问

如果您不介意便秘、口臭和肾衰竭（由于动物蛋白质含量高），可以尝试一下阿特金斯（Atkins）饮食法。阿特金斯专注于脂肪和蛋白质，而蔬菜和植物性食物的摄入量远远不够。有些问题应引起我们的关注。即使您并未遵循研究方案，使您摄入了较多高纤维食物、蔬菜和盐，也能够有效预防并管控便秘、电解质失衡（低钠或低盐）、头晕和肌肉痉挛等症状。

当您把谷物和豆类食物从餐桌上拿开，转而吃更多的脂肪食物时，您的纤维摄入量会下降。然而，在吃“肥”见瘦计划中，您会食用大量的蔬菜、坚果和种子，以及一些水果，所有这些都包含大量的纤维。您还将摄入额外的纤维食物，称为PGX。您需要每天喝8杯水，因为在排除糖和加工食品中的毒素时，您每天都会消耗大量的体液。这些食物是炎症食物，让您体内保存水分，然而一旦停止食用就会脱水。此外，当您摄入的碳水化合物减少时，您体内的燃料将变成糖原（存储于肌肉中）。由于糖原使体内保存水分，因此，一旦糖原损失，您就会出现脱水症状。

当您不再食用碳水化合物时，您的胰岛素水平将会降低。这导致肾脏排出盐或钠，[25]因为胰岛素可让您体内存有盐分（和水）。这可能会导致肌肉痉挛。最好的解决方案是每天在您的饮食中加入1～2茶匙的盐。您也需要摄入更多的钾（每天约2克）。详见第13章。

有些人可能担心降低碳水化合物摄入量会影响您的运动表现。许多运动员在比赛之前通过摄入碳水化合物来补充糖原，从而增加肌肉中的糖原储备。然而，许多

研究表明，一旦您适应了低碳水化合物的饮食，耐力运动不会受到任何影响。厌氧运动像短跑或举重可能会受到缺乏糖原的影响，但吃“肥”见瘦计划中将帮助您储存足够的糖原，以防止这些问题。您需要几个星期来适应低碳水化合物、高脂肪的饮食，当您一直坚持吃“肥”见瘦计划时，您会逐渐将身体从燃烧碳水化合物转换为燃烧脂肪。您必须确保摄入足够的蛋白质——每天约1.5克/每公斤体重，一般情况下每天应摄入100～120克蛋白质；每餐食用蛋白质食物有助于增长肌肉。然而，如果您很少运动，太多的蛋白质会转化为血液中的糖，因此如果您的运动量不大，您需要的蛋白质相对较少。我们将在第13章中更详细地讨论这一点。

在接下来的几章中，我们将会揭露一些其他的谎言，以澄清关于脂肪的误解，无论是饮食方面还是生物学方面。我们将获知一些基本的事实——饱和脂肪是否会导致心脏病？哪些油真正有益于健康？哪些聪明的营销手段偷走了大众的健康？我们应通过发现真相并建立一种健康的饮食方式，走出对脂肪认知的大误区。因此，欢迎脂肪回归我们的餐桌，并成为减肥和保持健康的关键组成部分。

食物之外：其他导致肥胖和代谢损伤的原因

约翰·穆尔（John Muir）说：“当我们试图自己挑选东西时，我们会发现它与宇宙中的一切均联系在一起。”这与人类生物学是一样的。功能医学的框架将身体理解为一个动态系统，其中一切都是相连的，身体系统之间存在一个相互作用的网络。这些系统中的每一个都可能发生失衡，从而导致体重失调和代谢紊乱。

功能医学医生或健康护理从业者可以帮助您查看身体系统是否失衡。2014年，我们创建了克利夫兰（Cleveland）功能医学诊疗中心，培训医生和卫生专业人员，并针对这一领域进行必要的研究。我还在马萨诸塞州的莱诺克斯一家UltraWellness中心与功能医学从业人员一起做了一次实践，帮助数千人找到导致他们健康问题的根本原因。您还可以通过功能医学研究所的网站www.functionalmedicine.org查找经过认证的从业者。

为了帮助您厘清所有导致体重增加和肥胖的原因，我专门创建了一本免费电子书——《食物之外：其他导致肥胖和代谢损伤的原因》（*Other Causes of Obesity and Damaged Metabolism*）。您可以从www.eatfatgetthin.com下载此书。还有一个免费的测试和治疗指南，我在其中解释了如何评估和测试这些原因，以及如何自己或与您的医疗保健提供者一起解决相关问题。在《食物之外》中，我谈到了导致减肥抗性的八大原因，并告知您如何解决这些问题。

1. 营养失衡：营养过剩和营养不良；
2. 肠道微生物群失衡：致病细菌和体重增加；
3. 炎症和免疫功能：加速存储脂肪燃烧；
4. 环境毒素：代谢中毒；
5. 能量生成系统问题（您的代谢系统）；
6. 通信不良：影响身体的激素信使；
7. 基因导致的肥胖；
8. “获得性肥胖”：社交网络对体重和健康的影响。

第4章

让您变瘦的脂肪

脂肪是一个复杂的话题，激发了科学家和营养专家之间的许多争论，但有一件事情大家能够达成共识：脂肪并不简单。脂肪有许多不同种类：一些是好脂肪，一些是坏脂肪，好坏取决于某些影响因素。

食物通常含有各种各样的脂肪。例如，黄油含有饱和脂肪、ω-3脂肪、ω-6脂肪和单不饱和脂肪。一些脂肪食物，如坚果也含有蛋白质和（或）碳水化合物，不同脂肪对您身体的影响均不同。例如，饱和脂肪与碳水化合物一起食用时为坏脂肪，但是当单独食用时，就会变得没有那么坏。因此，我们很容易将各种脂肪相互混淆。

因为每个人都只看到了故事的一部分，睿智的科学家对脂肪则持有完全相反的观点。有人说ω-6植物油是健康的，有人却认为它们是致命的。一些人支持饱和脂肪有益，而另一些人则宣称饱和脂肪非常危险。有一种方法可以让我们透过这些矛盾的观点来思考。

我们可以使用一个新的框架来思考人类生物学。它讲述了整体之间相互关联的故事。我们的营养研究大部分是由人口研究组成的，这些研究表明了相互之间的联系，但却没有提供相关证据。例如，我可以设计一项研究，来查看性交是否会导致怀孕。然而，如果我的研究中只纳入了50岁以上的夫妇，那么我会得出这样的结论：性交不会导致怀孕。这样的研究看起来很幼稚。是的，但我们的很多研究都是这样进行的。得出一个笼统的结论，从而使相关数据貌似“言之有理”，然而，其依据究竟是什么呢？

在系统生物学中，环境、饮食和遗传学之间的动态实时连接及相互作用可以被映射。这种方法的实际应用是功能医学。其核心旨在解决导致疾病的根本原因——由饮食、环境和基因的相互作用导致的失衡。这是个性化医学，人类具有遗传和生化特异性，但也极具适应性，作为一个物种，人类在不同的栖息地和环境中基于各种饮食类型兴旺繁衍。在第10章中，我将回顾我所理解的最佳人类饮食的基本原则，这种基本原则可能因文化而异，也可能适应不同的偏好，但是会受到一个基本的理论框架的指导——进化和历史观。

科学发现了食物在健康中的多维作用。食物不仅仅提供了热量，它还可以启动您的身体机能，控制您的健康和疾病风险。人类与环境中的食物共同演化，并使用它来调节每一个生理过程，包括我们的基因表达、炎症、氧化应激（氧化损伤，比如当苹果变成棕色或汽车生锈时——想象一下它生锈的内部）、激素功能、免疫功能、肠道菌群平衡、排毒、新陈代谢等。基于历史经验而获取的饮食理论可以帮助我们制订适宜的饮食计划。

吃“肥”见瘦计划与脂肪相关，它会告诉您应该吃哪一种脂肪以及具体的摄入量，不同的人群饮食习惯也存在巨大差异。例如，日本人消耗15%的热量作为脂肪，地中海人群消耗40%的热量作为脂肪，太平洋岛民和非洲马赛战士大多消耗饱和脂肪。然而，在这些人群中现代文明疾病（例如肥胖、心脏病、糖尿病、癌症和痴呆）的发病率都不高。

事实上，食物品质最为重要。必须食用绿色、新鲜、无添加、未改性的食物，这是良好饮食习惯的重要根基。除了吃什么之外，还有其他一些促进体重增加和肥胖的因素，例如我们的遗传基因、活动水平、压力水平、肠道菌群、环境毒素和导致肥胖症的毒素，这些因素会改变我们罹患疾病的风险，甚至会影响我们对不同食物的反应。但是，**我们的体重和健康的最大决定因素仍然是我们所吃的食物。**

研究结果表明，全球许多地区的传统饮食文化中，脂肪均是令人垂涎的必备美味食物。在中国，猪肉脂肪被誉为一种美味，人们更喜欢食用猪肉。传统饮食文化中人们总是喜欢食用富含脂肪的动物器官。印第安人就吃水牛的肝脏和器官。我们大多数人均喜欢高脂饮食，特别是那些糖尿病前期和2型糖尿病患者，或者我喜欢称其为糖尿肥胖症患者。

相较于12 000到14 000年前我们还以狩猎为生，当今的饮食结构已有了天翻地覆的变化。农业革命和畜牧业的出现导致用谷物和乳制品取代传统的食物。然而，真正的食物仍然应该是有机的草饲食物。由于工业革命，我们的饮食在过去100年中比以往10 000年变化得更多。工业革命导致作物遗传控制（通过增加杂交和转基因实现），动物饲养作业中的集约化畜牧业，精制植物、种子油、谷物，以及反式脂肪和高果糖玉米糖浆发展，我们从野生食物中获得的ω-3脂肪显著减少，精制的ω-6油明显增加，化学品（农药、除草剂、肥料、抗生素和激素）的广泛应用，土壤中的营养物质越来越少。我们的饮食品质急剧下降。从食物作为一种能量和热量来源的角度看，这些都不重要，但是科学已经剥离了这种简单的观点，揭示出食物在所有生物过程中的重要作用，从哪些基因被开启或关闭，到激素调节、免疫信使和神经递质的产生、肠道菌群的平衡，甚至我们的细胞和组织器官的结构和组成。所以您应该了解不同的食物种类，以及它们对人体生物学的影响。

好脂肪和坏脂肪

什么是脂肪？

我们可以从两个方面来描述脂肪。首先，通过它的化学结构。我们根据脂肪的化学结构来对其进行命名和分类（这种方式易于理解）。第二，从生物学角度看脂肪对身体健康的影响。这里会涉及一些令人生厌的科学理论，但它非常有助于我们了解脂肪的真相。

首先，它的化学结构。脂肪，或者从营养学角度，我们叫它“脂肪酸”，是一条碳、氧、氢原子链，一端具有羧基（更多的碳、氢、氧原子）。脂肪酸根据链中的碳原子数量以及分子中存在的双键数量来进行分类，主要分为短链和长链脂肪。还有许多双键（多不饱和）或不含双键（饱和）脂肪。脂肪酸分子通常以三个成组的方式连接在一起，形成甘油三酯分子。摄入碳水化合物后，就会在我们的肝脏中生成甘油三酯。

这些不同的化学结构给予了脂肪不同的性质。例如，饱和脂肪存在于椰子、哺乳动物和其他温血动物中。当它们存在于活体动物体内时，是柔软的，但是在体外或室温下很难储存，如黄油或猪油。冷水鱼和北极鱼类体内含有ω-3脂肪。ω-3脂肪室温下应为液体。而在冷水中生存的鱼类，其体内的ω-3脂肪仍呈现为液态。

脂肪酸在体内许多重要功能中起着主要作用，包括：调节炎症、激素、情绪、神经功能等。我们大多数人认为它们只是一种储能形式。如果葡萄糖不能用做能量，身体就会使用脂肪酸来代替其成为细胞的“燃料”。供能的燃烧脂肪实际上可以更好地维护健康，更有益于肌肉和心脏的健康。膳食脂肪（特别是椰子油或MCT中的脂肪）所生成的酮对大脑具有很多益处，甚至可用于预防和治疗阿尔茨海默病。[1]我们长期以来认为大脑只能依靠糖来运转，但事实并非如此，大脑可以燃烧脂肪或酮（由脂肪分解产生的）。

脂肪酸具有4种类型：

1. 饱和脂肪酸（SFA）
2. 单不饱和脂肪酸（MUFA）

3. 多不饱和脂肪酸（PUFA）— ω-3和ω-6

4. 反式脂肪酸（TFA）

我们依据脂肪的结构来对其进行定义：饱和脂肪不含双键，单不饱和脂肪具有一个双键，多不饱和脂肪具有多个双键。反式脂肪的形状最有趣，通常不作为人类生物学的一部分；双键位于脂肪链的对侧（或者说“反”侧），与天然存在脂肪中的脂肪链相反。然而我们的身体并不喜欢这些脂肪。在多不饱和脂肪中发现的双键化学结构与多种元素如光、热和氧接触时是不稳定的，这使得它们更可能有损健康。

脂肪家族越变越复杂，因为它还具有多种不同亚型的饱和脂肪、多不饱和脂肪，甚至反式脂肪。一些多不饱和脂肪可能有害健康，一些则可能有利于健康，饱和脂肪也是如此。

更为复杂的是，大多数食物均包含不同种类的脂肪。我们常把脂肪简单地分为“饱和脂肪”和“不饱和脂肪”，事实上食物通常由不同种类的脂肪组成。一般情况下，当提及某种食物时，我们只关注含量最多的脂肪类型。例如：椰子油——我们称之为饱和脂肪——由90%的饱和脂肪组成，其余则为多不饱和脂肪和单不饱和脂肪；我们称黄油为饱和脂肪，但事实上黄油仅含有60%的饱和脂肪，其余则为单不饱和脂肪和多不饱和脂肪。

除了脂肪的复杂性外，让我们来更仔细地查看每一类脂肪，看看它是如何影响我们的生理、体重和健康的。（有关脂肪的更详细评论，请参阅我的免费电子书《肥胖圣经：脂肪的全部故事》（*The Fat Bible*：*The Whole Story on Fats*），您可以从www.eatfatgetthin.com下载。）

胆固醇概述

胆固醇充满复杂性，非常容易混淆。我们将在第5章对其进行详细论述。但是当您阅读这一章节时，您需要了解的重要信息是，我们通常所说的“坏”胆固醇（也就是LDL），实际上分为两种类型，其中只有一种对身体有害。LDL可以分为大、轻、蓬松、沙滩球状的颗粒和小、致密、坚硬、高尔夫球状的颗粒。那些小而坚硬的颗粒有可能导致心脏病。当您食用碳水化合物和甜食时，您会摄入较多小的低密度脂蛋白颗粒，而当您食用饱和脂肪时，您会摄入更多大的、蓬松的低密度脂蛋白颗粒，这种低密度脂蛋白不会引发心脏病。这样的解释虽然有点复杂，却最有助于我们了解脂肪的真相。新的胆固醇测试不仅可以测量胆固醇或低密度脂蛋白的总量，而且还可以测量摄入颗粒的类型，是好的还是坏的。

饱和脂肪酸（SFA）

因为人们对脂肪的误解已经很深，因此，我想在此做出详细解释，毕竟，有没有黄油为伴的生活还是有很大差异的!

饱和脂肪基于其化学结构进行分类。关键问题是脂肪酸链中的碳总数是偶数还是奇数。这很重要，因为奇数链脂肪通常对身体有益，而偶数链脂肪可能会带来一些风险（尽管较短的偶数链脂肪，例如椰子油中的月桂酸也是有利于健康的）。我知道，这听起来有些复杂。

饱和脂肪的主要类型为**月桂酸、肉豆蔻酸、棕榈酸和硬脂酸**，它们是偶数链脂肪。谷物喂养的肉制品和乳制品是棕榈酸的主要来源。它们还含有硬脂酸，这是一种对胆固醇水平没有不利影响的饱和脂肪。棕榈油主要是棕榈酸。可可脂主要是硬脂酸，椰子油和棕榈油主要是月桂酸和一些肉豆蔻酸。

这些不同的饱和脂肪中每一种对身体均具有不同作用。椰子中的月桂酸增加LDL（坏胆固醇）最多（与其他饱和脂肪相比），但它增加HDL（好胆固醇）也最多。它能通过降低总HDL比率来改善您体内的胆固醇分布（相较于LDL水平，其能更有效地预测心脏病的患病风险）。它还增加了无害、蓬松的LDL颗粒（而糖和精制碳水化合物则增加了小的、危险的LDL颗粒，这种颗粒是引发心脏病的真正原因）。另一方面，硬脂酸对LDL没有影响，但是会使HDL水平升高，从而改善人体内的总胆固醇分布。

让许多人，包括科学家在内，感到困惑的是，我们认为食用的饱和脂肪会直接变成血液中的饱和脂肪，但事实是，**膳食饱和脂肪不会提高血液饱和脂肪水平**。碳水化合物和糖（以及过量的蛋白质）才导致肝脏生成血液中的饱和脂肪。血液中较高含量的硬脂酸和棕榈酸可能会增加心脏病的相关风险。但这些主要归因于摄入了碳水化合物或糖，而不是脂肪。事实上，吃这些类型的脂肪，如肉或棕榈油食物对您血液中饱和脂肪水平的影响很小；事实证明，它们与心脏病的风险增加无关。

饱和脂肪是为细胞膜和组织提供刚性和架构的关键脂肪。如果我们吃很多流质的、不稳定的精制多不饱和ω-6（来自于种子、谷物或豆类，如玉米，大豆或葵花籽油），我们的细胞会变得太松软，不能发挥作用。对细胞膜来说最糟糕的脂肪是反式脂肪，它是僵硬的，会嵌入我们的细胞膜，导致细胞膜损伤和产生相关疾病。它还会影响细胞膜的渗透性（其允许细胞与其他细胞通信）。基本上，它会孤立您体内的细胞!

饱和脂肪在身体中发挥许多关键作用：[2]

- 饱和脂肪，如月桂酸（来自椰子油）和共轭亚油酸（来自黄油）可增强免疫系统，促使体内细胞间更好通信，从而保护您免于罹患癌症。
- 饱和脂肪可帮助肺部更好地“工作”。它会在身体中生成一种称为表面活性剂的东西，它有助于肺部的气体交换。多食用黄油和全脂牛奶的儿童比食用低脂牛奶和人造黄油的儿童罹患哮喘的概率要低得多。[3]
- 饱和脂肪为身体所必需，它们可以制造激素，如睾酮和雌激素。[4]
- 饱和脂肪对您神经和神经系统的正常工作至关重要。
- 饱和脂肪有助于抑制炎症，尽管人们通常认为它们会导致炎症。当与许多糖或精制碳水化合物（面包和黄油，或饼干）一起摄入体内时，饱和脂肪可导致炎症。或者如果您缺乏ω-3脂肪，饱和脂肪也可以引发炎症。但这里我们需要重点关注的是：**只有当与精制的碳水化合物或糖一起食用，或当您体内缺乏ω-3脂肪时，饱和脂肪才会引发炎症。**[5]
- 饱和动物脂肪含有必需的脂溶性维生素和营养素，对我们的身体健康极为重要，[6]包括维生素A、维生素D和维生素K_2，以及动物形式的维生素K。与营养素贫乏的标准美国饮食相比，那些以打猎为生的人们，饮食中却富含营养，其摄入的营养素水平是普通美国人的10倍。[7]

我可以继续讨论饱和脂肪的好处……几种重要的饱和脂肪酸为身体提供了极好的能量来源：椰子油中的月桂酸、椰子油和乳脂中的肉豆蔻酸，以及棕榈油、肉和乳脂中的棕榈酸。[8]棕榈酸可调节激素水平，棕榈酸和肉豆蔻酸有助于细胞信息传递和增强免疫功能。[9]

良好的脑功能同样依赖于饱和脂肪。事实上，人脑绝大部分由饱和脂肪和ω-3脂肪组成。一项研究表明，饱和脂肪的摄入有可能降低36%的痴呆风险。[10]饱和脂肪也有助于大脑神经细胞的更新和再生。

单不饱和脂肪酸（MUFA）

我们的结论是：MUFA对您有好处。摄入大量橄榄油和坚果的人，如希腊人和意大利人，心脏病发病率居全球最低（除日本外，日本人的MUFA摄入量较低）。

MUFA的主要膳食来源是全橄榄、橄榄油、牛油果、猪油、动物脂（牛肉脂肪或羊肉脂肪）、某些类型的鱼和多种坚果，包括澳大利亚坚果、杏仁、山核桃和腰果等。单不饱和脂肪也存在于乳制品和动物食品中。

对于我们的农业祖先来说，他们摄入的MUFA（单不饱和脂肪酸）约占总脂肪摄入量的一半，而从野生动物肉、骨髓以及坚果中摄入的热量占总摄入热量的16%～25%。地球上目前遗留的以狩猎和采集为生的原始部落，哈扎（Hadza）打开所猎动物的骨头并吸食骨髓，其中含有超过50%的单不饱和脂肪。现代圈养动物（以谷物饲养为主）肉类中含有的MUFA很少，而牧场饲养动物肉类（更接近野生肉类）中则含有大量MUFA。[11]

多食用单不饱和脂肪对您的心脏和心血管系统非常有益，这就是为什么大多数心脏病专家推荐地中海饮食。甚至美国心脏协会也同意这一理论。摄入较多的MUFA可改善胆固醇水平，降低LDL氧化水平（这是LDL造成身体损伤所必需的因素），减少血栓（blood clots）和中风的风险。[12]单不饱和脂肪富含维生素E和其他抗氧化剂。它们可改善胰岛素敏感性，因而降低糖尿病和乳腺癌风险，减轻类风湿性关节炎患者的疼痛症状，促进减重并减少腹部脂肪堆积。[13]

然而，一些单不饱和脂肪的生成方式使它们不利于健康，甚至对身体有毒。例如，菜籽油多年来一直被认为是健康油。制造菜籽油和其他植物油的方法，包括在精炼过程中施加高热并使用粗糙的化学溶剂。在一篇题为《伟大的菜籽油》的文章中，WAPF（The Weston A. Price Foundation）指出："如同所有现代植物油一样，菜籽油经历了碱炼、漂白和脱胶的过程，所有这些都涉及高温或化学品，因此我们有必要高度质疑其安全性。因为菜籽油富含ω-3脂肪酸，当遇到氧气和高温时容易变酸、变臭，所以必须进行除臭处理。"[14]因此，应避免食用菜籽油，并坚持食用特级初榨橄榄油、牛油果和杏仁。

多不饱和脂肪酸（PUFA）：ω-6和ω-3

PUFA有两种主要类型：ω-6和ω-3，被认为是"必需脂肪"。当科学家将营养素标记为"必需"时，不仅仅指它非常重要。从营养角度来讲，我们可以这样说，在生病时这些营养素是必需的，或者没有它我们将无法生存。这是至关重要的，因为我们的身体中无法生成这些营养素，所以我们必须食用这些营养素或将其作为膳食补充。

多不饱和脂肪酸（PUFA）在细胞、免疫和激素功能中发挥着关键作用。它们是健康和疾病的有效调节剂。ω-3脂肪酸，PUFA的一种类型，构成了大部分细胞膜并可调节胰岛素功能、炎症，甚至神经递质，这就是为什么它们对预防和治疗糖尿病、抑郁症、关节炎和自身免疫性疾病至关重要的原因。

大豆油、菜籽油、红花籽油、葵花籽油、亚麻油和鱼油均属于多不饱和油，但并非全都有益于健康。其他高PUFA食物来源还包括核桃、向日葵、芝麻、南瓜和奇亚籽和鱼。

再一次强调，我们必须了解，与单不饱和脂肪一样，含多不饱和脂肪的油类经过加工或烹饪后会影响其对健康的有益作用或治愈疾病的能力。例如，PUFA在受热时会产生有害的自由基，损害身体组织并导致各种疾病，特别是与年龄相关的疾病，例如心脏病、糖尿病、癌症和痴呆。事实上，您体内的LDL只有被自由基氧化和破坏时，才是有害的。

因此，食物中发现的两种必需脂肪酸是：

- LA——亚油酸（ω-6）：市售的菜籽油和植物油以及某些坚果和种子中含有亚油酸。我们确实需要摄入适量的亚油酸，但仅应从绿色食物，如坚果和种子、冷或压榨的植物油（仅含少量）中摄取。
- ALA——α-亚麻酸（ω-3）：动物内脏器官、散养蛋黄、澳洲坚果、核桃和亚麻油中含有亚麻酸。

还有其他长链ω-3和ω-6衍生物可以在体内合成，被认为是“条件必需脂肪”。但大多数人需要通过外源食物来获取这些脂肪，因为他们的身体不能有效地将ALA转化为 ω-3脂肪的活性形式（称为EPA和DHA）。 所以我们也认为这些脂肪是“必需脂肪”：

- DHA —— 二十二碳六烯酸（可由ALA生成的ω-3，但仅约5%～10%的ALA可转化为DHA）：鱼、藻类、野生或牧场饲养的动物中含有二十二碳六烯酸。
- EPA —— 二十碳五烯酸（可衍生自ALA的ω-3，是一种良好的抗炎脂肪）：鱼、野生或牧场饲养的动物中含有二十碳五烯酸。
- AA —— 花生四烯酸（可衍生自LA并且有利于细胞膜柔韧性和渗透性的ω-6）：动物性食物，如鱼、家禽、鸡蛋和肉中含有花生四烯酸。
- GLA —— γ-亚麻酸（来自LA的ω-6脂肪酸）：月见草、琉璃苣或大麻油中含有亚麻酸。

ω－6脂肪酸

ω-6脂肪酸的名声通常较差，因为它们会促发体内炎症，但并非所有的ω-6脂肪酸都是有害的。ω-3脂肪酸具有抗炎作用。当体内ω-3与ω-6水平失衡时才会出现这些问题。

我们应将体内ω-6与ω-3的比例保持在1：1至4：1。但现代饮食提供了太多的ω-6

（常见于加工食品、玉米油和红花籽油、常规饲养的肉类食物），却缺乏足够的ω-3（常见于野生捕获的多脂鱼、鱼油和草饲肉类）。

当细胞内含有太多ω-6而又缺乏足够的ω-3时，事情就开始变得非常糟糕了。失衡会抑制免疫系统功能，促使体重增加并引发炎症。[15]世界领先的ω-3脂肪酸研究者之一西莫普勒斯博士（Dr.Artemis Simopoulos）解释说，“过量的ω-6多不饱和脂肪酸 （PUFA）和非常高的ω-6 /ω-3比例，好像今天的西方标准饮食中所发现的一样，是导致许多疾病的发病机理，包括心血管疾病、癌症、炎症和自身免疫疾病，而增加体内的ω-3 PUFA水平（低的ω-6 /ω-3比例）则可以起到抑制疾病的作用。”[16]

西莫普勒斯博士在一篇发表在《生物医学和药物治疗》杂志上的文章中详细评论了与我们体内ω-3和ω-6失衡的风险。[17]增加摄入ω-6会氧化您的LDL（坏胆固醇），使其腐臭，更可能导致心脏病。它同时也会使您的血液更加黏稠，并可能因此而凝结并阻止好的ω-3进入细胞膜中。这绝对是个不利于健康的坏消息。

记住，食物是会影响基因表达的信息，当摄入含有ω-3和ω-6脂肪酸的食物时更是如此。ω-3可减少体内炎症基因和分子的表达，而ω-6则会促进炎症基因的表达。ω-6大量存在于精炼植物油中，如玉米油、红花籽油和大豆油中。虽然这些油在过去被认为是饱和脂肪的“健康”替代品，但我们现在终于知晓了精炼油的健康危险（更多信息请参见第6章）。它们不应该成为您饮食的一部分。

非精炼油是更好的选择。然而，ω-6与ω-3脂肪酸的比例仍然重要。具有最佳比例的多不饱和非精炼油包括亚麻籽油、核桃油和大麻籽油，但应确保不对其进行加热处理。[18]非精炼油经过了冷榨或挤榨过程，而这两个过程均未使用精炼过程中使用的化学品或溶剂。

现在，让我们来更详细地讨论ω-6脂肪酸。

中链ω-6：亚油酸（LA）

亚油酸是我们现代饮食中含量最丰富的脂肪，主要存在于大多数蔬菜和种子油中，特别是大豆、红花、向日葵、玉米和棉籽油中。过去100年间人们摄入了大量亚油酸。自从1900年以来，豆油的摄入量已经增加了1000倍。由于大豆油降低了坏胆固醇或低密度脂蛋白含量，大多数医生都非常喜欢它，并建议我们食用大豆油来替代饱和脂肪。但故事并非那么简单。来自大豆和其他植物或种子油的过多ω-6脂肪开始与您体内的ω-3竞争，并干扰了ω-3的心脏保护功能。更糟的是，这些油容易被氧气破坏并被氧化。在体内，它们可以使LDL变坏、变危险。[19]这些氧化的脂肪被称为OXLAM或氧化的亚油酸代谢物。使用这些油来煎炸食物，特别是煎炸碳水化合物

（如炸薯条），对身体更加有害。

亚油酸，主要来自大豆油，约占所有PUFA摄入量的90%或总能量摄入的7%，是我们饮食中的不稳定油类。非洲农业社会前人类从野生肉类中摄入的LA仅占总能量的约3%。而居住在沿海地区的其他人类祖先的摄入量则不到1%。我们当前的LA摄入量先前祖先根本无法“企及”，这一饮食现象被称为“大规模非受控的人体实验”。[20]

LA摄入量较低的人群具有非常低的心脏病风险。冲突研究中将其从含有ω-3脂肪酸的饮食中分离出来时，仅仅LA似乎也会增加患病风险。一项大型的随机对照研究将LA降低至前工业社会水平，发现心脏病和死亡率降低了70%。[21]尽管专家通常建议用ω-6亚油酸代替饱和脂肪，但植物油中的LA不应成为您饮食的重要部分。更多关于ω-6脂肪的详细信息请参见第6章。

长链ω-6：花生四烯酸（AA）

花生四烯酸存在于鸡蛋、牛肉、家禽、猪肉、肝脏、热带鱼和养殖鱼中。它是所有细胞膜（包括血管、血小板和免疫细胞的细胞膜）的主要组成部分。它可以在体内转化为各种代谢物（被称为前列腺素和白三烯），其中一些可促发炎症和凝血。平衡抗炎ω-3脂肪酸也需要这些代谢物来维持。ω-6脂肪酸并非总是坏的，ω-3脂肪酸也并非总是好的。保持两者间的平衡才是关键。野生和草饲肉类具有良好的AA和ω-3平衡比例，而工业化养殖肉类会导致含有过多的AA，而几乎不含ω-3。一定量的AA是必要的，但太多则是有害的。

GLA：长链ω-6

ω-6脂肪酸的一个有益来源是γ-亚麻酸（GLA）。GLA是植物来源的ω-6，在琉璃苣或月见草的种子中含量最多。虽然它也是ω-6家族的成员，但其代谢不同于其他ω-6脂肪酸。新研究揭示了这种营养物质可对抗慢性炎症、湿疹、皮炎、哮喘、类风湿关节炎、动脉粥样硬化、糖尿病、肥胖症，甚至癌症。[22]GLA在我们的饮食中含量很少。大多数人体内均缺乏GLA，我们可从琉璃苣或月见草油补充剂中获取GLA。您只需要摄入一点GLA即可获得健康收益。

ω-3脂肪酸

鉴于此，我们的身体仅需摄入比当前美国标准饮食更少的ω-6脂肪酸，而却迫切需要摄入更多的ω-3脂肪酸，持续摄入ω-3对身体健康至关重要。ω-3的最佳饮食来源是野生捕获的冷水多脂鱼和海产品、高品质鱼油，以及草饲肉和乳制品。

研究已经广泛证实了ω-3脂肪的益处。如下为可从ω-3脂肪酸中受益的疾病列表：[23]

- 高胆固醇
- 高血压
- 心脏病
- 糖尿病
- 类风湿性关节炎
- 骨质疏松症
- 抑郁
- 双相障碍
- 精神分裂症
- 注意力不集中症
- 智力衰退
- 皮肤病，如湿疹和牛皮癣
- 炎症性肠炎
- 哮喘
- 黄斑变性
- 痛经
- 直肠癌
- 乳腺癌
- 前列腺癌

多摄入好脂肪有助于支持您的大脑功能。大脑主要由磷脂（最简单的脂肪形式）组成。ω-3必需脂肪酸可确保脑细胞膜的适当流动性。

关于ω-3脂肪酸对抑郁症作用的研究显示，在针对双相抑郁症的一些小型对照研究和一项开放性研究中，ω-3脂肪酸治疗成人和儿童抑郁症的效果优于安慰剂。[24] S.Jazayeri博士在《澳大利亚和新西兰精神病学杂志》上发表的关于“比较EPA和百忧解（Prozac）在重度抑郁障碍中的治疗效果”的研究表明，EPA在治疗重度抑郁障碍方面与百忧解一样有效。[25]这是千真万确的，ω-3脂肪酸可以缓解抑郁症的症状，已经成为当前美国最广泛使用的药物之一！

现在让我们来详细了解一下每一种ω-3脂肪酸。

中链ω-3：α-亚麻酸（ALA）

α-亚麻酸是ω-3脂肪酸的主要植物来源。它存在于大豆油、亚麻籽、大麻、奇亚籽、核桃和菜籽油中，绿叶蔬菜中也含有少量α-亚麻酸。以大豆油为主要成分的沙拉酱和蛋黄酱是ALA的最主要来源，但它也同时含有大量的ω-6亚油酸（LA），因此建议您尽量避免食用大豆油。来自ALA的ω-3脂肪酸有益于健康，少量（5%～10%）可以转化为更有益的长链ω-3（EPA和DHA）。然而，在富含LA的饮食中，ALA并不能转化为EPA和DHA。在一项大型研究中，ALA可降低73%的心脏病发作率和死亡率，但仅有当LA也同时减少时才能获得这一益处。[26]

长链ω-3：EPA和DHA

这些基本脂肪本应成为饮食中的重要成分，而现在超过90%的美国人饮食中缺乏这些基本脂肪。ω-3脂肪酸通常来自于野生动物食品，饲喂含有ω-3食物的鸡下的蛋中同样也含有ω-3。ω-3脂肪酸还存在于冷水多脂鱼中，如沙丁鱼、鲭鱼、鲱鱼、鳟鱼、鲑鱼、凤尾鱼、牡蛎和金枪鱼（因汞含量较高，所以应尽量避免食用金枪鱼）。一些野生动物，如鹿、麋鹿和羚羊体内也含有大量ω-3脂肪。在草饲的牛和虾、贻贝、鱿鱼和扇贝中也含有少量的ω-3脂肪酸。DHA也存在于藻类中，它也是长链ω-3的唯一植物形式。

如上所述，这些脂肪具有许多令人惊奇的作用。大多数美国人体内都缺乏ω-3脂肪酸，高达25%的美国人几乎从不摄入长链（EPA / DHA）ω-3脂肪酸。居住在内陆的大多数祖先每天摄入约660毫克的EPA和DHA，约是当前美国人的6倍。居住在沿海地区的祖先摄入的ω-3脂肪酸则更多。EPA和DHA摄入量较高的人群罹患心脏病、糖尿病和肥胖症的风险较低。而针对当前饮食，平均每个美国人要增加20倍的ω-3脂肪酸摄入量才会获得这些益处。

反式脂肪（TFA）

在多种多样的脂肪世界中，很少有脂肪是完全有益或完全有害的，仅有一个例外，那就是反式脂肪。对于这一点我们丝毫不用怀疑：**反式脂肪绝对是有害健康的坏东西。**

反式脂肪也称为氢化脂肪，反式脂肪主要是人造的，常见于加工食品、起酥油、人造黄油、油炸食品和商业化生产的烘焙食品中。

没有人质疑反式脂肪的危险性。2013年，FDA（美国食品药品监督管理局）终于将其归为“不安全食物”。2006年1月1日，FDA要求必须在所有食品上清楚地标注反式脂肪的含量。这一声明具有里程碑的意义，因为哈佛公共卫生学院自20世纪90年代以来一直在推崇食品和补充剂中的反式脂肪。[27]然而，买方需谨慎！标记为“无反式脂肪”的食品仍然可能含有高达0.5克的反式脂肪。例如，清凉维普（Cool Whip）奶油的标签上说它含有零反式脂肪，但实际上它几乎完全由反式脂肪制成，由于它主要是气体，所以每份含量低于0.5克。[28]当一位99岁的研究者（曾于1975年首次提醒公众反式脂肪的危害）提出诉讼后，2013年，FDA终于宣布将反式脂肪从“公认安全”的食品名单上删除。[29]一切都在朝着正确的方向发展，但不幸的是，很长一段时间内我们的食物不可能完全摆脱反式脂肪，因为存在一个缓慢的禁令阶段。允许食品公司在3年的时间内从他们的食品中去除反式脂肪，或者他们必须向FDA申请允许使用反式脂肪。但我们并不能保证他们会使用更好的脂肪来代替反式脂肪。

然而，有一种反式脂肪不但非常美味，而且甚至是有益于健康的。乳制品和牛肉中含有CLA（共轭亚油酸），这是一种天然存在的反式脂肪，对健康和新陈代谢均有益。

关注食品中的反式脂肪

重要的是，我们必须了解哪些食物中含有反式脂肪：烘焙产品（饼干、蛋糕）、零食（薯片，微波爆米花）、冷冻食品（比萨饼）、Crisco、假黄油、涂抹酱、人造奶油、咖啡奶精、预制糖霜，当然还有快餐。[30]避免食用加工和包装食品、不吃快餐、在饭店就餐时要求使用黄油和健康油（如椰子油和橄榄油）烹饪食物、逐字检查食品标签上的成分表，这样才能将反式脂肪“拒之门外”。好消息是，为了生意兴隆，许多食品生产商正在想办法尽量消除食物中的反式脂肪。

我们的祖先基本不会摄入反式脂肪，而现在西方国家的一些人们的反式脂肪摄入量竟占总摄入热量的5%以上。反式脂肪是大约1890年由开发氢化工艺的科学家研制的。它的价格低廉，当时人们认为它比黄油更健康，但实际上是更加有害健康。人类和其他生物（哪怕是苍蝇）都不应摄入反式脂肪！

根据FDA的说明，“反式脂肪是在向植物油中加入氢（一种称为氢化的过程）时生成的，可使食物变成固态。”[31]使某些油固化有助于储存和运输。在20世纪初期，盛产大豆而缺乏黄油。使用大豆油制造而成的人造黄油则解决了这一问题。“在英国出售的氢化脂肪，如Crisco和Spry，1920年开始即取代了烘烤面包、馅饼、饼干和蛋糕的过程中所使用的猪油。”[32]食品生产商发现了一种廉价脂肪，其有效期很长。20世纪60年代，反式脂肪被用于工业化食品中并在美国和其他国家取代了动物脂肪（黄油和猪油）。由于当时反式脂肪被认为是不饱和脂肪，因此，那些“健康”倡导者们认为反式脂肪比黄油更健康。

然而，早在1981年的科学文献中就有研究者提出，反式脂肪可能与冠状动脉疾病有关。根据哈佛公共卫生学院的一项研究，推测反式脂肪与心血管疾病之间存在相关性。哈佛在1993年的另一项研究中确定部分氢化油会增加心脏病的发作风险。在这项研究中进行了如此计算：如果日常饮食中您使用2%的健康脂肪来取代反式脂肪，那么您罹患心脏病的风险可降低三分之一！[33]

1994年，据估计，在美国反式脂肪每年导致30 000人死于心脏病。[34]即使如此，在过去半个世纪中，氢化脂肪的摄入量仍然显著增加。只是最近才开始下降。

反式脂肪的危险归结为：它们会导致小、密集、危险的LDL颗粒增加，并且会降低HDL（好胆固醇）水平。它同时还会导致炎症、心脏病、糖尿病、痴呆和猝死。它也会增加患癌风险。

反式脂肪导致另一个严重后果：肥胖。反式脂肪和体重密切相关。来自威克森林浸信医学中心的一项研究表明，尽管摄入的总热量并未增加，但高反式脂肪饮食仍会导致腹部脂肪堆积和体重增加。这项研究还进一步证实了反式脂肪与心脏病和糖尿病之间的密切相关性。[35]过去30年的哈佛研究也证明，摄入反式脂肪会促发肥胖和胰岛素抵抗，导致糖尿病前期和2型糖尿病。[36]

反式脂肪的“黑暗传说”并没有结束。癌症和反式脂肪之间同样具有密切关联。一项关于反式脂肪酸和结肠癌的研究表明，饮食中摄入较多反式脂肪的绝经后女性罹患结肠癌的风险增加了一倍。[37]《美国流行病学杂志》发表的一项研究发现，摄入反式脂肪会导致癌前息肉。[38]另一项于同一期刊上发表的研究发现，如果女性血液中含有高水平的反式脂肪，则女性罹患乳腺癌的风险将会增加一倍。[39]

所以您现在明白了这样一个事实：脂肪的世界纷繁复杂。但随着您不断深入地了解，您现在可以做出更健康的选择，选择食用健康脂肪，摒弃有害脂肪。在接下来的几章中，我们会为您提供更多的信息和指导，从而为您解答“我应该吃什么才能保持健康、预防疾病并实现减肥目标”这一问题。

第5章

脂肪和心脏病的惊人真相

长期以来，脂肪已经被人们当成导致心脏病的“罪魁祸首”。而最初的推论——脂肪通常不益于心脏健康——也已经被“饱和脂肪不益于健康，多不饱和脂肪与单不饱和脂肪有益于健康”的理论所取代。人们都认同的观点是：反式脂肪有害，而单不饱和脂肪（如橄榄油）有益。但最新证据表明，并非所有多不饱和脂肪（如植物油）都有益……而饱和脂肪也没有我们想象得那么糟糕。

研究结果如何？

来自全球各地的研究人员在实验和人口研究以及针对该主题所进行研究的大量评论中均得出了相同结论。2015年，领先的脂肪研究者Patty Siri-Tarino，Ronald Krauss以及其他人回顾了一篇题为《饱和脂肪、多不饱和脂肪与碳水化合物在心血管疾病预防和治疗中的对比》的文章中的所有最新数据。[1]他们对所有饱和脂肪、多不饱和脂肪以及碳水化合物的相关争议进行了讨论，最终发现**总膳食脂肪或饱和脂肪与心脏病之间没有关联**。而这一结论来源于多数美国人并非食用健康食物的背景下。有一些数据表明，将饱和脂肪转换成多不饱和脂肪可能是有益的，但这些研究实际上互相矛盾。

2013年的《新英格兰医学杂志》上报道了一项名为PREDIMED（Prevención con Dieta Mediterránea）的大型随机对照研究，表明增加脂肪摄入反而会将心脏病发作和死亡风险降低30%。[2]这与他汀类药物的疗效一样。这是有史以来最大规模、效力最佳的营养实验之一。有人提出这一实验中低脂肪组的脂肪摄入量不够低，但事实仍然表明增加脂肪摄入是有益的。[3]研究人员研究了7 000多名未患心脏病、但存在患病风险的人群。要求分配至对照组的参与者食用减脂饮食。其中一组每周多吃1升橄榄油，而另一组需食用核桃、杏仁和榛子（每天30克），没有限制他们的卡路里摄入量。然而，他们不得不在近5年后停止该研究，因为很明显，要求对照组食用减脂饮食会增加心脏病发作和死亡风险；而食用脂肪组则没有心脏病发作。

这之前的许多其他研究已经证实脂肪和心脏病之间没有关联，包括于1999年发表的里昂心脏饮食研究。[4]该研究表明，富含ω-3脂肪的高脂肪地中海饮食可减少心脏病和全因死亡率，包括中风、癌症等。在该研究中，降低ω-6脂肪摄入量，增加ω-3脂肪摄入量的组结果最佳。针对264例心脏病发作的男性患者进行了一项小型对照试验，低脂肪组每天摄取少量脂肪和500卡路里，实现了比对照组更低的胆固醇和体重水平，但在降低心脏病反复发作或死亡率方面没有任何受益。[5]

另一项专门针对女性进行的研究表明，减少饮食中的脂肪摄入无法预防心脏病。作为最大规模的饮食研究之一，它在8年内对49 000名女性进行了跟踪随访，花费了数亿美元。该研究证实减少脂肪摄入在预防心脏病方面未显示出任何受益。这项研究始于1991年，当时每个人都紧跟“低脂饮食”的潮流，旨在将脂肪从每日卡路里摄入量的38%降至20%。低脂组中的女性将其脂肪摄入量减少至其饮食的29%（她们很难再从饮食中删减脂肪量，并因此而感到非常满意），但是低脂组的心脏病[6]、乳腺癌[7]、结肠癌[8]和肥胖[9]的发病率并未降低（尽管LDL或坏胆固醇水平显著降低）。有人提出这些女性的低脂饮食中，脂肪摄入量并没有降至最低，因此未能达到预期效果，然而如果有效果的话，该研究一定会得出相关结论，但事实上什么都没有。

这与早期一项被称为MRFIT（多重风险因素干预试验）的研究相似，都旨在研究饱和脂肪对心脏病的影响。在减脂组中，再次证明降低脂肪摄入量并不会降低心脏病的发病率。[10]

饱和脂肪不是心脏病的风险因素。著名的护士健康研究（Nurses’ Health Study）在20多年的时间内对8 000多名女性进行了研究，发现脂肪和心脏病或脂肪和体重增加之间没有关联。[11]反式脂肪会导致罹患心脏病的风险增加，多不饱和脂肪则会降低心脏病风险，但尚不清楚究竟是ω-3还是ω-6有益。

一个独立的科学家小组——科克伦协作组织，审查了膳食脂肪对心脏病的影响，发现两者之间没有关联。[12]另一项长期大型的前瞻性研究（医生健康研究）纳入了43 000名男性受试者，发现总脂肪或饱和脂肪摄入量与心脏病之间并没有关联。[13]本研究的结论是，坚持高脂肪以及高饱和脂肪饮食的人群罹患心脏病并非归咎于脂肪，而是因为长期高脂肪饮食的人摄入的蔬菜量和纤维较少，糖分相对较多，同时也食用了更多的精制和加工食品。该研究还发现，高ω-3饮食可降低心脏病风险。

这些大型的研究持续数十年，花费数亿美元，如果脂肪和心脏病之间真的具有关联，这些研究一定会得出相关结论。然而，事实上，这些研究中发现导致心脏病的唯一“罪魁祸首”是反式脂肪。

现如今已经达成科学共识：膳食中的总脂肪量不会导致心脏病或超重，但许多医生和营养师仍然坚持着那些早已过时的理论。它仍然根深蒂固地存在于我们的流行文化中，成千上万的低脂食物仍然摆在店铺的货架上。我有一位患者致力于减肥十几年。她是一个低脂狂热爱好者。她的饮食包括低脂、高糖色拉调味品、低脂酸奶和面包（天然低脂肪）。她食用不添加橄榄油的蒸蔬菜，每天吃很多水果。她从来不吃坚果、种子、牛油果和所有其他含脂肪食物，但仍然不能实现减肥目标。我推荐她改食一些健康脂肪，如牛油果和椰子油，尽管她患有肥胖恐惧症，但她仍然遵循了我的建议。在短短的4天中，她减掉了2.7公斤，精力充沛，不再感到头晕，关节也不再疼痛，鼻涕倒流也得以痊愈。她继续按照我的计划，不再限制脂肪或卡路里的摄入，最终实现了减肥的目标。

美国心脏协会、美国心脏病学会和美国饮食指南咨询委员会都不再建议公众坚持低脂肪饮食。2015年，饮食指南委员会说：“减少总脂肪摄入量（用碳水化合物代替脂肪）不会降低罹患心血管疾病的风险。”但是随后事情变得有些扑朔迷离。虽然没有科学依据，但这些组织仍然坚持脂肪的两大谬论：第一，饱和脂肪会引发心脏病；第二，多不饱和脂肪（植物油）是有益的，我们应该提高它们的摄入量。

我们应该吃动物脂肪，比如黄油吗？60多年来，我们一直认为饱和脂肪是个“坏家伙”，因为它的确提高了我们体内的LDL和总血胆固醇水平。早期，仅有极少、质量较差的研究表明低密度脂蛋白或总胆固醇会导致心脏病。但是早在1996年，在高碳水化合物、低脂肪的热潮下进行的一项为期10年、纳入43 757人的研究中，哈佛研究人员发现，膳食中高饱和脂肪和胆固醇水平之间没有关联，它取决于饮食中的纤维含量。换句话说，饱和脂肪可被大量膳食纤维和少量的糖和精制碳水化合物所抵消掉，而与心脏病没有相关性。仅有摄入大量糖和碳水化合物时，才容易引发心脏病。

不幸的是，我们无法重写历史，而那些谴责饱和脂肪的不良研究导致美国人坚信“黄油是有害的”这一谬论。因此我们改为食用植物油制成的人造黄油，直到我们意识到它含有反式脂肪，而事实上反式脂肪是唯一证明会导致心脏病发作的脂肪。我们还被告知应食用多不饱和脂肪（如植物油）来替换饱和脂肪，因为它们可降低体内的胆固醇水平。但降低胆固醇水平并不是降低心脏病发作风险的最重要因素。并且这些研究并没有辨识对人体具有不同作用的ω-3和ω-6多不饱和脂肪。新的分析证明PUFA的益处来自于鱼、坚果和种子中的ω-3脂肪，并非精制的ω-6植物油。

饱和脂肪研究的突破性进展

随后进行的一项大型研究让这一局面出现了转机。2014年由Rajiv Chowdhury博士组织了一次针对72项关于脂肪和心脏病最佳研究（来自18个国家超过60万人）的全面审查，并得出结论，总脂肪摄入量或饱和脂肪摄入量与心脏病之间没有关联。该研究同样也不赞同政府和公众组织提倡民众食用多不饱和脂肪（植物油）。[14]该研究发现反式脂肪会增加心脏病风险，而ω-3脂肪会降低心脏病风险。

研究人员对三种不同类型的研究进行了回顾审查。他们分别审查了包含512 420人的32项饮食习惯研究，测量25 721人血液内不同脂肪水平（这是能够反映人们实际饮食情况的有效指标，而非依靠受试者的饮食摄入回忆）的17项研究，以及包含105 085人的27项饮食评估研究（评估ω-3脂肪酸膳食补充剂）。

现在就让我们来揭示这一开创性研究中隐藏的一些信息，它能够告诉我们脂肪和心脏病之间的“真实故事”。这一研究旨在对所有不同类型的饱和脂肪以及多不饱和脂肪进行详细论述，并证明其是否与心脏病具有关联。

事实上，饱和脂肪有很多种，每种均具有不同的作用。有奇数链和偶数链饱和脂肪以及不同类型的多不饱和脂肪，不仅仅是ω-3和ω-6的差异，ω-6本身也具有多种类型。这些是在真实人体血液中测量得出的，不仅仅是基于受试者的饮食记录，这一点需要特别注意。

这些脂肪酸血脂水平向我们讲述了什么故事？需要足够的洞察力才能知悉胆固醇、脂肪、饱和脂肪和多不饱和脂肪故事的真相。

首先让我们来查看一下他们所发现的饱和脂肪。如您所知，饱和脂肪具有多种不同类型：肉豆蔻酸、十五烷酸、棕榈酸、十七烷酸、硬脂酸、月桂酸等。它们被归类为奇数链或偶数链。其中一部分来源于饮食，一部分由肝脏生成。这一点非常有趣。在血液中循环的与心脏病有关的饱和脂肪为偶数链棕榈酸和硬脂酸。让我们来推测一下：当您摄入碳水化合物时，您的肝脏中会生成多数棕榈酸和硬脂酸。它们并非来源于膳食脂肪。千真万确。碳水化合物和酒精（糖的一种形式），而非饱和脂肪，会导致血液中的硬脂酸和棕榈酸水平过高。这是一个令人震惊的消息。（关于酒精的备注：它不会触发太多的胰岛素分泌，少量饮酒还能预防心脏病。）

另一个有趣的发现是来自乳脂肪（如黄油）的奇数链脂肪，如十七烷酸，证明其可以降低心脏病风险。是的，您看到的这些信息千真万确：黄油可降低心脏病风险！草饲动物中含有更多的奇数链保护性脂肪。

这项研究还表明植物油中的ω-6脂肪不具有任何益处；事实上，它还显示这些ω-6脂肪往往会导致心脏病。同时研究还表明，来自鱼或补充剂的ω-3脂肪对心脏病最具保护作用。

另一方面，发现称为花生四烯酸的ω-6脂肪是可降低心脏病风险的唯一一种ω-6。植物油中并不包含这种ω-6，它由我们的身体生成，且在家禽、鸡蛋和牛肉中含量最高。这项研究的主要作者之一，来自塔夫茨大学的Dariush Mozaffarian先前曾发表过一项研究，建议将多不饱和植物油中的饱和脂肪转换出来。[15]而现在，他转而支持这一结论："目前证据表明，心血管指南不应提倡公众增加摄入多不饱和脂肪酸而减少摄入饱和脂肪酸。"

这样的说法似乎有些矛盾，不是吗？让我们来回顾一下。

- 血液中的饱和脂肪（棕榈酸和硬脂酸）之所以引发心脏病应归咎于糖和碳水化合物的摄入，而非脂肪。
- 来自乳制品和黄油中的饱和脂肪（十七烷酸）可降低心脏病风险。
- 来自植物油的ω-6脂肪不具有任何益处，并且可能增加心脏病发作的风险。
- 来自家禽、鸡蛋和牛肉（花生四烯酸）的ω-6脂肪似乎为保护性脂肪。
- 来自鱼类的ω-3脂肪是最有益于心脏健康的。

结论是怎样的？应避免食用大多数植物油；多食用黄油、鱼、鸡、鸡蛋和肉类，并远离糖和碳水化合物。是的，我们一直坚持的饮食理论是错误的！

这远不是拯救饱和脂肪名声的唯一一项研究。一些研究被政策制定者和医学协会所忽视。在一篇23年间对近35万人进行的21项研究的综述中，饱和脂肪未显示与心脏病发作、中风或死亡风险增加相关。[16]这篇综述的主要作者之一，罗纳德·克劳斯（Ronald Krauss）博士以前是美国心脏协会膳食指南委员会的负责人。他一直质疑他们关于"饱和脂肪是危险的"这一理论，并最终因意见分歧而离开了协会。其他科学家也曾指出过当前的饮食建议毫无科学依据。来自荷兰的Robert Hoenselaar博士发现，"主要咨询委员会对心血管疾病和饱和脂肪摄入之间的关系所下的结论并未遵循任何可用的科学文献。"[17]

另一组科学家在《英国心血管》杂志上发表了一篇评论。他们回顾性评审了1983年以来所有比较高脂肪饮食和低脂肪饮食的随机对照试验——当时美国政府建议美国人减少摄入脂肪、饱和脂肪和胆固醇。这些随机试验都没有表明降低饮食中的总脂肪、饱和脂肪或胆固醇摄入量，就能够降低心脏病的发病率。他们指出，美国政府和英国政府在没有任何标准研究、随机对照试验支持的情况下建议其公民

（2.76亿）削减饮食中总脂肪和饱和脂肪摄入量这一行为是非常不负责任的。[18]

我们的饮食建议基于这样的理论：饮食中的高饱和脂肪会导致胆固醇水平升高。虽然这样的说法一直在遭受质疑。在2014年发表的一篇评论中，作者指出，很少有数据表明饮食中的饱和脂肪会导致胆固醇水平升高。[19]这是一项令人惊奇的发现。只有在缺乏ω-3（其影响了超过90%的人口）的情况下，饱和脂肪才会导致疾病。换句话说：当您的饮食中含有足够的ω-3脂肪，饱和脂肪对您胆固醇的影响是中性或有益的。[20]

这一结论被2010年发言在《脂质》（Lipids）杂志上的一项研究所证实，该研究比较了一种极低碳水化合物、高脂肪饮食、高ω-6脂肪或高饱和脂肪饮食的影响。研究人员检查了不同饮食变化之前和之后血液中的脂肪、胆固醇和炎症水平。[21]研究人员通过为参与者提供所有食物来控制其饮食（记住，在研究中，如果参与者自己提供食物，则存在很多未知的变量）。当他们随后测量心血管健康的重要标志物（包括饱和脂肪、胆固醇和炎症标志物）的血液水平时，发现饱和脂肪的饮食摄入量增加一倍以上并没有任何影响。这是千真万确的：摄取两倍或更多的饱和脂肪对血液中的饱和脂肪水平没有影响。更引人关注的是，在不摄入糖或精制碳水化合物的情况下吃更多饱和脂肪组其全身炎症水平较低。记住，这不是一项人口研究，而是一项真正的实验，研究人员提供所有的食物并测量身体各部位对不同饮食的真实和即时反应，因此这些结果高度可靠。

饱和脂肪与炎症

有证据表明，饱和脂肪会在人类和动物体内引发炎症，这是一个坏消息，因为炎症是导致心脏病、肥胖、2型糖尿病、癌症和痴呆的潜在病因。但这里我们需要记住一些重要的事项。**饱和脂肪仅在两种情况下会引发炎症：低水平的ω-3脂肪和高水平的碳水化合物。**摒弃高碳水化合物食品，并添加富含ω-3的食物或补充剂，饱和脂肪不会导致任何身体疾病。

ω-3脂肪及其如何与饱和脂肪相互作用的相关数据非常有趣。据估计，高达90%的美国人ω-3脂肪摄入量不足。如果您的饮食中没有摄入足够的ω-3脂肪，当您摄入饱和脂肪时，饱和脂肪会刺激花生四烯酸的生成，这种花生四烯酸会变成炎症分子，称为类花生酸。**体内ω-3含量过少而饱和脂肪含量过高时，则会导致不良后果。**

但在您的饮食中适当添加一点ω-3，饱和脂肪实际上会通过抑制或关闭产生细胞因子（炎症分子）的基因来减少炎症，并且还会促进抗炎类花生酸的生成。当与富含ω-3脂肪的饮食一起食用时，饱和脂肪会使体内甘油三酯水平[22]降低，HDL或好胆固醇水平升高，并且会促使形成大、轻、蓬松的很少导致身体疾病的LDL颗粒。[23]

在一项针对超重男性和女性的研究中，研究人员发现，即使坚持高脂肪饮食（55%卡路里）和高饱和脂肪饮食（25%卡路里），对炎症标志物或氧化应激这两项导致心脏病和老化的重要指标也没有任何影响。[24]

在其他研究中，饱和脂肪似乎仅在高碳水化合物或低纤维饮食的情况下才会促发炎症，或者根本不存在关联。[25]（如第三部分所述，摄入更多脂肪的关键是必须同时摄入更多的膳食纤维。）在一项研究中，同一个人在不同时间食用黄油或大豆油，并没有增加炎症标志物。

更令人惊讶的是，当他们以酒精的形式摄入糖时，只有饱和脂肪能够逆转大鼠炎症引起的肝脏损伤。[26]多不饱和脂肪没有任何效果。这项研究发现，即使持续摄入酒精，饱和脂肪——主要是MCT，或椰子油中的中链甘油三酯，在逆转肝损伤方面也是有益的。（但这并不意味着您可以随心所欲地饮酒——它仍然是糖！）考虑到非酒精性脂肪性肝炎（NASH，俗称脂肪肝）归咎于摄入了过多的糖和碳水化合物，也是当今最常见的肝脏疾病以及肝移植的主要原因，降低碳水化合物摄入量、增加饱和脂肪摄入量或许可以成为解决方案的一部分。

您需要了解的重要信息是：当我们坚持低碳水化合物、高纤维、富含ω-3的饮食时，体内的饱和脂肪会降低炎症的发病率。减少炎症是身体愈合和减肥的关键。

饱和脂肪会导致中风吗？

一项针对60 000名日本人的研究表明，饱和脂肪摄入量增加会降低中风风险。[27]基于这项研究，我们应该建议公众多食用饱和脂肪，从而降低心脏病和中风风险，而不是对其进行限制。

饱和脂肪与碳水化合物

正如我们已经讨论过的，您所食用的饱和脂肪并不会增加血液中的饱和脂肪含量。饮食中双倍甚至三倍的饱和脂肪对您血液中的饱和脂肪均没有任何影响。但碳水化合物却会促使血液中的饱和脂肪水平升高。许多研究证实，血液中的饱和脂肪（棕榈酸、硬脂酸和棕榈油酸）水平与2型糖尿病[28]和心脏病[29]的发生显著相关。但是血液中的这些脂肪并非来源于膳食脂肪。摄入碳水化合物后，肝脏内就会生成这种导致疾病的饱和脂肪。

来自俄亥俄州立大学的一组研究人员进行了一项非常漂亮的研究——在一组超重的糖尿病前期患者中测试了这一理论。[30]他们提供给研究参与者6种不同的饮食，每种饮食坚持3周。在研究的第一阶段，他们增加碳水化合物的摄入量，从每天50克开始，逐天增加直至350克，并减少饱和脂肪的摄入。在第二个研究阶段，他们增加摄入饱和脂肪，同时减少碳水化合物摄入。血液中的饱和脂肪水平没有差异，尽管饱和脂肪从第一天的46克增加到了84克。只有当参与者按照研究方案开始高碳水化合物饮食时，研究人员才发现血液中饱和脂肪含量较高，特别是棕榈酸。

即使参与者实现了减重目标，但肝脏中也同时生成了这些坏脂肪。**所以碳水化合物（并非脂肪）才会提升血液中的饱和脂肪水平。**这些完成的研究一次又一次地表明，在低碳水化合物饮食的情况下，饱和脂肪是无害的并且可能是有益的。

另一项有趣的研究发现，在低碳水化合物饮食中摄入的饱和脂肪对血液胆固醇水平或特征没有任何影响，但在高碳水化合物饮食中，它们则会导致严重的健康后果。[31]所以我们应该放弃面包，只吃黄油。这样的话，至少我们的胆固醇水平会改善。

我的数以千计的患者已经亲身体验了高脂低碳饮食，并知晓了所有重要的已知的心脏病风险因素，包括整体胆固醇分布、血糖、胰岛素、炎症、肝功能、激素和腹部脂肪。

饱和脂肪与胆固醇

胆固醇和低密度脂蛋白是驱动心脏病的唯一因素，这样的说法是完全错误的。为什么我们都像医生和患者一样专注于低密度脂蛋白？答案其实很简单。有一个数十亿美元的药品行业在背后支撑着一类药物——他汀类药物的销售。他汀类药物的主要作用是减少低密度脂蛋白（坏胆固醇），这并非是预防心脏病的最重要因素。首先，让我们来揭秘当今医学上最大的“神话”之一：胆固醇与心脏病之间的关联。

饱和脂肪的真相

- 饱和脂肪与心脏病并无关联，尽管半个世纪以来，人们对此坚信不疑，并花费了数十亿美元进行相关研究。
- 在坚持低碳水化合物饮食的前提下，饱和脂肪实际上会通过降低体内的甘油三酯水平、提高高密度脂蛋白水平并减少小的、危险的低密度脂蛋白颗粒来改善您体内的整体胆固醇分布。

- 饱和脂肪仅在高碳水化合物、低纤维、缺乏ω-3脂肪饮食的情况下才会导致各种身体疾病。
- 在许多研究中，它们似乎是中性的，甚至可以改善炎症。
- 与高碳水化合物、低脂肪饮食相比，高脂肪与高饱和脂肪饮食在改善心脏病风险因素（并促进减肥）方面效果更佳。
- 一些膳食饱和脂肪（来自乳制品）可以降低心脏病风险。
- 血液中某些饱和脂肪的水平与心脏病有关，但是碳水化合物会增加血液中的饱和脂肪，而并非我们食用的饱和脂肪。

饱和脂肪会导致胆固醇水平升高这一事实使公众坚信肉和黄油是有害的。人们的逻辑是，如果血液中的胆固醇含量较高可能引发心脏病，那么饱和脂肪会升高胆固醇，因此减少饮食中的饱和脂肪摄入必然会减少心脏病的发作和死亡。这听起来非常合乎情理。但忽略了一件事。大量科学研究并不支持这一观点。[32]

我们需要上一堂生物化学课程，以了解身体中的胆固醇代谢。这是至关重要的。

血液周围漂浮着的多数胆固醇均由肝脏生成。这是摄入糖和碳水化合物食物后触发肝脏所产生的响应。这一过程称为脂肪生成。每位上过生物化学课的人都应知道这一点，因为这是基础科学知识。但不知为何大多数医生和研究胆固醇的科学家完全忽略了这一事实。

高碳水化合物饮食会增加甘油三酯的生成，降低好胆固醇（HDL）水平，并增加LDL颗粒的数量。[33]它还会使胆固醇颗粒或小的LDL颗粒的尺寸减小。[34]**不是LDL有害，而是小的LDL才有害健康**。这种类型的脂质分布被称为动脉粥样硬化——换句话说，它会引发动脉粥样硬化或动脉硬化，这是导致心脏病、中风和许多痴呆病例的根本原因。如果减少脂肪的摄入，您可以降低低密度脂蛋白（坏胆固醇）水平，这可能是一件好事，但事实上也可能是一件坏事。低胆固醇并非总是对身体有益。

将脂肪饮食转换为碳水化合物饮食会使您体内轻、蓬松、无害的LDL颗粒转变成小、密集、危险的LDL颗粒。在一项研究中，将低脂肪饮食与完全相同热量的高脂肪饮食进行了比较。结果表明，低脂肪（高糖和精制碳水化合物）饮食会导致瘦人和超重人群中的甘油三酯水平显著增加。[35]在另一项针对60多项研究进行的分析中，发现饮食中增加饱和脂肪会提高低密度脂蛋白水平（如果是大颗粒则对身体没有危害）和HDL水平，同时降低甘油三酯水平和增加LDL粒径。[36]所有这些改变都是有益的，没有害处。事实上，与心脏病相关的不是典型LDL值（以毫克/分升测量的胆固醇重量），而是LDL粒径和数量。[37]

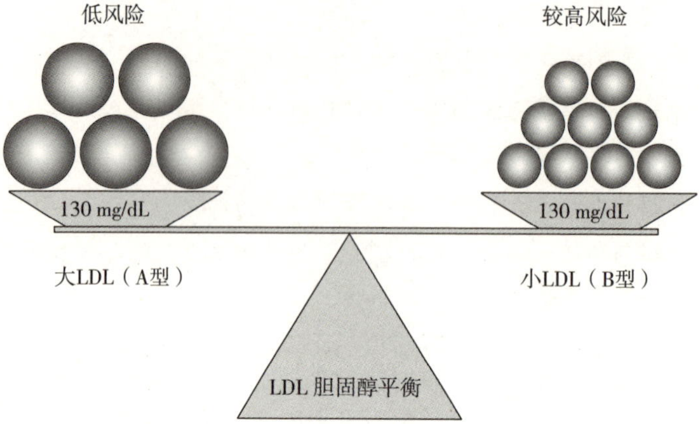

您体内的LDL值（130 mg/dl）可能完全相同，这仅代表其重量，但它可以由许多危险的小颗粒（B型）或几个大、轻、蓬松的颗粒（A型）组成。[38]

医生测量的LDL数量就是您血液中LDL的重量（毫克/分升）。把它想象成一个具有一定重量的盒子。盒子内装了许多小的高尔夫球（小的、危险的LDL颗粒）或几个大的、轻的沙滩排球（大的、良性的LDL颗粒），大多数医生从来没有进行过此类测量，但这与心脏病最相关。医生应订购由LabCorp提供的NMR（核磁共振）脂质测试或Quest Diagnostics提供的Cardio IQ测试。它能够将您体内的胆固醇放在一台迷你核磁共振成像机上检查颗粒的数量和大小。而其他胆固醇测试方法早已过时。

刺激您的肝脏产生这些小的、致密的胆固醇颗粒的主要因素是糖和精制碳水化合物。这似乎难以置信，半个多世纪以来我们坚信的“真理”竟然是一种谬论，但这才是事实。糖（并非脂肪）才是导致心脏病（以及中风、肥胖、2型糖尿病和痴呆症）的主要驱动力。事实上，我们通过减少食用饱和脂肪和开具他汀类药物旨在降低低密度脂蛋白（坏胆固醇）而减少心脏病的整体努力竟产生了意想不到的后果。

胆固醇……难道是英雄？

如果认为胆固醇是健康的敌人，那么您需要转变思想了。

胆固醇是由肝脏生成的脂肪物质，其对于数千种身体功能来说是必需的。身体使用它构建细胞膜，并覆盖神经鞘以及大脑。它是激素生成的关键构件，没有它，您将无法维持足够的睾酮、雌激素、孕酮和皮质醇水平。更重要的是，没有它，您将无法生存。事实上，随着年龄的增长，胆固醇处于最低水平的人群死亡风险最高。在某些情况下，高胆固醇水平实际上可以帮助延长寿命。

对于胆固醇来说，您食用的脂肪类型比脂肪数量更重要。反式脂肪或氢化脂肪和精制植物油（ω-6 PUFA）会促使体内生成异常胆固醇，而鱼中的ω-3脂肪以及坚果和橄榄油中的单不饱和脂肪实际上会改善您体内生成的胆固醇类型和数量。

在现实生活中，异常胆固醇的最大来源不是脂肪，而是糖。您食用的糖会转化为体内的脂肪。其中最糟糕的糖类则是高果糖玉米糖浆。医生发现过量摄入高果糖玉米糖浆（其存在于苏打、果汁和加工食品中）是导致大多数胆固醇疾病的主要原因。果糖对身体有害，当大量摄入（缺乏完整果实中所含的纤维）时，它会打开肝脏中的胆固醇生产工厂，这一过程称为脂肪生成。[39]

在《美国临床营养学杂志》上发表的一项研究调查糖摄入量对胆固醇的影响。研究人员对39个糖摄入随机对照试验进行了荟萃分析。总体上，试验表明，糖的摄入量越高，甘油三酯、低密度脂蛋白和总胆固醇水平就越高。即使高糖和碳水化合物饮食组的体重没有变化，也会产生这种不良影响。换句话说，并非体重增加导致胆固醇水平升高，糖才是“罪魁祸首”。

因此，我们应该将关注点从血液中胆固醇的量转为饮食中脂肪、糖以及精制碳水化合物的类型。当然，许多具有健康意识的人已经获知总胆固醇或低密度脂蛋白不如以下因素或数值那么重要：

- 您的HDL（好胆固醇）与LDL（坏胆固醇）水平（理想情况下，HDL应大于60mg / dl）
- 您的甘油三酯水平（理想情况下应小于100mg / dl）
- 您的甘油三酯与HDL的比例（理想情况下应小于1：1或2：1）
- 您的总胆固醇与HDL的比例（理想情况下应小于3：1）

另一个问题是您血液中的胆固醇是否酸败或被氧化。如果是，将会使动脉斑块形成的风险增加。酸败或氧化的胆固醇源自氧化应激和自由基，其会触发炎症和动脉壁下方的脂肪或斑块沉积。食用ω-6脂肪时这种情况发生的概率更高，因为它们不稳定，更容易被氧化。胆固醇则如同身体的“援军”，当体内存在炎症时，它会努力来弥补身体的损伤。这才是真正的危险：当小的、密集的LDL颗粒被氧化时，它们通过动脉中斑块或胆固醇的堆积而导致疾病。

应该食用正确的脂肪类型，而无须限制其摄入量，摄入膳食胆固醇有益健康，因为它不会影响您的血液胆固醇水平，也不会导致心脏病风险。在欧洲各国、澳大利亚、加拿大、新西兰、韩国和印度，饮食指南中从不规定好胆固醇的摄入量限值，美国终于也不再加以限制。2013年，美国心脏病学会/美国心脏协会工作组实践指南终于不再建议降低总脂肪（仅指饱和脂肪）的摄入量。[40]他们完全放弃了几十年来减少膳食胆固醇的建议，之前我们一直都吃着无味的蛋白煎蛋卷，从来不吃虾和龙虾。事实上，他们指出，膳食胆固醇对血液胆固醇水平没有任何影响。在约25%的人中，它会升高LDL（坏胆固醇）水平，也会升高HDL或好胆固醇水平，从而对胆固醇曲线仅产生中性影响。[41]

美国政府2015年饮食指南咨询委员会（DGAC）报告中也没有建议降低总脂肪摄入量（仅饱和脂肪）。这是自1980年指南创建以来，首次取消了对膳食胆固醇的限制：“以前，美国饮食指南建议胆固醇摄入量不超过300毫克/天。2015年DGAC不再如此建议，因为现在有证据证明膳食胆固醇和血清胆固醇水平之间没有明显的相关性，符合AHA / ACC（美国心脏病学会/美国心脏协会工作组）报告的结论。公众不应担心过量摄入胆固醇会导致身体问题。”[42]

我更喜欢这样的说法：**“胆固醇不是一个令人担忧的营养物质。”**人们终于消除了一直以来对膳食胆固醇的误解。

他汀类药物的广泛销售

药品公司的营销已经使我们相信他汀类药物是上帝赋予人类的礼物，它们对降低心脏病发作和死亡风险来说至关重要。回想一下这些年您看过多少胆固醇药物的广告。但是他汀类药物的效果如何呢？科学证明了什么？

大多数医生都知道，炎症和氧化应激是引发心脏病的主要原因，而不是胆固醇。《新英格兰医学杂志》[43]的一篇具有里程碑意义的文章中阐述了炎症（而非胆固醇）是动脉粥样硬化根本病因的科学依据。它解释了巨噬细胞（白细胞）如何被迫进入您的动脉壁，以保护您免受腐败或氧化胆固醇的伤害。这些白细胞可以吸收导致动脉中斑块堵塞和心脏病发作的有毒氧化或酸败的胆固醇（不是所有的胆固醇）。事实证明，他汀类药物之所以具有一定疗效并非因为它们能够降低体内胆固醇水平，而是因为它们可减轻炎症水平，也可以充当抗氧化剂，所以它们具有一定疗效。但还有很多更好的方法可用于减轻炎症水平，起到抗氧化的作用，且副作用更少！

然而，最近的一项研究发现，使用他汀类药物不会降低心脏病发作或死亡风险。2011年，一组瑞典研究人员研究了他汀类药物处方与心脏病发作之间的关系。他们发现，1998—2002年，瑞典49 ~ 99岁男性及女性老年患者的他汀药物使用率大约增加了两倍。然而，却对相应的心脏病发作或死亡率没有影响。这一结果令人惊叹，不是吗？ 使用了3倍的他汀类药物，但却不能降低心脏病风险！ 这不是一项随机实验，只是显示了相关性，但这一结果仍然让我非常担心。

罗杰・威廉姆斯，一位发现维生素B_5的20世纪美国生物化学家，曾经揭示过一些研究的真相："这些研究中充斥着骗子、坏蛋和统计学家。"我们在电视和医学杂志上看到的广告——心脏病发作风险降低36%。但是我们却未看清广告角落中的一行小字。这意味着什么？它如何影响将要使用这些药物的人们的决定？

在解释之前，这里有一些关于胆固醇和他汀类药物的有趣发现：

- 如果体内的坏胆固醇（LDL）水平降低，HDL（好胆固醇）水平也较低，则不会从他汀类药物中获得任何收益。[44]
- 如果体内的坏胆固醇（LDL）水平降低，但炎症水平（由C反应蛋白的测试标记）未降低，同样不会从他汀类药物中获得任何收益。[45]
- 如果体内的胆固醇水平较高，没有证据表明服用他汀类药物可以降低心脏病发作或死亡的风险。[46]
- 如果您已经超过69岁，体内的胆固醇水平仍然很高，没有证据表明服用他汀类药物可以降低心脏病发作或死亡的风险。[47]
- 相较于一种药物，使用两种药物（Zocor和Zetia）的激进胆固醇治疗可更大程度地降低胆固醇水平，但是会导致更多的斑块在动脉中堆积，并且不会降低心脏病发作的风险。[48]
- 胆固醇水平较低的老年患者死亡风险高于胆固醇水平较高的老年患者。[49]
- 平均胆固醇水平高于美国的国家，如瑞士和西班牙，心脏病发病率较低。
- 最新证据表明，他汀类药物能够降低炎症水平，但无法降低胆固醇水平。[50]
- 服用他汀类药物后，约20%的人会有副作用，包括肌肉损伤和疼痛[51]、神经系统功能障碍、记忆障碍[52]、性功能障碍[53]等。[54]
- 他汀类药物与糖尿病风险显著升高有关。在一项对约26 000名健康人进行的研究中，服用他汀类药物以预防心脏病发作的患者罹患2型糖尿病的可能性增加了87%。[55]在另一项针对153 840名女性进行的随机对照试验中，服用他汀类药物罹患2型糖尿病的可能性增加了48%。[56]针对所有研究的大型评论显示服用他汀类药物导致罹患2型糖尿病的可能性增加约10%。如果当前所有患者均遵循建议服用他汀类药物，那意味国内还会额外增加400万到500万名糖尿病患者！

温斯顿・丘吉尔说过（我只是释义）："人偶尔会被真相绊倒，但大多数人会匆忙爬起，然后装作好像什么也没有发生过。”这正是2009年在《美国心脏杂志》上发表的一项戏剧性研究中发生的事情，该研究发现因心脏病而住院治疗的患者中，75%胆固醇水平正常。[57]作者观察了541所医院的231 836例住院病人，从2000年至2006年，59%的患者因心脏病发作而住院。这是一个非常大的样本！他们在入院后24小时内评估胆固醇水平。结果令人震惊——约75%的患者LDL（坏胆固醇）水平正常（低于130mg/dl），超过50%的患者具有“最佳”的LDL水平（低于100mg/dl）。对于那些认为我们需要进一步降低LDL基准的研究人员，研究还发现，超过17%的患者LDL水平低于70mg/dl。

还有一些数据显示高LDL水平也会导致健康问题，但它只是许多其他因素之一，不一定是最重要的因素。[58]我看到许多85岁的老年人，胆固醇超过300mg/dl，HDL和甘油三酯水平正常，根本没有心脏病，动脉中也没有任何血栓。如果您足够了解糖、碳水化合物和心脏病之间的关系，他们针对心脏病发作并入院治疗患者进行的研究所发现的结果就不那么难理解了。与心脏病发作最相关的模式是低HDL水平和高甘油三酯水平（不是LDL水平），这是由糖和精制碳水化合物引起的。

几年前，我有一个机会拜访了全球最知名的心脏病学家之一：哈佛大学教授彼得·利比（Peter Libby）。我向他询问了与患者相关的一些问题，特别是女性患者，她们的胆固醇水平超过300mg/dl，HDL水平也较高，但甘油三酯水平较低，这些患者很苗条，没有其他心脏病的风险因素。我想知道是否应该给她们开具他汀类药物治疗。教授回答，虽然她们的胆固醇水平很高，但不存在任何需要进行治疗的指征。

同一年龄段，胆固醇水平最低的人事实上死亡风险最高。在对超过3 500名老年男性进行的研究中，胆固醇水平最低的人死亡风险增加了64%。在某些情况下，高胆固醇水平实际上可以帮助延长寿命。这一切都以统计学和数字形式呈现。很容易混淆。

我已经对数千名服用他汀类药物的患者进行了测试。我测量了LDL颗粒的大小，尽管他汀类药物能够降低总LDL水平，但我经常看到这些患者中具有非常高的LDL颗粒数和非常小的LDL颗粒尺寸，这种模式与心脏病发作最为相关。

并不是说他汀类药物不起作用。事实上，它们有助于预防心脏病发作，特别是针对70岁以下、已经有过心脏病发作病史的患者。对于存在心脏病患病风险，如高血压、肥胖和糖尿病的许多危险因素的中年男性，他们服用他汀类药物的收效甚微。但对于大多数接受治疗的人来说，他们从来没有发作过心脏病，因此他汀类药物不会带来任何益处，相反还会导致许多副作用和风险。[59]

您可能会问为什么2004年的国家胆固醇教育计划指南对以前的指南进行了修订，建议更多的人服用他汀类药物（从1300万到4000万）？为什么他们建议没有心脏病的人通过服用他汀类药物来预防心脏病（称为一级预防）？制定这些指南的9名专家小组中有8名与药品行业有财务利益关系？另外34名不具备行业背景的专家向国家卫生研究院发出请愿并提出抗议，因为如此建议毫无科学依据。获得行业资助的科学家们使得该指南就像一只狐狸正在保护鸡舍。

更糟糕的是，美国心脏病学会和美国心脏协会的最新指南建议更多的人应服用他汀类药物。这意味着4320万到5600万美国人会服用他汀类药物。[60]许多专家质疑这些指南中的推断。[61]我们真的认为心脏病是他汀类药物缺乏症吗？我们不应该解决根本原因吗？是否有其他研究与这些指南相矛盾？当您查看研究数据时，您发现归因于他汀类药物的心脏病发作中“减少36%”的宣称意味着心脏病发作的人数从3%降至2%。是的，仅下降了1%。但是药品公司宁愿忽略绝对风险降低（1%）和相对风险降低（36%）在产品市售时的区别。

这些数据还表明，只有您已经患上心脏病时，治疗才能奏效。在那些没有心脏病发作病史的人中，服用他汀类药物似乎没有任何益处。一个独立的科学家小组（与制药公司没有任何财务或利益关系）审查了使用他汀类药物预防首次心脏病发作的疗效数据（他们的评价被称为Cochrane数据库系统评价）。他们发现，在他汀类药物治疗研究中，研究心脏病发作和死亡的研究者只是有选择性地报告了研究结果，他们没有报告坏的结果，他们的结论只针对已经有过心脏病发作病史的患者。这些独立专家的结论是，仅有有限证据表明他汀类药物可以预防首次心脏病发作、降低医疗保健成本或改善生活质量。正如他们所说，“在心血管病低风险人群中，应该谨慎使用他汀类药物进行一级预防。”[62]然而，75%的他汀类药物处方是针对低风险人群的。

1954年，达莱尔·哈夫（Darrell Huff）出版了一本有影响力的书，名为《统计学在说谎》。许多药物研究人员都仔细阅读了这本书。

联合统计数据

在医学中有一个鲜为人知的概念，称为NNT或“需要治疗人数”。这是研究中查看真正获益和风险的方法。一组没有获得行业资助的独立医生和科学家组成了一个评估各种医学主题文献的平台。可以在www.thennt.com查看他们的相关研究工作。他们深入研究并获知了他汀类药物的利弊。

他们报告的结果沉重打击了多数极力炒作和推广他汀类药物的医生。先前不存在心脏病的患者服用他汀类药物5年，仍未能挽救生命。在该组中，他汀药物仅帮助104人中的1位（1.6%）预防了心脏病发作，仅帮助154位中的1位（0.37%）预防了中风发作。[63]它并不是一种非常有效的药物。更糟的是，10个服药人中就有1个出现肌肉损伤和疼痛等副作用，50个服药人中就有1个患上糖尿病。服用他汀类药物后，更多的人受到了伤害，而非获得了帮助。总体而言，他汀类药物的风险超过了其益处。

但是如果您已经患有心脏病，或具有心脏病发作史该怎么办？服用他汀类药物的效果会更好些，但仍然收效甚微。83位已经患有心脏病的患者中，他汀类药物可以帮助1位预防死亡（1.2%）；可以帮助39位患者中的1位（2.6%）预防非致命性心脏病发作；可以帮助125位患者中的1位（0.8%）预防中风。[64]1/50的患者发展为糖尿病，1/10的患者发生肌肉损伤。

让我们换一个角度来看这个问题：如果一种药物非常有效，它应该有一个非常低的NNT（需要治疗人数）。例如，如果您患有尿路感染并服用抗生素，您将获得近100%的收益。 需要治疗人数为1，因为每个治疗的人都将从中获益。但是如果NNT为104，就像那75%服用他汀类药物预防心脏病发作的人群（没有心脏病的人群），基本上代表服用此药风险很大，且副作用非常严重（肌肉损伤、糖尿病、记忆障碍，甚至性功能障碍）。

以下是NNT小组对他汀类药物研究的看法：“几乎所有主要针对他汀类药物进行的研究都是由他们各自的制药公司资助的。悠久的数据失实陈述和偶尔的报告数据欺诈的历史表明，这些结果往往比研究人员与行业各方没有财务利益关系所得出的数据更加乐观。此外，这些药物的危害难以预测，部分原因是伤害往往难以预测，很难追踪。经常在新药上市数年后才能得出这些研究结果。”

然而，服用他汀类药物，每年的成本费用超过了280亿美元，75%的他汀类药物处方用于未经证实的一级预防。应用超过10年的科学研究成果可轻松节省超过2 000亿美元的医疗保健成本。

预防和治疗心脏疾病

因此，如果可降低胆固醇的他汀类药物不是我们一直信奉的灵丹妙药，也并非如此有效，那么我们该如何治疗心脏病？我们如何确保体内持续保持正常的血液胆固醇水平（高HDL水平、低LDL水平、低甘油三酯水平和大而轻且蓬松的而不是小而密且硬的胆固醇颗粒）？

我们目前对如何治疗和预防心脏病的建议多数具有误导性，甚至有害。大多数医生认为能够通过服用药物来降低胆固醇、降低血压和血糖，从而降低心脏病风险。但真正应关注的问题是："什么是导致高胆固醇、高血压和高血糖的罪魁祸首？"[65]答案肯定不是因为药物的缺乏。

不要完全责怪您的基因。环境才是决定患病风险的重要因素。我们的饮食结构、运动习惯、如何应对压力，以及身体处理环境毒素的方式才是引发[66]高胆固醇、高血压、高血糖，进而导致心脏病的根本原因。

在10个国家对50多万人进行了EPIC研究（欧洲癌症和营养前瞻性研究），结果发表在《内科医学档案》中，对23 000名遵守4种简单行为的参与者进行了检查——不吸烟，每周锻炼3个半小时，坚持健康饮食（水果、蔬菜、豆类、全谷物、坚果、种子和限量的肉类食物），并保持健康的体重（体重指数小于30）。在那些坚持这样做的人中，93%的人没有患糖尿病，81%的人没有发作心脏病，50%的人未患中风，36%的人远离癌症。[67] 2004年在《柳叶刀》上发表的INTERHEART研究发现，**改变生活方式可以预防至少90%的心脏病**。[68]

这些研究提供了可靠的证据基础，记录了生活方式干预如何更有效地减少心血管疾病、高血压、心力衰竭、中风、癌症、糖尿病和死亡，几乎比任何其他医疗干预都有效。[69]健康的生活方式不仅能够减少高血压、高血糖或高胆固醇等风险因素，它还会影响基本的生物机制——基因表达，其可以调节炎症、氧化应激、营养水平和代谢功能。这些才是导致我们生病的真正原因。

不考虑潜在原因而只处理风险因素有点像水槽中的水溢出，但我们只擦干了周围的地板，却没有关闭水龙头。当生活方式的原因得以解决，患者往往能够获得比药物或手术治疗更好的疗效。

为了控制这些关键的生物功能并确保其一直处于平衡状态，您需要查看自己的整体健康情况以及遗传体质。您的基因、生活方式和环境将最终决定您患病的风险以及您的生活质量。

好消息是，如果您正确应对，基因将处于您的掌控之下。将食物作为信息开启或关闭控制健康和疾病基因的科学被称为营养基因组学。除饮食外，许多其他因素也会影响您的基因表达和功能，包括压力和运动水平。

心脏病的最大风险因素是糖尿病前期或2型糖尿病。糖尿病、高剂量的糖和精制碳水化合物引起的胰岛素和血糖问题现在影响着½的美国成年人群和¼的美国青少年人群。我的书《血糖解方》和《平衡血糖10天排毒饮食》中详细阐述了这一问题。

导致肥胖的顶级风险因素是炎症。那是什么原因导致了炎症呢？

- 不良饮食（高糖、精制碳水化合物、加工食品、低纤维饮食等）
- 久坐的生活方式
- 压力
- 食物过敏（如麸质和乳制品）
- 隐性感染（如牙龈疾病）
- 毒素（如汞或农药）

寻找并解决引发炎症的所有病因对于预防心脏病（和几乎所有的衰老疾病，包括肥胖、癌症、糖尿病和痴呆）而言至关重要。

许多因素具有协同性，体内存在炎症时将同时发挥作用。我建议您进行一次全面的医疗评估，以明确自己的患病风险，并评估是否存在炎症及其病因。例如，麸质敏感性（即使不是完全型腹部疾病）可以引发心脏病发作和死亡，且经常漏诊。[70]

哈佛大学进行的一项重要研究发现，血液中炎症水平（被称为C反应蛋白，CRP）较高的人比高胆固醇人群更易患心脏病。虽然胆固醇水平正常，但炎症水平较高的患者仍然具有很高的患病风险。而对于CRP和胆固醇水平都比较高的患者来说，患病风险最大。

还有另外一个易于治疗的心脏病风险因素——通过血液测试来测量同型半胱氨酸（这与您体内对心脏起着主要保护作用的营养叶酸和维生素B_6、B_{12}的水平相关）。高水平的同型半胱氨酸会触发氧化应激和炎症，从而可能导致心脏病。但是，通过摄入正确形式的叶酸和维生素B_6、B_{12}，这一情况很容易得以解决。

接受适当测试

一些专门的测试，可以确定血糖和胰岛素的不平衡、炎症、营养水平，如同型半胱氨酸（叶酸）、凝血因子、激素，以及会导致心血管疾病风险的其他因素。如果您想测试整体患病风险，您可以要求医生进行以下测试。（如需了解有关测试的更多信息以及这些测试的说明，您还可以下载我的免费电子书《如何与您的医生沟通并获得所需信息》，请访问www.eatfatgetthin.com。）

总胆固醇，HDL（好胆固醇），LDL（坏胆固醇）和甘油三酯

- 您体内的总胆固醇水平应低于200mg/dl（这取决于您的总体健康状况和风险因素）。
- 您体内的甘油三酯水平应低于100。
- 您体内的HDL水平应超过60mg/dl。
- 理想情况下，您体内的LDL水平应低于80mg/dl（尽管它不如LDL颗粒的数量和大小重要；参见下面有关NMR和心脏IQ测试的部分）。这也取决于您的总体健康状况和风险因素。
- 您体内的总胆固醇水平与HDL水平的比值应小于3：1。
- 您体内的甘油三酯水平与HDL水平的比值应不大于1：1或2：1；如果这一比值升高，则意味着可能患上了胰岛素抵抗。

NMR脂质分布概况或心脏IQ脂蛋白分离（离子迁移率）

- NMR测试（获取自LabCorp）中会在MRI扫描下观察您的胆固醇，以评估LDL颗粒的尺寸；颗粒大小是您罹患心血管疾病风险的真正决定因素。Cardio IQ使用不同的技术，可从探索诊断（Quest Diagnostics）获得。当您改变饮食习惯后，追踪检查这一点很重要。这些是真正唯一的胆固醇测试，您应该接受这些测试。您体内的总LDL颗粒应低于1 000，且小颗粒的数量不超过400个（理想情况下人体内不应含有小的LDL颗粒）。

葡萄糖和胰岛素耐量试验

- 服用75克负荷的葡萄糖后，测量空腹和1小时和2小时的葡萄糖和胰岛素水平，有助于识别糖尿病前期和胰岛素水平过高，甚至糖尿病。您也可以在饮用葡萄糖后做一个空腹和30分钟的测试，这是糖尿病的一个良好指标。您的空腹血糖水平应介于70mg/dl和80mg/dl之间，1小时和2小时的血糖水平应该小于120mg/dl。您的空腹胰岛素水平应该小于5，1小时和2小时的胰岛素水平应该小于30。大多数医生只是检查血糖而不是胰岛素，而胰岛素应该作为首先测量的指标。当您的血糖水平升高时，表明“火车已经驶离车站”。因此一定要先测量胰岛素水平，而并非血糖水平。

血红蛋白A1c

- 这项测试测量您过去6周的平均血糖水平。超过5.5%代表血糖水平较高。只测量空腹血糖不足以检测出早期问题。

心脏或高灵敏度C反应蛋白

- 如欲了解自身的总体患病风险，必须了解体内的这种炎症标记。您的C反应蛋白水平应低于1.0mg/L，理想情况下应低于0.7mg/L。

同型半胱氨酸

- 同型半胱氨酸测量的叶酸状态应该介于6和8微摩尔/升之间。

氧化低密度脂蛋白

- 该测试旨在检测血液中氧化或酸败胆固醇的量。应位于正常值范围内。可以通过LabCorp获得这一数据。

纤维蛋白原

- 该测试旨在检测血液中的凝血情况。它应该小于300mg/dl。

脂蛋白（a）

- 这是另一个可以促发心脏病的风险因素，特别是在男性人群中。它主要由基因决定。它应小于30mg/dl。

抗体

- 测试IgG和IgA抗麦醇溶蛋白和IgA和IgG组织转谷氨酰胺酶抗体对小麦、大麦、黑麦、斯佩尔特小麦和燕麦中发现的谷蛋白的免疫应答，可以帮助您鉴定这种隐匿性炎症和心脏病的病因（以及许多其他健康问题）。任何水平的抗体均表明您可能对麸质过敏。您的身体不应该产生对麸质的自身免疫抗体。这不是“正常”水平。

基因或SNP

- 遗传测试也可用于评估您的心脏病风险因素。许多关键基因均可调节胆固醇和代谢：
  - Apo E基因
  - 胆固醇酯转移蛋白基因
  - 调节同型半胱氨酸的MTHFR基因

高速CT或EBT扫描

- 这种针对心脏进行的高速X射线检查可以帮助确定是否患有心血管疾病。它有助于评估总体斑块负担和钙分数，并告知您积极的预防方法。得分高于100分必须引起警惕，得分高于400分表示罹患心血管疾病的风险非常高。

颈动脉内膜厚度

- 通过超声波进行该测试，并在颈部动脉中寻找与心脏病和中风风险相关的斑块。

关爱您的心脏

总而言之，迄今为止，我们应掌握的知识：心脏疾病风险与各种因素，包括炎症、胰岛素抵抗、代谢综合征、低水平的高密度脂蛋白、高甘油三酯、增加的低密度脂蛋白颗粒数量和减少的粒径、腹部脂肪、血液浓度、血压、吸烟、压力、环境毒素以及年龄。

这是一个长长的列表！但这里有重点：除了年龄、环境毒素、压力和吸烟外，所有其他因素都可以通过吃低碳水化合物、高脂肪饮食得以纠正。

得益于更好的药物和治疗，我们已经降低了中年人心脏病发作的死亡率，但我们还没有赢得这场“战役”，心脏病患病人数仍在增加。事实上，心脏病在全球范围内像野火一样蔓延，现在已成为全球第一大杀手。

因此，我们需要放弃有关饱和脂肪和胆固醇的饮食谎言，并集中精力努力解决心脏病的真正原因，如本章所述。

第6章

植物油，不可靠的食物

正如您所知，“少吃饱和脂肪”的建议意味着将会摄入更多的PUFA，或多不饱和脂肪，特别是ω-6脂肪。我们知道这些油很好，它们是我们从小到大常见的植物油，包括玉米油、大豆油、菜籽油、红花籽油和葵花籽油——高度精制和加工的清澈、无味的油。美国心脏协会、国家胆固醇教育计划、国家卫生研究院、政府的饮食指南和许多知名的科学家等一直建议我们用多不饱和脂肪来替代饱和脂肪。[1]

由于农场补贴和孟山都（Monsanto）的全球大豆垄断，美国人现在每年消耗约82亿公斤大豆油。我们体内约20%的卡路里来自大豆油，大豆油中包含50%的亚油酸，这是一种炎症性ω-6脂肪。[2]检查您的食物标签，您会发现几乎每种都含有大豆油。

在世纪之交，食品供应中还不包括植物油。工业革命后，我们学会了如何将种子、谷物和豆类加工成精制油。令人惊讶的是，大多数人认为肉类和鸡肉是ω-6脂肪的主要来源。怎么可能？因为工业化耕作导致农民将草料转化为玉米和谷物，现在这些ω-6植物脂肪占“动物”脂肪的很大一部分。我们的身体健康主要取决于我们的食物。

随着精炼油的引入以及我们从草饲和野生动物转向工业化饲养动物，我们膳食中的ω-6脂肪飙升，而ω-3脂肪显著下降。现在我们吃了大约10倍的ω-6，有些人的摄入量高达25倍。虽然不清楚准确的比例，但我们知道这样下去肯定会导致更加糟糕的后果。

膳食平衡至关重要。ω-6脂肪在体内开启了炎症通路，而ω-3脂肪具有抗炎作用。最重要的是，ω-6脂肪减少了我们组织中抗炎ω-3脂肪的可用性（导致更多的炎症），并防止体内40%的植物基ω-3（ALA）转化为活性形式的ω-3（EPA/DHA）。这就意味着，即使您摄入了ω-3脂肪，如果体内存在过量的ω-6，ω-3脂肪也不能发挥它的有益作用。

ω-3（鱼油）还是ω-6（蔬菜油）能够预防心脏病?

我想审查的首个最大型和最重要的研究，即里昂心脏研究，该研究发现在饮食中增加ω-3脂肪会减少70%的心脏病发作率和死亡率。该研究经常用于证明多不饱和脂肪是有益健康的。事实上，PUFA或多不饱和脂肪存在很多差异。ω-3具有保护性，ω-6对身体有害。[3]里昂心脏研究实际上减少了ω-6脂肪的量，同时增加了ω-3脂肪。当使用这个研究来宣扬ω-6油的益处时，很难解释为什么他们忽略了这一事实。

我们知道很难改变人们根深蒂固的想法。但我们必须更深入地了解“停止食用饱和脂肪，多食用多不饱和脂肪”这一建议的真相。标准饮食指南认为饱和脂肪是有害的，多不饱和脂肪是好的。验证这一建议正确与否的唯一方法是深入探究针对这一主题进行的所有研究。 一些勇敢的科学家已经冒险进入这一领域，并尝试改变现状。这些专家来自国家卫生研究院（NIH），他们与行业各方没有利益冲突。事实上，许多进行相关研究的科学家都从食品行业获得了资金支持。

美国国立卫生研究院的克里斯·拉姆斯登（Chris Ramsden）博士和约瑟夫·希本（Joseph Hibbeln）博士，他们对这场争论有着深入的了解。在一系列论文[4]中，他们回顾了关于这个主题的所有研究，深入了解历史，一路追溯查找到了隐藏在20世纪60年代的数据。其中两类研究我们已经讨论过。第一类是人口或观察性研究，可以显示相关性，但不能证明原因和效果。这些研究有助于强调事物（如脂肪和心脏病）之间的相关性，但也可能让人们误入歧途，因为，即使它们可能呈现出相关性，但并不能证明原因和效果。这就是为什么我们需要进行第二类研究或实验研究，通常称其为随机对照试验。当这些研究得以适当执行时，可以证明事实和效果。我们对饮食中脂肪的建议大多来自人口研究，因为大规模的饮食干预通常很难做到。但Ramsden和Hibbeln博士回顾了一些重要的实验研究以及脂肪和饱和脂肪的悠久历史。他们绘制了一份ω-6脂肪的概况图，它与我们的“常况”相矛盾。

这是他们的发现：

1. 在一项针对这些研究的评审中，人们摄入ω-3和ω-6脂肪混合物后，心脏病发作率和死亡率实际减少了27%。
2. 如果研究中只增加ω-6脂肪的摄入量，则心脏病发作率增加了13%。
3. 仅摄入ω-6脂肪（没有任何ω-3脂肪）同时减少饱和脂肪和反式脂肪摄入的随机试验也显示出死亡风险增加。
4. 许多当前的饮食建议及其所依据的分析均忽略了许多重要研究，并没有将那些仅摄入ω-6脂肪的研究与混合摄入ω-3和ω- 6脂肪的研究进行区分。

许多科学家均认同一项已被广泛引用的研究（奥斯陆饮食—心脏研究），支持“饮食中应多摄入多不饱和脂肪（意为饮食中应多摄入ω-6植物油）”的建议。该研究要求参与者使用鱼、贝类和“鲸鱼肉”来替代肉和鸡蛋，因为这些食物被认为富含ω-3脂肪酸。他们甚至提供了大量浸泡在鱼肝油中的挪威沙丁鱼罐头，让参与者将其作为“面包”来食用。食用这些食物相当于摄入了16粒鱼油，而这一数量则为一项意大利研究（表明可降低40%的心脏猝死率和20%的总死亡率）所得出结果的5倍。[5]研究还要求参与者限制摄入反式脂肪并限制精制谷物和糖的摄入量。所有这些均降低了心脏病的风险。这项研究从未证明高水平ω-6是有益的。他们只显示食用更多的ω-3脂肪和更少的反式脂肪、糖和精制谷物是可保护心脏健康的。

在最近的大分析中唯一提及的试验是建议多食用ω-6多不饱和脂肪酸的明尼苏达冠状动脉研究，其中纳入了4 393名男性和4 664名女性。这项研究中的女性受试者第1年的心脏病发作风险即增加了1倍以上。这表明心脏病发作的风险在增加！在使用玉米油和红花籽油（主要是ω-6亚油酸）的其他研究中，参与者的心脏病发作和死亡风险增加了4.64倍。

前面提及的随机对照试验——里昂心脏研究表明心脏病发作减少了70%，是唯一将ω-6脂肪量降至低于卡路里的5%，同时增加ω-3脂肪的研究。

最终为曾经被吹捧为健康食品的ω-6多不饱和脂肪酸敲响死亡丧钟的是悉尼饮食心脏研究。[6]Ramsden和Hibbeln回溯并查找了从1966年到1973年进行的大型随机对照试验的所有原始数据。这项研究旨在确定食用更多的来自红花籽油的ω-6并限制饱和脂肪摄入量是否会导致心脏病风险。该研究中要求参与者将红花籽油增加至卡路里摄入量的15%，同时将饱和脂肪减少至不足卡路里摄入量的10%，并将胆固醇摄入量减少至每天小于300毫克。红花籽油是亚油酸的浓缩提取物，是一种可导致体内炎症的脂肪。这项研究建议参与者食用一些含反式脂肪较多的人造黄油，但两个组摄入了相等量的反式脂肪，因此这可能不会影响结果。此外，红花籽油人造黄油是软的，不会含有与硬人造黄油或起酥油一样多的反式脂肪。

那么研究说明了什么？ 与食用更多饱和脂肪和胆固醇的组相比，ω-6亚油酸脂肪组的全因死亡率、心脏病发作和心源性死亡的风险增加。事实上，ω-6组的心脏病发作风险增加了37%，尽管他们的胆固醇水平呈现为显著下降。

这怎么可能？结果竟然是ω-6脂肪、亚油酸导致多处身体损伤，进而引发心脏病。

首先，ω-6容易氧化或酸败，这使得体内胆固醇更容易导致心脏病。即使您的胆固醇水平很低，但如果它已被氧化或酸败，则更可能引发心脏病。这些脂肪被称为

OXLAM或氧化亚油酸代谢物，可以认为它们是酸败的脂肪。它们是组成您动脉中胆固醇斑块的主要成分。一些习惯会增加氧化应激——如吸烟、过度饮酒和摄入的膳食抗氧化剂（如水果和蔬菜）不足——都会增加心脏病（和所有慢性疾病）的患病风险。

这些NIH科学家并不孤单。针对2014年在《梅奥临床学报》（Mayo Clinic Proceedings）上发表的文献的一篇评论中指出“降低饱和脂肪、增加ω-6脂肪的饮食”是存在纰漏的。[7]遗憾的是，这一建议并没有引起任何公众机构或政府的关注。

显而易见，我们在过去50年里给出了完全错误的饮食建议。我们被告知应削减饱和脂肪和胆固醇、增加ω-6多不饱和脂肪酸和碳水化合物的摄入量。这是公共政策的巨大失误，为我们提供了一个挑战营养研究的机会。是时候推翻这些谬论了。

美国心脏协会糟糕的ω-6脂肪建议

美国心脏协会（AHA）建议成人从饱和脂肪中摄取不超过5%的卡路里，并推荐人们食用富含亚油酸（ω-6多不饱和脂肪，或PUFA）的植物油。AHA建议人们应以ω-6 PUFA的形式摄入至少5%～10%的卡路里。其理由是亚油酸，不像饱和脂肪，它会降低LDL（坏胆固醇）水平。

结果是，自20世纪60年代以来，亚油酸（ω-6脂肪酸）的平均摄入量急剧上升。美国人今天消耗的亚油酸量至少是20世纪60年代的2倍（至少为每日7%卡路里，而1960年仅为3%）。

2010年，南安普顿大学人类营养研究所的科学家菲利普·卡尔德（Philip C. Calder）发表了关于亚油酸建议的分析结果。[8]根据证据，他警告说亚油酸可以降低低密度脂蛋白，同时使胆固醇水平更高，易于导致氧化（酸败）和炎症，这一切可以增加动脉中的动脉粥样硬化或胆固醇沉积。还有一些证据表明它可促发癌症。正如一位英国专家委员会警告的那样，“有理由对ω-6 PUFA的高摄入量保持谨慎，我们建议ω-6 PUFA不能超过总卡路里的10%。”

卡尔德博士认为，仅少量食用亚麻酸的原因有很多，但最重要的一点是它富含花生四烯酸，其具有促炎性，并且可能成为ω-3脂肪酸的拮抗剂。

最近，美国心脏协会声明了增加ω-6脂肪酸的益处，但却没有讲潜在的危害。声明称，对炎症、血栓形成和低密度脂蛋白氧化的担忧完全不成立。

但卡尔德博士认为AHA的建议存在缺陷。该建议的大多数证据来自于观察性研究以及随机对照试验，但大多数试验具有设计缺陷。“虽然这些专业组织并没有考虑到这些限制，但这些限制对其主要的科学结论（使用PUFA代替饱和脂肪酸从而降低心血管事件）造成了重要影响，这显然不是ω-6脂肪酸（或亚油酸）的特异性总结，因此有些混淆了包括保护性ω-3脂肪的PUFA、ω-6 PUFA和亚油酸之间的差异。”卡尔德博士写道。

AHA提出的饮食建议是参照随机对照试验给出的，这个试验没有单独考虑ω-6 PUFA或亚油酸，而是将ω-6和ω-3 PUFA混在一起。因为这个原因，卡尔德博士写道，美国人应该对任何提倡增加ω-6 PUFA摄入量的建议保持高度警惕。事实上，分别阐述ω-3和ω-6脂肪的大多数其他研究发现，仅有ω-3脂肪有益，ω-6脂肪会导致心脏病发作和死亡风险增加。下面让我们来看看饮食中ω-6脂肪增加的一些其他风险。

ω-6脂肪不利于健康的原因

来自美国国立卫生研究院的Joseph Hibbeln博士研究了ω-6对健康的影响。[9]他解释说，过量摄入ω-6脂肪，而ω-3脂肪摄入不足将会导致罹患下述疾病的风险增加：[10]

- 心血管疾病
- 2型糖尿病[11]
- 肥胖
- 代谢综合征（糖尿病前期）
- 肠易激综合征和炎性肠病
- 黄斑变性（年龄相关性失明）
- 类风湿关节炎
- 哮喘
- 癌症
- 精神疾病
- 自身免疫性疾病

Hibbeln博士发现，对五个国家在1960年至1999年的饮食研究中，亚油酸（主要来自大豆油）的摄入量增加预示了死亡风险增加100倍。[12]这些植物油不仅导致更多心脏病、肥胖和癌症，还有可能成为人类的杀手！鉴于ω-3脂肪构成了大部分脑组织，这一说法是有道理的，因为高摄入量的ω-6脂肪阻碍了身体获得来自ω-3脂肪的益处。另一项关于溃疡性结肠炎的研究显示，在摄入亚油酸最多的组中，炎症性肠病的风险增加了250%。[13]

Hibbeln博士说，“在过去一个世纪里，全球LA（亚油酸）摄入的增加如同一项大型非受控实验，可能导致社会负担、抑郁症和心血死亡率的增加。现代文明中的重度抑郁症、心脏病和肥胖症等大多数疾病很可能与食物供应中脂肪成分的戏剧性变化有关。”

他接着说，“增加ω-3脂肪的摄入量可以通过减少全球最大的疾病负担而使医疗保健成本大幅度降低。”

在第3部分中，我将详细向您介绍那些含有“有益”或“有害”脂肪的食物种类。为了便于记忆，您可以先掌握以下这个“快速秘籍”：

- 除特级初榨橄榄油外，限制摄入精炼油。
- 食用一些原生椰子油和一点草饲动物黄油或酥油。
- 不要惧怕摄入动物脂肪，但应坚持食用草饲、牧草和有机肉类食物。
- 从绿色食物，如牛油果、坚果和种子中获取脂肪。

转基因食品是否有害健康

大多数植物油均由转基因作物（转基因生物）制作而成。[14]

虽然目前对转基因生物具有高度争议，其可能并非完全有害，因此引发了科学界的一些关注。美国环境医学研究院（AAEM）报告说，几项动物研究表明，一些严重的健康风险，包括不育、免疫疾病、加速老化、胰岛素调节不良、主要器官和胃肠系统的变化等与转基因食品相关。AAEM要求医生建议患者避免食用转基因食品。[15]

我们的食用油中富含大豆油，而大豆油中富含ω-6脂肪酸。94%的美国大豆作物是转基因作物。最近的一项研究显示，当前大多数美国人使用由转基因大豆制成的威森（Wesson）植物油。

转基因大豆被称为抗草甘膦大豆，因为它们不会被称为草甘膦（Roundup）的除草剂伤害。转基因大豆会对健康产生不利影响，包括不孕不育率的增加。[16]新研究表明，由孟山都公司生产的转基因大豆会生成甲醛（有毒），并消耗谷胱甘肽（一种强大的天然抗氧化剂）。[17]在这些大豆中产生这些作用的基因可以转移到您的肠道菌群中。这意味着，在我们停止食用转基因食品很长一段时间后，我们体内仍然可以连续生成转基因蛋白质。您真的想拿自己及孩子的身体当试验品吗？

2008年11月发表的一项奥地利政府研究显示，将越多转基因玉米喂养给小鼠，它们繁衍的下一代数量就越少，小鼠幼崽的体型也越小。[18]贝勒医学院的研究人员偶然发现，喂食转基因玉米的大鼠“丧失了生育能力”。[19]

尽管关于转基因食品健康影响的数据较为有限，并且从农业角度来看，这些改良作物可能还具有一些益处（包括为不断增长的人口提供食物来源），但我们仍然应该予以重视。至少，**我们需要了解真相，以便做出正确的食物选择**。

2015年在《柳叶刀肿瘤学》上发表的研究和基于11个国家的17名独立专家的文献综述发现，孟山都的除草剂Roundup与癌症相关。[20]世界卫生组织发布了一项声明，即草甘膦（Roundup）是人类的“潜在致癌物”。[21]

在64个国家，包括欧盟（禁止转基因生物）、日本、澳大利亚、巴西、俄罗斯、中国，我们需要在食品标签上标记详细成分，做到清晰透明。[22]在阿根廷，30 000名医生和阿根廷卫生保健机构的专家联合呼吁彻底禁止食物中添加草甘膦（Roundup），因为“草甘膦不仅导致癌症。它还与自发流产、先天缺陷、皮肤疾病，以及呼吸和神经疾病有关。”[23]

孟山都公司在过去50年向我们供应了有毒食品，包括橙剂、多氯联苯和二恶英、DDT、糖精和阿斯巴甜，并“威胁”世界卫生组织要求其收回声明孟山都草甘膦“可能”致癌的声明。[24]是时候让美国人了解这一真相了，转基因食品必须提供清晰、详细的标签。转基因大豆之所以有害归因于两点：它们是我们饮食中ω-6油的首要来源，并且它们含有草甘膦的有害残余物。

第7章

肉类食物——不会导致心脏疾病和2型糖尿病

脂肪是一个具有争议的话题，但肉类食物却关乎人类的情感。人们很难将肉类食物影响健康的科学事实与伦理问题和环境影响分开。什么是真相：肉类食物是好还是坏？它是否会引起心脏病、肥胖和癌症，并导致寿命缩短，抑或是保持健康和长寿的关键？以野牛肉为主要食物的平原印第安人寿命超过100岁的人数最多，而基督复临派都是素食者，他们也是地球上最长寿的人之一。那什么样的饮食习惯才有助于健康长寿？肉还是蔬菜？也许我们不应该询问这样的问题。

答案似乎并非肉或蔬菜，而是糖和精制碳水化合物，典型肉食者的饮食中和高度加工食物中包含了大量的糖和精制碳水化合物，它们才是导致身体炎症的原因，我们应该予以关注。

关于肉食，人们心中存有很多疑惑。一些人担心肉类食物中的饱和脂肪和胆固醇，另一些则担心其引发炎症的可能性。还有人担心它可能与肠道菌群的变化有关，肠道菌群会生成与心脏病相关的称为TMAO的化合物。一些人选择远离肉类食物，因为高温烧烤或烹调肉食时会生成致癌物质（如多环芳烃和杂环胺），或者烹饪肉食时为了形成酥脆外皮而将蛋白质与糖结合生成晚期糖基化终产物。这些证据足以让您永远放弃食用牛排。

肉食的话题是复杂的（会占用一整本书）。为什么很多人会致力于成为素食主义者？工厂化养殖动物是否对环境造成了严重影响？这些问题我们稍后再讨论。首先，我想先解决一般肉类和红肉的动物蛋白问题，因为它们与健康有关。

肉类研究的问题

即使回顾了大部分关于肉类食物和健康的研究之后，还是很难给出关于肉类食物是好还是坏的确定答案。为什么？简单来说，因为正如我们所讨论的，良好的饮食研究是很难有效执行的。没有人对肉类食物做过真正有效的研究。正确的研究类型（比较不同饮食的直接实验，提供所有食物和所有变量控制，不是关联研究）将花费数十亿美元，需要几十年，几乎是不可能进行的。我们只能使用有限的数据进行关联研究，因此研究结果只能确认其相关性，无法获知真实原因。

让我们来看看那些令人印象深刻的国立卫生研究院——AARP饮食和健康研究，该研究纳入了年龄介于50岁和71岁之间的50多万名男性及女性，对这些参与者进行了为期10年的随访研究。研究人员通过食物频率问卷评估他们的饮食情况。然而，您真的记得您在过去一年吃了些什么吗？甚至是上星期？这是研究的第一个问题。食物回忆并不是评估摄入量的最佳方法（虽然几乎所有研究人员都必须使用这一方法，这就是此类研究的局限性）。

其次是这些研究所针对的人群问题。他们并没有研究那些以野牛肉、浆果、植物根茎和坚果为食的平原印第安人。他们只是针对普通的美国人口进行了研究，这些人通常习惯了高糖饮食，很少食用水果和蔬菜，并且很多人吸烟，不经常运动，其中一些人还经常过量饮酒。因此，那些吃肉较少的人更加健康，这是为什么呢？这可能归因于“健康用户效应”。[1]那些想保持健康的人放弃我们饮食文化中所说的会让人生病的食物（肉类、加工食品、糖、吸烟等），改为健康饮食（锻炼，多吃水果和蔬菜，保持充足睡眠，等等）。他们的总体生活方式使他们更健康，这也使得他们很难把自己的健康归因于摄入了更少的肉类食物。

以女性的激素替代疗法为例。那些关心自身健康的女性经常去看医生，吃得更好，锻炼更多，并且从不吸烟。她们是激素替代品的健康用户。当医生告诉她们应服用激素预防心脏病时，她们开始服用激素。她们尽一切努力保持健康。这就是为什么人口研究显示出激素和健康之间具有关联性——是健康用户效应在起作用。

接着是女性健康倡议协会发现，事实上，服用激素的女性心脏病发作、中风和癌症的发病率更高。一夜之间，我们的科学研究就换了一副面孔。证明原因和结果的实验仅证明了相关性（可以通过其他因素解释）。许多研究因受到“混杂因素”的困扰而无法证实因果关系，从而导致这一问题更加复杂，更加让人困惑。

国家卫生研究院——AARP饮食和健康研究确实发现了肉类食物与心脏病、癌症、死亡的相关性。但他们还发现，肉食者，总的来说，是一个非常不健康的群体。这些人普遍吸烟更多，超重更多，平均每天摄入800多卡路里，运动更少，摄入更多糖和酒精，极少食用水果和蔬菜（因此体内膳食纤维含量很少），较少服用维生素补充剂。这些人群罹患心脏病、癌症的概率和死亡率更高，您会感到惊讶吗？

可悲的是，媒体给出的唯一标题是“肉类杀手”。

我们真正应该研究的问题并非是：那些食用工业生产的肉类食物、摄入大量精制糖和碳水化合物、很少食用水果或蔬菜、经常吸烟、超重、不锻炼、摄入过量酒精、从不服用维生素的人群的心脏病发病率是否更高。真正应该了解的问题是：那些食用很多健康食物、从不抽烟、坚持锻炼和服用维生素的人群的心脏病发病率是否更高。

幸运的是，一些研究人员提出了这一问题。科学家研究了11 000名具有健康意识的肉食者（57%）和素食者（43%）；换句话说，他们是在健康食品商店购物的肉食者和素食者。[2]这是一个更确定性的研究，因为除了肉类摄入外，两个群体的整体生活方式和健康习惯相似。研究人员发现，与使用西方加工食品的普通人相比，具有健康意识的肉食者和素食者的总死亡率降低了一半。

没有发现素食者与肉食者的心脏病、癌症或死亡风险存在任何差异。大多数关于肉食者与素食者的研究没有比较“健康”的肉食者（他们只吃不含激素、抗生素或杀虫剂的草饲肉类；从不吃加工食品；食用大量水果、蔬菜、坚果和种子；他们的饮食中糖和精制碳水化合物含量很少，膳食纤维含量却很高；他们爱运动、不吸烟，并且服用维生素补充剂，和素食者具有相同的健康习惯）。正如研究中发现的，我怀疑这些群体之间的差异其实很小。

在大多数研究中，参与者食用的肉类食物来源于精细饲养的动物。工业谷物饲养的动物肉中充满了激素、抗生素和杀虫剂，与草饲肉相比，含有更多的炎症性ω-6脂肪（来自于玉米饲料）和更少的抗炎ω-3脂肪。因此，很难确定肉类食物对身体的影响。

有关加工肉类如培根、热狗、博洛尼亚红肠和午餐肉类的更多数据，表明它们是有害的。近50万人的EPIC研究发现未加工的鲜肉与心脏病或癌症之间没有任何关联，但确实显示出加工肉类与癌症和心脏病之间的关联性。[3]

正如我所说，我可以用一整本书来讨论肉类食物。但是现在，让我们先来谈谈人们对肉类食物最常见的疑虑。

肉类食物中的饱和脂肪和胆固醇会引发心脏病吗？

我们已经讨论了饱和脂肪和胆固醇。底线是每个人，包括美国心脏协会和美国政府的膳食指南委员会，已经否认了饮食胆固醇和心脏病之间有任何关联。但关于饱和脂肪的辩论仍在进行中。部分人之所以困惑，是认为我们血液中升高的饱和脂肪水平确实导致了心脏病。**但是——血液中引起心脏病的饱和脂肪类型——硬脂酸和棕榈酸，并非来自肉食。**当您摄入糖和碳水化合物时，在您的肝脏中生成了此类饱和脂肪。我知道我的记录可能有些零碎，但对于绝大多数脂肪是否有害的问题，答案却反复指向了糖和碳水化合物。

没有一致的证据表明来自肉类食物中的饱和脂肪会增加我们的血胆固醇水平。[4]事实上，有很多证据表明，在没有糖和精制碳水化合物的情况下食用肉类食物，实际上改善了我们体内的胆固醇分布。为什么？当然得益于好胆固醇水平的升高以及保护性或大LDL颗粒的增加。

一些随机对照研究中认为旧石器时代穴居人的饮食——食用优质新鲜的肉类、鸡蛋、大量水果和蔬菜、坚果和种子，不食用谷物、乳制品、豆类或加工食品——心脏病和糖尿病风险更小，血液检查的结果更好。[5]

在一项惊人的实验中，一位研究人员将10名澳大利亚患有肥胖、糖尿病、高血压和高血糖的原住居民送回到灌木丛中，去狩猎袋鼠和鳄鱼，收集根茎、坚果和浆果。7个星期后，所有人的身体检查指标均恢复正常，他们完全脱掉了药物，并成功实现了减肥目标。[6]

研究之后，[7]坚持高脂肪、高质量动物蛋白饮食的肥胖、糖尿病或心脏病患者获得了更多收益，包括体重、身体脂肪、腰围、肌肉质量、代谢、血压、甘油三酯、HDL和LDL。坚持此类饮食的人群比那些高碳水化合物、低脂肪、低肉饮食的人群更加健康，并且不容易有饥饿感，即使卡路里的摄入量完全相同。[8]这些效果非常明显。

红肉会通过生成肠道不良细菌而引发心脏病吗？

在科学领域，我们经常试图确定导致这些问题的原因。然而，在医学和健康领域，有许多变量可以解释我们的观察结果。

最近一项发表在《自然医学杂志》上的研究中，[9]来自克利夫兰诊所的研究人员将红肉与被称为TMAO（三甲胺N-氧化物）的化学物质相关联，这种化学物质与心脏病有关。这些研究人员想知道除了饱和脂肪和胆固醇之外，肉类中的这一化学物质是否与心脏病相关。他们测量了肉食者和素食者中TMAO的水平，肉食者中的TMAO水平更高。他们要求肉食者食用牛排，发现他们的TMAO水平上升了。研究人员设法说服一位素食者食用牛排，发现他的TMAO没有上升。然后他们给肉食者施用抗生素，发现他们吃肉后TMAO水平没有上升。

为了对这一问题进行跟踪研究，他们让一组长期食素的人服用肉碱（一种在脂肪和能量代谢中有重要作用的由蛋白质氨基酸衍生的化合物），并且发现口服肉碱的组“显著降低了合成TMAO的能力。”素食者体内的健康肠道细菌似乎更多，肉食者则不会。而抗生素可以杀死肉食者体内生成的不良病菌。因此，解决方案是削减肉类？或者服用抗生素？可能两者都不适合。

有趣的是，在随后的小鼠试验中，一些研究人员发现，具有防止动脉粥样硬化（导致心脏病的斑块）的肠道细菌的小鼠在高胆碱饮食状态下动脉中没有显示任何斑块，即使胆碱导致TMAO水平极高。[10]这些研究结果表明，我们应该谨慎对待关于TMAO的结论。我们已经从实践中了解了真相，饱和脂肪不会导致心脏病。事实上，由于我们用精制碳水化合物替代了饮食中的饱和脂肪，心脏病的发病率反而上升了。[11]这些研究似乎为肠道细菌在心脏健康中的重要性提供了有力证据。

让我们看看关于肉类和肠道细菌以及TMAO的这一理论如何阻碍我们得出相应的研究结果：第一，如果红肉增加了心脏病风险，那么我们应该有更好的流行病学证据，但事实上并没有。是的，如果您是吸烟、饮酒、不运动、坚持马铃薯饮食的食肉者，证据就有那么多。如果红肉真的是导致这一问题的罪魁祸首，我们应该在研究中获取这一结果。然而，在一项针对超过120万人进行的研究中，红肉与心脏病、中风或糖尿病之间没有任何关联。[12]一些研究显示出具有一些关联，[13]但是我们早些时候就已经知道，这一结果存在很多混杂因素。此外，如果吃肉会引发更多的心脏病，我们应该观察到素食者的相关患病风险降低。我们确实观察到了这一点，但可能得益于素食者的健康意识更强。谨记健康用户效应。在健康食品商店购物的肉食者中，他们与素食者的心脏病或死亡率没有差异。在整体健康饮食的背景下吃肉不会增加心脏病发作或死亡的风险，正如对超过65 000名具有健康意识的肉食者和素食者进行的研究所示。[14]

当在亚洲国家研究增加肉类食物摄入的影响时——使用具有30万人的样本，他们通常坚持着多食用鱼和蔬菜的健康饮食，极少摄入含糖的加工食物——他们发现红肉实际上与男性较低的心脏病风险以及女性较低的癌症风险相关。[15]

这项研究的一个关键见解是，您的肠道细菌很重要，可以产生导致心脏病的化合物，更重要的是，食物会影响您的肠道细菌。如果一个吃牛排的素食者是安全的，那么我们如何获得这种保护性肠道细菌？答案很简单：多吃植物性食物，肉类食物就不会导致身体疾病。不要做喝太多酒，抽烟，不吃蔬菜，体内膳食纤维含量较少，食用更多的精炼油、糖和精制碳水化合物的肉食者。这些行为为体内毒素的生成创造了肥沃的土壤。[16]而导致问题的根本原因并非是红肉，而是肠道细菌在“捣鬼”。食用正确的膳食纤维（如抗性淀粉），服用益生菌，避免服用抗生素是一个良好的解决方案。

还有另一个棘手的问题。肉类中的TMAO水平远远低于鱼类。[17]因此，我们应该看到食用鱼类的人群中罹患心脏病的人数大量增加。而事实上，恰恰相反。食用鱼类的人群罹患心脏病的风险最低。[18] 虽然与TMAO相关的数据很有趣，但并不能证明肉类食物会导致心脏病发作，只有美国肉食者的饮食和生活方式会导致非常糟糕的肠道环境。我们知道不良的肠道对健康有害。

正确的研究方法是测试两组，第一组是具有健康意识的肉食者，他们具有整体健康的饮食和生活方式，甚至可能服用益生菌；第二组是健康的素食者。据我推测，每组的心脏病风险不会有太大差异。

要了解更多关于肠道菌群与体重和心脏病、糖尿病和癌症风险（以及如何获得良好的细菌和培养一个健康的体内环境）的关系，请参阅我的免费电子书《导致肥胖和代谢损伤的其他原因》并遵循“如何创建好的体内环境”一节。您可以在www.eatfatgetthin.com下载此书。

红肉会导致2型糖尿病和体重增加吗？

已经有一些研究将肉类食物摄入与2型糖尿病联系起来。[19]研究人员发现，50克的加工红肉，如热狗和熟食肉，导致2型糖尿病的风险增加了51%，等量的新鲜红肉增加约20%的风险。但这些数字显示为相对风险，而不是绝对风险。换句话说，如果您将风险从3%降低到2%，这是一个30%的“相对”风险减少，但实际风险仅减少了1%。因此，在护士健康研究中，新鲜红肉的实际风险（或绝对风险）增加了7%到8.4%。但同样，研究中的肉食者不是那么健康。他们的运动少于非肉食者，吸烟更多，喝很多苏打水、含糖饮料和酒，吃更多的糖、加工食品、油炸食品和反式脂肪，很少吃蔬菜，经常吃马铃薯。那么，罪魁祸首是肉还是苏打水呢？我投苏打水一票！

研究人员非常清楚地警告读者，本研究不能证实原因和结果，但他们继续说，我们应该减少食用红肉和加工肉，从而减少2型糖尿病的罹患风险。但他们真正应该说的是，如果您经常吃红肉，很少运动，抽烟且酗酒，同时摄入很多的糖，则您的糖尿病风险增加了1.4%。在我看来，这一结果不太令人信服。

其他研究仅针对摄入肉类较多的参与者进行，而未涉及伴随的糖或淀粉的摄入量，如谷物或豆类（穴居人饮食），研究发现血糖控制比地中海饮食表现得更好，地中海饮食是众所周知的能够帮助改善血糖的饮食。[20]另一项研究也发现，旧石器时代饮食在控制血糖和心血管风险因素方面远远优于传统的糖尿病饮食。[21]在一项针对绝经后肥胖女性进行的研究中，相较于那些遵循北欧营养减肥建议的女性，遵循旧石器时代饮食的女性两年后体重减轻了2倍，腹部脂肪也减少了2倍。[22]这些建议是北欧科学家和政府认为的健康饮食模式，包括大量的蔬菜、水果和浆果、豆类，经常摄取鱼肉、植物油、全谷物、低脂乳制品和肉类，以及有限摄取红肉和加工肉、糖、盐和酒精。

红肉会导致癌症吗？

这是一个让人感到恐惧的问题，我知道，因此我们必须获知明确答案。

我们所拥有的大多数数据是关于结肠癌的。在对超过35项关于结肠癌和肉类食物的前瞻性研究的回顾中，几乎没有发现任何患病风险。[23]事实上，在一些研究中，肉类摄入量最高的人比摄入量最低的人具有更低的患病风险。他们发现，肉类食物也与促发癌症的其他饮食和生活习惯有关，比如摄入大量精制糖和酒精，摄入很少的水果、蔬菜和纤维。肉食者通常也不经常运动，比非肉食者吸烟更多，超重更多，所有这些都与癌症风险的增加相关。

正如我所提到的，一些研究认为加工红肉，如热狗、培根和午餐肉，与癌症相关。[24] 2015年世界卫生组织（WHO）关于肉类和癌症的报告发现加工肉确实增加了患癌风险。红肉的影响不是决定性的。让我来解释一下增加风险实际意味着什么。世卫组织发现加工肉类食物增加癌症风险约20%；这就是我们所说的相对风险。它与绝对风险或风险的真实变化非常不同。如果您的绝对风险从1%升至2%，相对风险增加则为100%。这样听起来令人印象更加深刻。因此，在WHO研究中，罹患癌症的绝对风险从2.6%增加至3.2%，或者绝对风险增加了0.6%。这不太容易引发人们的关注。癌症也与烹饪肉类食物时形成的化合物有关。[25]我们都听过烧焦的肉类是可怕的致癌物的警告。而真实的故事是怎样的呢？

事实上，当您烹制肉类食物时，高温烹饪、烧烤、油炸、烟熏或烤焦肉类（包括鱼和鸡）都可导致生成一种被称为多环芳烃（PAH）和杂环胺（HCA）的化合物。[26]已经证明HCA和PAH在动物模型中可导致癌症，因此应减少暴露于这些有毒化合物中。[27]但肉类食物并不是多环芳烃的唯一来源。令人惊讶的是，除了食用明火烧焦的肉类食物外，多环芳烃最常见的来源竟是蔬菜和谷物！[28]

暗含的信息是我们应该关注肉类（和蔬菜）的低温烹饪，包括烘烤、焙烧、低温煮和炖。可以考虑用电炖锅，或者一种越来越受欢迎的被称为“真空低温烹制法”（将食物密封在塑料袋中用水煮）。我不喜欢使用塑料工具做饭，但有些人可能会选择这样做。只要确保塑料中不含BPA，并具有受热稳定性，毒素就不会浸入到食物中。

烹饪肉类也可以生成被称为AGE的化合物，其由蛋白质与食物中的糖相互作用而产生。这些化合物使食物变得很脆——比如面包外层形成的脆皮，或者焦糖布丁上脆脆的糖顶。AGE会破坏动脉和大脑，并且可以导致癌症。最好的办法是减少高温烹饪和烧烤。减少AGE、HCA和PAH的另一个方法是将肉浸泡在柠檬汁或含醋的酸性腌汁中，这使肉类的口味更好，同时也可以将AGE的含量减半，HCA减少90%。[29]

最重要的是，红肉含有预防癌症的化合物，包括ω-3脂肪、CLA（共轭亚油酸）和营养物质如硒、维生素B_6和B_{12}，以及维生素D。坚持健康饮食的习惯，多吃一些具有抗癌作用的植物性食物，它们富含植物素和天然香料，并包括大量可以滋养肠道益生菌的膳食纤维，从而帮助您远离癌症。

肉类食物会引发炎症吗？

现在，您可以自己回答这个问题！如果您的饮食中充满糖和加工食品，并在极少食用水果和蔬菜、坚果和种子的情况下吃肉类食物，那么答案一定是肯定的。但是，如果您遵循即将在第三部分中介绍的那样，坚持食用高质量、草饲、有机、低糖、高纤维的绿色食品，那么答案则是否定的。事实上，在用碳水化合物替代肉类食物的研究中，炎症水平升高了。[30]

肉类中含有ω-6脂肪花生四烯酸。它是细胞膜中的基本物质，可以帮助您的身体控制炎症，保持生长和恢复。草饲肉中ω-3和ω-6的水平有所增加——它有助于保持脂肪平衡。在大群体研究中，体内ω-3和花生四烯酸水平较高的人群拥有最低的炎症[31]和心脏病患病率。正如我所说，人口研究存在局限性，但在所有研究中，它相对来说是最真实的。

食用肉类是不道德的行为？

关于吃肉的伦理问题激发了许多素食者，包括全球各地数百万佛教徒的质疑。我花了两周的时间与修道院的方丈相处。他的信仰决定了他不会伤害任何生灵，因为您永远不知道下一个生命轮回中哪一种生物（人、动物或昆虫）会成为您的母亲。这必定会产生对所有生命的慈爱心。但存在一个问题：因为长期遵循传统饮食，他出现了超重和糖尿病控制不良的现象。

一天早上，在他的房间，他和我分享了荞麦的早餐，传统的藏族烤大麦粉、奶酪（来源于母牦牛）和热盐腌茶。我建议他不要吃含面粉的早餐，因为他患有2型糖尿病。但他抗议道，这是他们的传统饮食。我说是的，但只有当他在5000多米海拔的高度放牧一整天，而不是坐在垫子上冥想一整天时，这种饮食才会有意义。我检测了他的餐后血糖，居然超过了300mg/dl（正常值应小于90mg/dl）。

虽然我没有说服他开始吃肉，但我确实让他尝试了高蛋白质、高脂肪、低糖和低碳水化合物且富含坚果、种子、豆类和蔬菜的饮食，并且告知他每天散步1小时。不久后，他减掉了15.9公斤，糖尿病得以痊愈。

我尊重那些因道德或宗教原因而想成为素食者的人，我相信如果遵循优质脂肪和低糖、高纤维、未加工食品的基本原则，我们可以构建一个健康的素食结构。只是这种饮食方式相对而言更加难以坚持，必须具有一个良好的计划和克制力，它才会使人受益。不瞒大家，我曾经坚持素食9年，健康状况确实得以改善，炎症、眼皮浮肿、过敏、皮疹和消化问题明显减轻，肌肉质量增加。

针对素食者的多数研究均显示他们的寿命更长，更健康。这是事实，但问题是，为什么？是因为他们没有食用肉类食物，还是得益于其他的生活习惯？素食者一般健康意识较强，经常参加体育锻炼，从不吃含糖和加工食品，从不吸烟，他们甚至会使用牙线清洁他们的牙齿。[32]请记住，这称为健康用户效应。另一方面，正如我们所讨论的，肉食者往往有更糟的生活习惯。所以是肉类食物还是生活习惯导致了更多的死亡？将同样具有健康意识的肉食者与素食者进行比较的研究显示，两者间的健康结果没有差异。

围绕素食主义的伦理问题最引人瞩目的讨论之一是Lierre Keith的“素食神话”。虽然您可能不同意她的所有论点，但她指出，在耕地、伐木和种植植物的大环境下，大规模破坏了自然生态系统，包括鸟类、啮齿动物、昆虫类，以及土壤中的数万亿微生物。据她说，“事实是，农业是人类对地球做出的最具破坏性的事情，如果再继续下去最终谁也无法挽救人类。农业大规模破坏整体生态系统。而真理是，不可能没有死亡，无论您吃什么，必然会有某种生物为此而死。”

大多数素食者没有意识到的是，许多有机农业实践需要动物产品来构建土壤。我最近访问了美国最大的屋顶有机农场——布鲁克林农庄，位于一个老海军造船厂的房顶。这是一个奇迹，当我们参观农场时，我问他们如何培育土壤。原来，这些土壤是用骨粉和牡蛎壳滋养的。然而谁能知道，您的蔬菜竟然是食肉动物！

众所周知，素食者更有可能缺乏B_{12}、ω-3脂肪、脂溶性维生素像A和D、铁、钙、维生素K_2、锌等营养素。[33]我治疗了数以万计的患者，发现素食者的营养缺乏和健康问题更严重。素食可以是一个健康的饮食选择，但您需要确保您获得了充足的营养：重点吃海藻和DHA补充剂，多食用高脂肪植物食品，如坚果、种子、牛油果、椰子油，并尽量减少食用含淀粉的食物，而是用高纤维、低糖谷物如黑米和藜麦来代替，吃非转基因大豆食品如豆腐（亚洲国家已安全食用数千年），多吃蘑菇（其中含有矿物质和维生素D），避免摄入糖和精制植物油（特级初榨橄榄油除外）。

我支持我的朋友因道德、健康或环境因素而选择素食，关键是必须坚持一种高脂肪素食饮食。但正如我所说，我们每个人的基因和生物化学均不同，因此对不同饮食的反应也不完全相同。 通过监控自己了解什么才是最适合您的，您感觉怎么样，检测结果表明了什么，您的血压、腰围、血糖、炎症水平、HDL和甘油三酯，以及体内LDL颗粒的大小如何。监测您的营养素水平，如维生素D、锌、B_{12}和铁，找出最适合您的饮食方式。

草饲肉类食物会稍好些吗?

从环境角度看，工厂化养殖通过表层土壤退化、含水层和全球淡水供应的耗竭（因为全球70%的淡水用于为人类饮食而饲养动物）对环境造成了更大的压力，对气候变化造成了负面影响，化肥和农用化学品中使用化石燃料，动物饲料中过量使用抗生素，以及由于集中粮食生产而需要大量的食品运输。仅仅考虑这些因素，我们所有人都应该食用可持续发展的本地动物产品（和蔬菜）。从道德的角度来看，工厂化饲养动物的密集、拥挤和恶劣的条件也应该激励我们抵制这些食物。您应该看一下电影《食品公司》（Food, Inc.），它可能会说服您。

草饲肉更适合我们的身体。工厂养殖肉中含有较高含量的抗生素、激素和农药，很多证据表明它们是有害的。草饲肉对身体有益的主要原因并非您吃了什么，而是您的食物吃了些什么！草饲与谷物喂养牛的饮食差异对肉类是否健康有很大影响。下面让我们来详细讲解。

牛是反刍动物，胃部构造比较特殊，只应吃草。当喂它谷物时，其身体中的炎性ω-6脂肪水平将会增加，因此我们吃的肉中炎性水平同样也会增加。工业化饲养牛时还必须给予其抗生素，以防止肠道细菌发酵玉米饲料。草饲牛不需要抗生素。美国每年使用约1088万公斤的抗生素，其中约860万公斤用于动物饲料。这导致动物和人类的严重抗生素抗性，并且导致不对抗生素产生反应的超级细菌的生长。

草饲肉比工业化养殖肉具有更健康的脂肪分布，含有2至5倍的ω-3脂肪。[34]它还具有较低水平的ω-6脂肪。草饲牛肉中ω-6与ω-3脂肪的比例约为1.5:1。在谷饲牛肉中，这一比例约为7.5：1。草饲牛肉具有更多的硬脂酸，这是一种不会影响血液中胆固醇水平的饱和脂肪；它还具有高出谷饲牛肉2～3倍的共轭亚油酸（CLA），这是一种有效的抗氧化剂，能够预防心脏病[35]、糖尿病[36]和癌症，甚至有助于减肥和新陈代谢。[37]

除了具有更好的脂肪分布外，草饲肉还含有更多的维生素E、β-胡萝卜素、维生素A、锌、铁、磷、钠和钾；[38]它还含有较高水平的抗氧化剂，包括谷胱甘肽和超氧化物歧化酶。[39]

当然，草饲肉更贵。但鉴于它的健康益处和环境效益，我认为还是值得购买的。您可以在网上找到更便宜的产品来源。您甚至可以和朋友一起买一头牛或一只羊，并分享它。有些人称之为牛仔。查看Mark’s Daily Apple（www.marksdailyapple.com）的网站，了解草饲肉的来源，或访问美国健康肉类网站（www.grasslandbeef.com）了解更多草饲牛肉选择。吃少量的优质动物产品更有益于您的身体健康，同时也能为地球环保做出一定贡献。因此，我们应节省数量，注重品质！

第 8 章

饱受争议的食物——究竟是有益还是无益？

我们深知，您之所以选择这本书，旨在了解具体食物对身体健康的利弊，因此让我们先来消除您对所喜爱食物的误解。

鸡蛋："朋友"还是"敌人"？

有多少人还在不情愿地吃着干而无味的蛋白煎蛋，而坚持下去的唯一动力是"应该这样吃"。好了，再也不要如此折磨自己了！

在对16项主要研究（每项研究均包含1 600 ~ 90 000名参与者）进行的大型分析中，发现鸡蛋与心脏病毫无关联。[1]在《新英格兰医学杂志》的一个详细病例报告中，一位受试者在超过15年的时间里每天吃25个鸡蛋，对体内胆固醇水平或心脏健康没有任何影响。[2]他的这一举动看似疯狂，但他确实没有患上心脏病！

在医生的健康研究中，鸡蛋和心脏疾病之间没有任何关联。[3]其他实验研究发现，富含蛋白质和脂肪的鸡蛋通过抑制食欲、加快新陈代谢，从而减少了整体食物的摄取量，反而有助于减肥。[4]

鸡蛋已经获得了赦免！

事实上，对于人类而言，鸡蛋可能是最便宜和最好的保健食品。草饲鸡蛋或含ω-3的鸡蛋则是更好的营养素和抗氧化剂。避免食用淡黄色蛋黄的鸡蛋（源自商业、工业化养殖），尽量食用深橙黄色蛋黄的鸡蛋。事实证明，蛋黄是营养的宝库（为鸡蛋里创造新生命提供所需的营养成分）。蛋白含有维生素B_2（核黄素）和B_3（烟酸），蛋黄中含有维生素B_6和B_{12}、叶酸（B_9）、泛酸（B_5）和硫胺素（B_1）。蛋黄也是维生素A、E、K和D的丰富来源。事实上，蛋黄是少数含有天然维生素D的食物之一。

鸡蛋是胆碱的最佳来源之一（脑健康、细胞膜形成和解毒所需物质，也可以帮助预防阿尔茨海默病）。蛋黄中含有叶黄素和玉米黄质（使其呈现为黄色），这是一种有助于防止黄斑变性或过早失明的抗氧化剂。与蛋白相比，蛋黄含有更多的钙、铜、铁、锰、磷、钾、硒和锌。鸡蛋还可以预防低密度脂蛋白氧化，增加低密度脂蛋白和高密度脂蛋白颗粒的大小，因此它可以预防心脏病。[5]这个几十年来一直列于“禁食”名单上的食物其实非常有益健康。它是最完美的绿色纯天然食物。毕竟，它包含了创造新生命所需的所有营养素！

关于鸡蛋的一个重要提示：**不要在热油中加热。脂肪会氧化并生成有害物质。请尽量尝试水煮鸡蛋或低温烹饪。**

黄油是健康食物吗？

有人指控黄油对身体有害，但“科学法庭”并没有给其定罪。事实上没有确凿的证据证明它会导致心脏病。[6]真相可能恰恰相反——黄油可能有助于预防心脏病。[7]应避免食用乳制品的理由有很多，但乳制品中含有饱和脂肪含量并非理由之一。一些测量摄入乳制品后血液中饱和脂肪水平的研究发现其与心脏病发作的风险仅具有较低关联。[8]

我们看到黄油的摄入量已经从1900年的每人每年约8公斤减少至2009年的约1.8公斤。一直以来，肥胖、心脏病、糖尿病和癌症的患病率都在上升。这仅仅表明饱和脂肪与心脏病之间的较低相关性，并没有证明其会导致心脏病。除此之外，还有更多针对这一问题的研究均得出了相同结论。

如果我必须在黄油和百吉饼之间选择，我一定会选择黄油。人们夸大了黄油的潜在危害，事实上它可能具有很多好处。我每天都会吃黄油吗？可能不会。但在低精制碳水化合物、低糖、高纤维饮食的背景下，我完全不用担心食用黄油会导致任何健康问题。

黄油的问题归因于其含有较高水平的饱和脂肪（60%的脂肪是饱和脂肪）。但是让我们来看一下母乳——它的脂肪50%是饱和脂肪，[9]但母乳喂养的孩子罹患各种疾病的风险明显降低。[10]事实上，母乳喂养的孩子似乎较少罹患肥胖、2型糖尿病和心脏病，尽管他们体内胆固醇水平较高。[11]

黄油基本上是纯动物脂肪，只保留了少量的乳蛋白和糖。动物肉类中的营养含量取决于其饮食。 这一原理同样适用于黄油。无论是草饲动物还是谷饲动物制成的黄油中都富含饱和脂肪（约60%）和单不饱和脂肪（约20%）。其余则为多不饱和脂肪，但这正是草饲和谷饲动物的真正不同之处。牧场上饲养的母牛所产的牛奶脂肪中ω-6与ω-3的比例为1:1，这是最为理想的比例。[12]另一方面，谷饲奶牛所产的牛奶脂肪中ω-6的比例大大提升。在草饲牛肉中，ω-6与ω-3的比例为1.5:1；在谷饲牛肉中，其比例跃升至7.6:1。

就我个人而言，我永远不会吃谷饲动物制成的传统黄油，因为除了含有过量的ω-6外，它还留存了农药和环境毒素。除此之外，还有一些其他原因。等量的草饲黄油具有与传统黄油相同的营养成分，但CLA（共轭亚油酸）含量则高出3～5倍。[13]草饲黄油之所以呈现为深黄色，是因为其中含有更多的胡萝卜素和维生素A。[14]

牛胃发酵后将维生素K_1（绿叶蔬菜，如羽衣甘蓝、莙荙菜、菠菜，以及草中含有的营养成分）转化为K_2，然后以乳脂肪的形式呈现出来。[15]K_2对于骨骼和心脏健康至关重要。草饲黄油还含有被称为丁酸盐的脂肪酸，它可促进肠道健康并抵抗全身炎症，特别是可以保护心血管系统。[16]

最好购买草饲牛制成的有机黄油。金凯利（Kerrygold）是一个爱尔兰乳制品品牌，奶牛都是牧场饲养，在当地超市和健康食品店甚至Costco都可以找到。安佳（Anchor）和有机谷（Organic Valley）也是草饲黄油的优质品牌。

然后我们来讨论一下酥油，这是一种印度黄油，通过熔化加工，低温煨，直到大多数水分蒸发，留下脂肪和牛奶固体。酥油在印度和中东、西亚地区的烹饪中可取代黄油，并且人们更喜欢它较高的烟点。黄油的烟点介于163℃和191℃之间，而酥油的烟点介于204℃和260℃之间。由于酥油可以在低于烟点的温度下烹饪，所以酥油可以用于高温烹饪，甚至煎炸。（烟点是油开始在锅中冒烟时的温度，不同的油烟点各异）。草饲动物酥油中含有与草饲动物黄油完全相同的营养物质。 酥油中富含维生素D和A，以及ω-3脂肪、CLA和丁酸盐。

脱水黄油已经去除了水和牛奶固体，因此对乳制品过敏的人也可以食用。您可以从几个渠道在线购买酥油或脱水黄油。您也可以通过加热将草饲动物黄油制成酥油，这一过程可以将脂肪从乳固体中分离出来，然后使用干酪包布滤出乳固体。

椰子油：有益还是有害?

椰子油和椰子黄油似乎已经成为时尚新宠，但这些美味奶油背后的真相是什么？它们大多是饱和脂肪，与黄油一并受到了指控。但同样地，被指控不等于被定罪。两者间相差甚远！

例如，南太平洋国家的居民，椰子油摄入量最高，他们从饱和脂肪中摄取了高达40%的热量（椰子油中几乎90%为饱和脂肪，而黄油只含60%的饱和脂肪）。然而令人惊讶的是，这些地区的人具有全球最低的心脏病发病率。[17]事实上，一项惊人的研究表明，[18]即使椰子油中的饱和脂肪含量最高，并且总胆固醇含量也有所增加（实际上它增加了HDL或好胆固醇含量，所以即使总胆固醇升高，比例也更好），但其与心脏病发作或中风风险增加并无关联。对太平洋岛民的研究表明，[19]他们从椰子脂肪中摄取高达63%的热量，但他们体形纤瘦，不会罹患心脏病或中风。[20]他们的总胆固醇水平较高，但好胆固醇或HDL水平也较高。其他研究发现，食用含有椰子油的高脂肪饮食能够改善体内的脂质分布——好胆固醇水平较高，甘油三酯和小LDL胆固醇颗粒数量较低。[21]椰子脂肪也与较低的胰岛素水平相关。[22]

我们在此澄清一下椰子油与椰子黄油的区别。椰子黄油由整个椰子肉制作而成，是非常美味的固体脂肪。它基本上是纯的或粉碎的椰子肉，并且具有厚的、奶油状的、光滑的质地。它含有约60%的油。椰子黄油的纤维含量与椰子油不同：一汤匙椰子黄油含有3克膳食纤维。

椰子油提取自椰子的干果肉。椰子油由86%的饱和脂肪、6%的单不饱和脂肪和1.4%的多不饱和脂肪等组成。椰子油中的饱和脂肪约一半是一种罕见的特殊类型的饱和脂肪，被称为月桂酸。它是一种中链甘油三酯或MCT（椰子油中也含有其他MCT）。在人体内，月桂酸可转化为单月桂酸酯，一种在母乳中发现的可促进婴儿免疫系统发育的化合物（如抗体和初乳一样）。它可以用做您体内细胞、新陈代谢、骨骼和大脑的“超级燃料”。目前正在研究其抗真菌、抗病毒和抗菌的健康防护疗效。它还能够提高运动能力。

中链甘油三酯（MCT）：超级脂肪

椰子油中的饱和脂肪是非常罕见、非常有益的类型，被称为中链甘油三酯（MCT）。这些饱和脂肪实际上降低了人体内总胆固醇与HDL的比例，并可促进减重，甚至可以治愈由肥胖引起的脂肪肝。MCT是饱和脂肪的一种独特形式，已经显示出具有抗氧化和抗微生物特性，从而有助于保护免疫系统。在身体中，MCT极易转化为能量，因此，仅有极少MCT油作为脂肪储存，旨用于提供能量。这就是MCT能够帮助您燃烧脂肪和减肥的原因所在。

2003年发表在《肥胖研究》杂志的一项研究中，麦吉尔大学的科学家们进行了一项随机对照试验，以比较超重男性中链甘油三酯和长链甘油三酯对身体脂肪、能量消耗、食欲和体重等方面的影响。[23]他们招募了24名超重男性参与者，并随机分配他们坚持不同饮食28天。他们在一段时间后转换成另一种饮食，以便分析同一个人的饮食差异——这被称为交叉设计。一组参与者食用富含中链甘油三酯的饮食，如椰子油。另一组参与者食用富含长链甘油三酯的饮食，如橄榄油。然后参与者在研究中期互换饮食方案。结束后，研究人员发现，坚持 MCT饮食的男性减掉了更多的身体脂肪（特别是腹部脂肪）。MCT油可加快能量消耗和脂肪氧化或燃烧。换句话说，它们的新陈代谢更快。相较于那些食用橄榄油的组别，他们更不容易产生饥饿感。

发表在《美国临床营养学杂志》上的在罗切斯特大学医学中心进行的另一项小型试验，对一组坚持MCT或LCT饮食的男性参与者进行了相关研究。[24]试验食物中含有45克MCT或45克玉米油形式的LCT，科学家测量受试者餐前和餐后6小时的代谢率。测量他们的氧消耗（它是代谢的间接测量——每分钟可以燃烧的氧气越多，可以燃烧的卡路里就越多，新陈代谢速度就越快），发现MCT饮食组的氧气消耗增加了12%，大约是LCT饮食组的3倍。他们还发现，在食用玉米油的LCT饮食组中，血液中甘油三酯的水平升高了68%，但是MCT饮食组餐后血液中的甘油三酯水平没有增加。作者说："这项研究还表明，在没有减少能量摄入的情况下用MCT代替LCT可能会实现减重的目标。"吃得多，还减肥。听起来不错！

许多其他研究均支持MCT油的健康益处。MCT油的益处得益于下述几点。它们被直接从肠道吸收到肝脏并迅速燃烧；而来源于种子、豆类或谷物油（如玉米油、大豆油、葵花籽油和卡诺拉）的ω-6脂肪被运输到淋巴系统而不是血液中，从而允许其被您体内的脂肪组织吸收。这就是为什么MCT油可促进您的新陈代谢，并帮助燃烧更多的热量，减少脂肪储存，减少饥饿感。它们就像您体内细胞的超级燃料。研究表明，男性平均每天燃烧大约460附加热量，女性燃烧约190附加热量（对不起了，女士们）。不同于其他脂肪，它们还会影响您的激素水平，从而使您精力更加充沛。

在另一项研究中，相较于ω-6植物油，MCT可更多地减少身体脂肪和甘油三酯。8周后，实验表明，MCT饮食组的体重、身体脂肪百分比和皮下脂肪水平大幅降低，甘油三酯和LDL或坏胆固醇水平降低了15%（即使MCT是饱和脂肪），尽管运动水平或总热量、蛋白质、脂肪和碳水化合物的日摄入量没有差异。这是千真万确的：不用限制热量的摄入，就可以减掉更多体重。 研究人员将此归因于新陈代谢速度的加快和脂肪燃烧的增加。

20世纪40年代，农民为了催肥牲畜，给它们喂椰子油。然而这一计划适得其反。动物减掉了更多重量，精力却更加充沛！

在巴西的一项随机的安慰剂对照双盲研究中，[25]研究人员对40名20～40岁的腹部肥胖女性（腰围超过88厘米）进行了相关测试。他们把这些女性参与者分成两组。一组给予大豆油，另一组给予椰子油。同时要求她们要吃得健康、均衡饮食，并每天散步50分钟。12周后，椰子油组比大豆组减掉了更多的腹部脂肪。椰子油组的好胆固醇（HDL）水平也较高。她们的LDL与HDL比例下降了（这是一件好事）。所以，**仅需一汤匙椰子油，既可以更快实现减肥目标，又能获得最佳的体内胆固醇分**

布比例。

这就是我如此偏爱椰子油的原因。我每天早上通过食用它来加速我的新陈代谢，从而使我的注意力更加集中，头脑清晰灵活，并充满愉悦感。

椰子油的其他好处

研究人员还发现椰子油具有显著的抗真菌作用。相较于被用来治疗念珠菌感染的标准药物，如氟康唑或大扶康，椰子油更胜一筹！它的疗效更好，且摄入剂量低于药物。[26]

椰子油也是一种抗菌剂。天然椰子油甚至可以帮助治疗皮肤感染。[27]它还可以治疗皮肤干燥，科学家发现它可以对抗细菌、真菌和病毒。

椰子油对心脏也很有好处！在一项研究中，科学家对波利尼西亚的托克劳和普卡普卡岛上2 500名参与者进行了跟踪研究。他们选择高脂肪饮食，基本上每顿饭都吃一些椰子。[28]研究发现，岛民的健康状况良好，心脏病发病率几乎为零，从来不曾罹患大多数慢性疾病，包括结肠癌和消化疾病。首席研究员伊恩·普赖尔（Ian Prior）博士建议，没有证据表明来自椰子油的高饱和脂肪摄入会导致不良的健康后果。

使用椰子油的注意事项

- 寻找天然有机、冷压、未精制，且从未经过除臭或漂白处理的椰子油。
- 您可以使用压榨、未精制的椰子油在高达200℃的温度下烹饪，所以它是一种适用于高温爆炒、中高温煸炒和烘烤的油。

如同椰子油一样，椰子黄油也是高度稳定的，因为其富含饱和脂肪。它可以在您的柜子里储存很长一段时间。但不适用于高温烹饪，因为椰子黄油里面的椰子肉容易燃烧。椰子黄油可以直接从瓶子里舀一匙出来吃掉。或将其熔化后淋在红薯或冬瓜上，或者用椰子黄油和杏仁黄油做一个红薯三明治（如果您只是稍微煎烤一下红薯，它们会形成“抗性淀粉”，不会导致血糖水平升高）。在咖喱菜肴和炒菜中使用它，可以获得更佳口感。添加到思慕雪或汤中，或搅拌到热饮中，均可以获得椰子美味！

棕榈油有利于健康吗？

棕榈油是源自油棕榈树果实的一种植物油。因为它含有饱和脂肪，所以“口碑”也不太好。尽管研究表明它并非有害，并且与心脏病毫无关系，但人们还是避之唯恐不及。事实上，已证明棕榈油可以保护血管，[29]并降低罹患血压和心脏疾病的风险。[30]它甚至可以改善体内的胆固醇分布。[31]

关于棕榈油的误解归因于它含有棕榈酸，一种饱和脂肪，若血液中含量过高则被认为不利于健康。然而，如您所知，膳食饱和脂肪不会升高血液饱和脂肪，除非在高碳水化合物和高糖饮食的背景下。事实上，通过脂肪代谢，食用碳水化合物和糖后会在肝脏中生成血液中的棕榈酸，血液中的棕榈酸并非源自我们所食用的棕榈油或其他脂肪中的棕榈酸。

棕榈油在几个热带国家（主要是印度尼西亚和马来西亚）进行商业了化种植。其高度加工的形式，是人造奶油、饼干、面包、早餐谷物、方便面、洗发水、口红、蜡烛、洗涤剂、巧克力和冰淇淋中的常见成分。棕榈油有轻微的黄油味道。棕榈油有多种类型，他们并非都对您的健康或环境有益。

红棕榈油是一种来自于水果、未经精加工的一种棕榈油。棕榈油呈天然红色，富含维生素和抗氧化剂，包括维生素E、β-胡萝卜素（比胡萝卜或番茄中的含量还要多）和辅酶Q10（细胞呼吸的关键）。虽然大多数食物中的维生素E主要是生育酚，但是红棕榈油中的维生素E由生育酚和生育三烯酚组成，它们是特别有效的抗氧化剂。**如果您想食用棕榈油，建议食用这种红棕榈油。**

精制棕榈油约含50%的饱和脂肪、39%的单不饱和脂肪和约11%的多不饱和脂肪。虽然它具有烹饪（和存储）稳定性，但不应该以此方式食用它。因为当棕榈油高度精制时，它会失去其颜色和味道以及不可取代的有益效果。

棕榈仁油来自于同一棵树，但并非水果，它来自植物的种子——内核。棕榈仁油富含饱和脂肪（约80%的SFA、15%的MUFA和2.5%的PUFA）。注意，不要把新鲜的棕榈果油（或从植物的肉质水果中提取的红棕榈油）和棕榈仁油或精制棕榈油混淆，前者富含抗氧化剂如生育三烯酚和类胡萝卜素，对身体有益；而后者则是有害身体的坏东西，美国超市中约一半的包装商品中均可发现这种有害的棕榈仁油或精制棕榈油。这种“坏”棕榈油使用很多名字来伪装自己，比如棕榈仁油、棕榈酸酯和硬脂酸甘油酯，暗藏于加工食品中。

棕榈油的阴暗面

棕榈油现在是全球使用最广泛的植物油（尽管玉米和大豆油在美国最为常见），占全球贸易量的65%。到2020年，随着全球人口数量的增加和人们（特别是中国和印度等国家的人群）生活水平的提高，将会消费更多含有棕榈油的加工食品，棕榈油的使用预计将增加一倍。

用于油棕榈种植的土地导致了印度尼西亚和马来西亚以及其他地区的森林砍伐。这已经将许多动物种群推向了灭绝的边缘，包括犀牛、大象、猩猩和老虎。砍伐森林还迫使当地人民离开他们赖以生存的土地，剥夺了他们的生计，破坏了生态系统，耗尽了清洁的水和肥沃的土壤。在全球范围内，热带森林的破坏是导致气候变化的主要因素。印度尼西亚大部分雨林（后来变成油棕榈种植园）的砍伐导致年度碳排放量超过了美国所有汽车、卡车、飞机和船只的碳排放量。

美国加工食品中超过85%的棕榈油来自印度尼西亚和马来西亚。2014年《商业周刊》发布了一项调查，关于油棕榈种植园广泛使用童工的情况。美国食物中含有的大多数棕榈油，戏称为“冲突棕榈油”，是以造成大规模雨林破坏和侵犯人权为代价制造而成的。

FDA已经将反式脂肪列为非安全食品添加剂，必须从食品供应中消除。这迫使垃圾食品工业疯狂地寻找代替品。不幸的是，“冲突棕榈油”成为反式脂肪的主要代替品。自2006年以来，当FDA首次要求食品标签中详细标注反式脂肪含量时，制造商就开始使用棕榈油来代替反式脂肪，导致过去10年棕榈油的使用量增加了500%，占所有包装产品的一半以上。

购买棕榈油的实用提示

请确保购买含有可持续棕榈油的产品。寻找CSPO（经认证的可持续棕榈油）认证标签。您可以识别由可持续棕榈油制成的产品，因为它们携带CSPO认证商标。这个标志确保，此棕榈油是使用可持续的能解决社会和环境问题的工艺生产出来的。2013年全球约15%的棕榈油生产被认证为可持续的，高于2011年的10%。

Nutiva的红棕榈油在厄瓜多尔可持续种植，不会造成森林砍伐或栖息地破坏。您可以从Spectrum或Nutiva购买素食起酥油，它们使用可持续养殖的棕榈和椰子油混合制成，适合烘烤。

橄榄油：液体黄金

大量研究表明，地中海饮食能够预防心脏病、癌症和糖尿病，甚至可降低死亡风险。许多保护性收益似乎都来自于橄榄油。这是一件好事，因为橄榄油使您的食物更加美味，同时还是一种可促进健康，且易于购买和使用的食用脂肪。

先把橄榄压碎，然后将其通过压榨机挤压出的油就是橄榄油。压碎的橄榄可以压榨多次。第一次压榨创造了所谓的特级初榨橄榄油，它是唯一一种您应该食用的橄榄油，因为它对身体具有最大益处，口味也最佳。

橄榄油由脂肪混合物组成。大部分（约75%）为一种叫油酸的单不饱和脂肪，另约20%是饱和脂肪，橄榄油还含有维生素E、β-胡萝卜素和角鲨烯（这是一种重要的抗氧化剂，非常适用于皮肤保养）。

橄榄油的独特特征是它含有强大的抗氧化和抗炎性植物营养素，称为多酚。如您所知，大多数慢性疾病，包括肥胖、2型糖尿病、心脏病、痴呆和癌症，都起源于炎症。您不必摄入大量的橄榄油来获得这些好处。每天仅使用1～2汤匙特级初榨橄榄油即可以获得显著的抗炎效果。[32]

橄榄油与您的心脏

橄榄油具有强大的抗氧化性能，有益于心脏、血管健康。记住，自由基损伤或氧化应激是胆固醇受损的主要方式，也是导致心脏病的根本原因（只有酸败的脂肪或胆固醇才会损伤动脉）。含脂肪的分子，包括低密度脂蛋白（坏胆固醇），需要保护其免受氧化损伤。老化和慢性疾病（尤其是动脉粥样硬化或动脉硬化）的常见机制之一就是自由基损伤和氧化应激，这就是为什么我们需要摄入富含抗氧化剂食物的原因所在。[33]

橄榄油还有助于防止血小板过度凝结，从而可预防血栓。橄榄油中含有多种多酚，包括羟基酪醇、橄榄苦苷和木犀草素。这些成分有助于保持血液薄度，从而防止血小板形成导致心脏病发作的血凝块。[34]

橄榄油的油酸含量有助于改善您体内的胆固醇分布，提高HDL，降低低密度脂蛋白，改善颗粒大小和低密度脂蛋白与高密度脂蛋白的整体比例。当使用橄榄油替换其他植物油后，研究参与者观察到了显著的胆固醇分布改善。[35]

近期研究还表明，橄榄油中的油酸可以帮助降低血压。橄榄油以特有方式进入您的细胞膜，改变细胞间通信方式，从而降低血压。[36]

橄榄油及其多酚可降低血液中的C-反应蛋白（CRP）水平，因此降低炎症水平（炎症是导致心脏疾病的危险因素）。多酚还可以改善年轻女性的内皮功能（保持血管健康）。[37]

橄榄油与您的肠道

橄榄油不仅对您的心脏有好处，还有益于肠道健康。针对胃癌和小肠癌的研究发现，规律食用橄榄油的人癌症发生率较低。抗癌效果可能来自于橄榄油中多酚的抗氧化和抗炎特性。[38]

我们已经知道，一些脂肪，如精制的ω-6油，会损伤肠道细菌。但橄榄油中的多酚可以帮助平衡您的肠道菌群，防止像幽门螺杆菌这样的坏细菌（会导致溃疡和胃反流）生长。[39]

橄榄油与您的大脑

橄榄油还有益于保持大脑健康。一项大型法国研究发现，在烹饪中或在调味汁和调味品中使用大量橄榄油的老年人，其视觉记忆和言语流畅性有所改善。[40]在对缺氧动物进行的研究中，橄榄油可帮助它们受损的大脑愈合并恢复。

橄榄油与癌症

橄榄油还似乎具有抗癌功效。每天只食用1～2汤匙即可降低大多数癌症风险，包括胃癌、结肠癌、乳腺癌和肺癌。[41]

许多研究显示橄榄油的防癌功效得益于其中含有的多酚及其抗氧化和抗炎特性。其他研究还发现，橄榄油可改善细胞膜的功能，减少癌症风险，并通过打开抗氧化基因，改善身体的自身抗氧化系统。橄榄油中的无数抗氧化剂可保护您的DNA免受自由基损伤。细胞功能更好，癌症风险才会降低。[42]

橄榄油：实际注意事项

橄榄油是有益的，但当它暴露在光、空气和过热环境下时极易遭到损坏。如果您买了一瓶深色的特级初榨橄榄油，放在外面，随着时间的推移，它会变得“苍白”。这意味着它已被氧化或变质腐烂。尽量购买优质的特级初榨橄榄油，并存储于阴暗的橱柜内，可以防止这种情况发生。

您可能会想要购买廉价的橄榄油，而非有机橄榄油。但研究表明，在特级初榨橄榄油中发现的多酚的抗炎性远远大于经过压榨或非原生橄榄油中多酚的抗炎性。[43]不要被诸如“纯橄榄油”的健康标签所迷惑。只买“特级初榨橄榄油”。如果标签上写着“纯净橄榄油”，通常意味着它是精制和未精制橄榄油的混合物。

此外，您还有可能在标签上看到“冷压”的标示。这意味着橄榄油在提取过程中使用了低温加热（小于27℃），从而保留了更多强大的营养物质。

买家注意：在美国出售的大部分特级初榨橄榄油掺有其他油类，如大豆油、菜籽油。[44]在专业的味道与气味测试研究中发现，69%进口橄榄油的“有机”标签不符合标准。幸运的是，橄榄油专家汤姆·米勒（Tom Mueller）已经编写了一份特级初榨橄榄油的名单，您可以在当地的超市（包括像Costco，Trader Joe’s和Whole Foods）购买。也可以登录米勒的网站获知更多关于橄榄油的真相：http://www.truthinoliveoil.com/2012/ 09/ toms-supermarket-picks-quality-oils-good-prices。

寻找装在深色玻璃瓶中出售的特级初榨橄榄油，因为这样的包装有助于保护橄榄油免受光照氧化。如果您买了大瓶橄榄油，请先将几个星期的用量倒入一个深色的瓶子中保存，这样可以避免频繁开启瓶口使橄榄油暴露在空气中。

一旦您购买到了优质的特级初榨橄榄油，一定要正确存储——置于阴凉、阴暗处，避免阳光直射并且远离热源（不要存放在炉子附近）。橄榄油应在一至两个月内食用完，以确保其健康的植物营养素特性保存完好。

我们需要了解的关键信息是：作为您饮食的一部分，请享用新鲜的特级初榨橄榄油。它有助于改善您的心脏健康，帮助您减肥、减少心脏病发作和死亡的风险，预防癌症，并有益于肠道和大脑健康。最重要的是，它可以使食物更加美味！

关于坚果和种子的好消息

限制坚果和种子的摄入量，因为这些食物会导致肥胖。这是提供给美国公众最糟糕的饮食建议之一。研究显示，[45]增加坚果摄入量可降低心脏病、[46] 2型糖尿病、[47]肥胖、癌症和死亡的风险。[48]事实上，一项针对心脏病的大型随机试验——PREDIMED研究表明，每天吃坚果的人心脏病发作风险减少了30%——等于或优于服用他汀类药物。在另一项关于减轻体重的研究中，研究人员比较了低脂肪素食和高脂肪素食（包括坚果、牛油果和橄榄油）。高脂肪饮食可更快实现减肥目标，保持体内更好的胆固醇分布。[49]

《英国营养学杂志》上发表了一篇坚果可降低罹患冠心病风险的证据综述报告。[50]在这篇综述报告中，研究人员观察了四项大型前瞻性流行病学研究——基督复临论者健康研究、爱荷华州妇女研究、护士健康研究，以及医生健康研究。组合来自所有四项研究的证据后，与那些从未或很少吃坚果的人相比，每周食用至少四次坚果的受试者罹患冠心病的风险降低了37%，每周多次食用坚果的受试者平均风险降低了8.3%。[51]

《肥胖杂志》上发表的一项研究表明，相较于那些几乎从不食用坚果的人，每周食用坚果至少两次的人更容易实现减肥目标。这项为期28个月的研究涉及西班牙的8 865名成年男性和女性，发现每周至少吃两次坚果的参与者比从未吃过或几乎从未吃过坚果的参与者多减掉了约31%的体重。[52]

坚果中含有高蛋白质、纤维、维生素和矿物质。它还含有健康脂肪，有助于减少食欲。关键是要适度食用。将坚果作为您健康饮食的一部分，但是一次不能食用过多。我们都明白过犹不及的道理。仅需几天身体即可受益，还能满足您的味蕾需求!

如何购买和准备坚果和种子

我建议购买经过认证的有机生坚果和种子，这样，您将可以保护自己免受潜在污染物的伤害。避免食用碳烤或盐焗坚果，因为商业焙烧炉使用的高温会损坏许多在坚果和种子中的脂肪。如果您喜欢这种风味，可以自己在家里用非常低的烤箱温度（121℃）轻轻地烘烤。

有一个好办法——将坚果和种子在水中浸泡，以减少凝集素、植酸盐和酶抑制剂。这些被认为是“抗营养物”，可以阻断营养物质吸收，引起消化性窘迫和抑制酶。虽然生坚果和种子是非常有营养的食物，但准备是关键环节，以确保锁住最大的营养元素，消灭任何可能刺激肠道的物质。浸泡过程可使坚果和种子发芽，从而增加了酶活性。[53]同时，浸泡后口味更佳。

只需将生坚果或种子浸泡在温盐水中过夜或满24小时。确保碗里有足够的温水，以便将坚果或种子覆盖约2.5厘米。4杯坚果或种子加1汤匙海盐。完成浸泡后，彻底冲洗，然后彻底干燥。干燥环节至关重要。最好的干燥方法是在烤箱中以最低温（最好不超过50℃）分层烘烤。

第9章

脂肪的额外受益——让您更加聪明、性感和快乐

食用好脂肪可以减肥？千真万确！

食用好脂肪可以预防心脏病？千真万确！

食用好脂肪可以改善新陈代谢？千真万确！

多摄入好脂肪的益处并非仅此而已！健康脂肪还可以确保身体健康、大脑清晰、心情愉悦。

食用脂肪可逆转2型糖尿病（并改善1型糖尿病的血糖控制）

> 我每天服用200个单位的Lantus胰岛素，我的血红蛋白A1c（平均血糖）仍然超过最高限值。我在开始该计划的第3天脱离了胰岛素，到目前为止减掉了16公斤，最后血红蛋白A1c水平从11以上下降至6.9。
>
> — Kerry Otteso

在我的所有患者中，糖尿病和糖尿病前期患者高脂肪、低碳水化合物饮食的控糖效果最好。一位2型糖尿病患者告诉我，她在开始施行吃“肥”见瘦计划的4天内摆脱了56个单位的胰岛素，并减掉了16公斤。另一名2型糖尿病患者摆脱了48个单位的胰岛素和所有糖尿病药物，并减掉了23公斤。还有另一名2型糖尿病患者在3天内摆脱了胰岛素，头10天内减掉了8公斤（她一直在吃含大量精制碳水化合物和糖的食物）。

目前，2型糖尿病和糖尿病前期影响着½的美国成人和¼的美国儿童。全球80%的2型糖尿病患者集中位于发展中国家。我们现在知道如何防止和逆转这种全球流行病。ADA和美国政府膳食指南仍然推荐糖尿病患者坚持高碳水化合物饮食，全球领

先的糖尿病治疗和护理中心——哈佛的乔斯林糖尿病中心，正在转向推荐糖尿病患者遵循高脂肪饮食。我希望这一潮流会继续推进。

针对2008年[1]和2015年[2]所有研究的综合评价得出结论，低碳水化合物高脂肪饮食是2型糖尿病和糖尿病前期的最佳预防和治疗方法。在这些评论中，科学家们记录了为什么高脂肪、低碳水化合物饮食才是管理1型糖尿病的正确方法，原因如下：

1. 限制碳水化合物和增加脂肪的饮食可有效降低血糖水平。
2. 在肥胖和2型糖尿病流行期间，摄入热量的增加几乎完全归因于精制碳水化合物和糖，而脂肪摄入占我们总热量的百分比有所减少。
3. 您无须减肥，即可从低碳水化合物、高脂肪饮食中获益。
4. 即使没有需求减肥，在没有饮食干预的情况下也可以减重。
5. 人们更容易坚持低碳水化合物、高脂肪饮食，因为这种饮食让他们减少了食物渴望，心情更加愉悦。
6. 用蛋白质替代一些碳水化合物是有益健康的。
7. 总饱和脂肪摄取与心血管疾病的发生风险不相关。
8. 血液中的饱和脂肪水平由膳食中摄入的碳水化合物控制，而并非膳食脂肪。
9. 小血管损伤（导致截肢的类型）的最佳预测因子是平均血糖（血红蛋白A1c）水平，高脂肪、低碳水化合物饮食能够更好地控制血糖水平。
10. 饮食中限制摄入碳水化合物、增加脂肪摄入是降低血液中甘油三酯水平、提高HDL的最有效方法。
11. 减少或消除2型糖尿病患者服用药物和胰岛素的最佳方式是坚持低碳水化合物、高脂肪饮食。1型糖尿病患者使用较少的胰岛素，即可获得更稳定的血糖水平。
12. 饮食疗法没有副作用，而药物和胰岛素会增加心脏病和死亡风险。3

注意事项：这种高脂肪、低碳饮食的功效强大，您应该确保自己能够严格遵守。您需要服用的药物和胰岛素剂量将会大大减少，血糖会下降，但您必须彻底改变之前的饮食习惯，所以务必谨慎。在减少服用任何药物之前请确保事先经过医生的许可。

食用脂肪可预防衰老和痴呆

低脂肪饮食与痴呆有关。**高脂肪饮食可以预防痴呆。**事实上，领先的阿尔茨海默病研究专家正在推荐一种高脂肪（或生酮）的饮食，以治疗痴呆症。在他的论文《逆转认知衰退：一项创新治疗方案》中，[4]巴克老龄化研究所的戴尔·布里德森（Dale Bredesen）博士回顾了10项病例研究，其表明低碳水化合物、低糖、低谷物、高脂肪的饮食事实上可以逆转老年痴呆症。这是一项开创性的成果。过去几十年，花费了20亿美元的243项研究表明，用药物治疗痴呆症从未有过成功的案例。

在大卫·佩尔穆特（David Perlmutter）博士的开创性著作《谷物大脑》中，记录了脂肪在大脑中的作用。有大量研究表明，碳水化合物可引起大脑老化，而脂肪则可以防止大脑老化。事实上，有些人称阿尔茨海默病为3型糖尿病，因为是胰岛素抵抗导致脑损伤。梅奥诊所的一项研究发现，摄入1吨碳水化合物的人早期痴呆（称为轻度认知障碍）的风险将增加4倍。 同样的研究表明，食用健康脂肪的人早期痴呆的风险低了44%，那些从鸡肉、猪肉和鱼肉中获得更多优质蛋白的人早期痴呆的风险低了21%。[5]

另一项对超过8 000名65岁以上人群进行的研究发现，其中280人在4年的时间内患上了痴呆。研究人员观察了参与者的饮食，发现那些摄入ω-3脂肪最少的人痴呆风险增加了37%。[6]那些吃鱼最多的人痴呆风险降低了44%。橄榄油、核桃和亚麻籽摄入量最高的人减少了60%的痴呆症风险。他们同时还发现，ω-6脂肪摄入量最高的人痴呆风险增加了2倍。

食用脂肪可以预防癫痫、抑郁症、注意力不足症、自闭症、创伤，以及更多

大脑60%由脂肪组成，大部分为ω-3脂肪和胆固醇。当坚持低脂肪饮食时，您的大脑就会感觉很“饿”。

脂肪对大脑健康至关重要。饮食中缺乏脂肪与神经退行性疾病以及精神障碍相关，如抑郁症、[7]自杀和攻击行为、[8]注意力不足症、[9]自闭症、[10]中风和创伤。[11]另一方面，补充ω-3和其他好脂肪的饮食与所有这些疾病症状的改善相关。ω-3脂肪酸会刺激有益的基因表达并增强脑细胞的活性，增加脑细胞之间的连接，甚至帮助形成新的脑细胞（神经发生）。它有助于减少大脑炎症和改善认知功能。它们可以改善

抑郁症，甚至恢复脑损伤。[12]高脂肪生酮饮食可用于控制癫痫，[13]现在已用于治疗ALS（肌萎缩性侧索硬化）[14]和其他神经系统疾病，包括脑癌。[15]

结论：脂肪对大脑大有好处！

食用脂肪可减少炎症和自身免疫性疾病

坏脂肪，如ω-6精制植物油可引发炎症，而好脂肪可减少炎症。摄入ω-3脂肪已经被广泛地研究作为一种治疗炎症和自身免疫性疾病的方法。它们可以调节炎症通路并帮助改善抗炎基因的表达。

多项研究评估了鱼油补充剂在治疗人类炎症和自身免疫疾性病中的益处，包括类风湿性关节炎、克罗恩病、溃疡性结肠炎、牛皮癣、红斑狼疮、多发性硬化和偏头痛。这些研究显示出食用鱼油具有颇多好处，包括减少疾病活性以及减少对抗炎性药物的需求。[16]我发现鱼油补充剂以及低血糖、抗炎、高脂肪、无麸质、无乳制品饮食对自身免疫性疾病患者极其有益。

γ-亚麻酸（GLA）在自身免疫性疾病中的功效得到了广泛研究，并且证明是有效性的。[17] γ-亚麻酸存在于月见草油或琉璃苣油中，也可以由身体合成，但通常不是很好，特别是在患病的情况下。在我的许多患有自身免疫性疾病的患者中，我应用γ-亚麻酸，同时结合饮食和其他疗法，效果非常显著。

食用脂肪会提升运动表现

我们都坚信不疑，如果想提升运动表现，则需要碳负荷。在比赛前吃一大碗意大利面，以确保为肌肉提供充足的碳水化合物储备（糖原），让你不会发生类似撞墙这样的事情。您可以在肌肉中储存2 000卡路里的碳水化合物，将其作为糖原，但较瘦的运动员会有约40 000卡路里的能量储存为脂肪。如果您能从碳水化合物燃烧切换到脂肪燃烧，那不是更好吗？

许多科学家对运动员的高脂肪、低碳水化合物饮食进行了研究。其中两个领军人物为：杰夫·沃力克（Jeff Volek）博士和史蒂芬·菲尼（Stephen Phinney）博士。他们撰写了数百篇论文，讨论了高脂肪、低碳水化合物饮食对生理学各个方面的影响——即使是对胰岛素敏感且非碳水化合物不耐受的极限运动员。在他们的书《低碳水化合物生活的艺术和科学》中，详细介绍了身体如何从主要燃烧碳水化合物转变为主要燃烧脂肪。这一过程被称为酮适应。关键是要保持非常低的胰岛素水平。

较高水平的胰岛素可抑制或阻断脂肪燃烧，使得您组织中的脂肪无法移动。Volek和Phinney博士详细解释了从碳燃烧转变为脂肪燃烧的运动受益：

- 低碳水化合物（高脂肪）饮食具有抗炎功效，可减少运动期间的氧化应激，减少乳酸积聚，并帮助身体在运动之间更快地恢复。
- 一旦您适应低碳饮食（需要大约两个星期），运动期间您的身体主要依靠燃烧身体脂肪来获得能量，所以您不必通过添加碳水化合物饮食来恢复糖原水平。您可以大量食用健康脂肪。
- 耐力和力量训练运动员选择低碳水化合物、高脂肪饮食，可以改善身体组成并增加力量。

我知道低碳水化合物、高脂肪的饮食让我更强壮，更健康，跑得更快。当我在饮食中添加了椰子油后，其中包含的中链甘油三酯[18]增加了脂肪燃烧，并帮助形成肌肉，长时间的骑行也不会感觉累。

食用脂肪可保持皮肤光滑、头发柔顺、指甲亮泽

有没有想过培训师是如何让马的皮毛保持美丽、闪亮的？他们给马喂食亚麻籽，这是ω-3脂肪的丰富来源。您的饮食中如果缺乏来自鱼肉或植物的ω-3脂肪，将会导致严重的健康问题。大多数人在干燥的皮肤上涂抹乳霜、乳液和药水，使用各种各样的护发产品，试图使头发恢复生命力，或使用护甲产品来保护指甲，但事实上，大多数外部问题均归因于身体内部。缺乏ω-3脂肪可导致皮肤干燥、瘙痒，呈片状，甚至变色；它也可能导致您的胳膊、后背皮肤粗糙。我知道您现在一定在做自查！ 您的指尖可能会干裂或脱皮；您的头发可能干燥、僵硬、打结，您可能存在头皮屑和脱发等问题；您的指甲可能生长缓慢，变脆或断裂。ω-3脂肪可以缓解所有这些问题。对于患有皮肤疾病的人而言，食用亚麻和琉璃苣油的混合物可以获得惊人的效果。

食用脂肪可改善性生活质量

您一定会感到很惊讶，**您的性激素是由体内的胆固醇生成的**。在美国，每人每年平均吃66公斤面粉和69公斤糖，这些食物刺激了胰岛素，促使腹部脂肪堆积，增加男性的雌激素（腹部脂肪细胞生成更多雌激素），并使他们的睾酮水平暴跌。这导致他们性欲降低、性功能障碍、肌肉损失、体毛损失、男性胸部发育！对于大多数男性而言，限制食用碳水化合物，多吃脂肪即可解决这一问题，而不必依赖睾丸

酮代替疗法。

低脂肪饮食可导致妇女过早停经、月经不规则、经痛以及不孕不育。低脂肪饮食会增加腹部脂肪，提高睾酮水平，并引发痤疮、面部毛发和头发脱落，而高脂肪、低碳水化合物饮食能够扭转所有这些症状。

脂肪和癌症：我们应该担心吗？

让我们来看看我们是否应该担心脂肪和癌症。这一点可能并不会让您感觉惊奇，但这里存在相矛盾的证据。一些研究表明脂肪和癌症没有任何关联，还有一些研究显示脂肪可能还具有防癌功效，一些人试图通过高脂肪生酮饮食来饿死癌细胞，因为癌细胞依靠糖分（并非脂肪）才能存活。**癌细胞依靠糖分才能存活，并非脂肪。我们应该如何理解这一点呢？**

真的很难。正如我所说，问题在于营养研究的糟糕状态。在大型人群研究中，通过食物频率问卷（这并不准确，因为谁还真记得他们几周内都吃了些什么）来评估饮食，许多其他因素可以解释其关联性，但很难得出明确的结论。这就是为何人口研究不能证明原因和结果。例如，在一些研究中发现，食用更多饱和脂肪的人可能处于患癌高风险之中。但是，究竟是饱和脂肪还是整体的饮食和生活方式（运动量减少，大量吸烟，吃精致、加工、油炸食品，很少食用水果和蔬菜，体重增长）导致了这一结果？答案可能并不是饱和脂肪。许多大人群研究发现，脂肪摄入增加与乳腺癌相关，但是当进行大型随机对照实验以评估真正原因和作用时，却没有发现膳食脂肪和乳腺癌之间的联系。[19]

人口研究也显示出矛盾的结果。一些研究表明多食用脂肪或某种特定脂肪会导致癌症，而其他研究结果则完全相反。[20]大型评论难以找到脂肪和癌症之间的持续关联。[21]这就是我更加信赖基础科学实验以及融合了对基本生物学理解的实验（即癌症生物学）所得出结论的原因。现有数据无法得出明确结论，因此我提倡人们食用绿色食物和好脂肪。

我们所了解的癌症，它是一种由环境污染（如毒素、吸烟等）、饮食和压力导致的复杂疾病。我们能确定一些病因。比如，胰岛素抵抗或糖尿病前期或2型糖尿病显著增加了常见癌症（前列腺癌、乳腺癌、结肠癌、胰腺癌、肝脏癌等）的患病风险。我们还知道炎症会增加患癌风险。每个人都认可蔬菜和水果中含有强大的抗癌化合物。在中国的一项研究中测量了西蓝花和十字花科蔬菜在尿中的代谢物，发现这些化合物含量最高的那些人群具有最低的患癌风险。[22]其他研究将某些食物与某些癌症紧密联系在一起，例如，乳制品与前列腺癌 。[23]

然而，一些必需的ω-3脂肪酸，如EPA和DHA，似乎有助于预防其他疾病，因为它是生物学的关键组成部分。许多研究表明，ω-3脂肪具有抗癌特性。[24]它能够减少炎症，改善胰岛素抵抗，并通过其他细胞机制抑制结肠癌、[25]乳腺癌、[26]前列腺癌[27]等癌症通路。许多研究表明，如果从植物油中摄取高ω-6 PUFA的饮食，ω-3脂肪将不能很好地发挥有益功效。其他研究表明，饱和脂肪只有在高碳水化合物饮食或低ω-3脂肪饮食的情况下才是有害的。事实上，现在进行的大量研究都集中在使用生酮或高脂肪饮食（60%～70%脂肪）治疗癌症，[28]包括脑癌和结肠癌。[29]似乎高脂肪生酮饮食对癌细胞具有毒性，能够同时帮助患者恢复。

我不相信哪一种具体的饮食方法可以预防心脏病、癌症、痴呆，甚至是糖尿病。我相信“造物主”将人类的生理构造设计得要复杂精妙得多。我坚信一定有一套适用于人类的规则体系。但我们无法观其全局，只能一点点地进行碎片式的研究整理。

营养科学的部分问题是：试图通过梳理个别营养素并将其与整体饮食模式分开进而得出结论。这样做没有任何实际意义。我们的饮食结构中包含多种食物，而不是个别的成分或脂肪类型。虽然可能存在风险，但我认为，通过科学和我们目前对分子生物学和生理学的理解，遵循整体进化，规律进食，是最有意义的。此观点是第三部分中所述的吃“肥”见瘦计划的基础。

所以您现在拥有：所有的研究、事实，以及脂肪相关数据。我希望您现在能够完全理解，**低脂时代必须终结**，食用健康脂肪才是减肥、预防疾病、恢复身体活力的关键，最重要的是，您可以尽情享用很多喜欢的美食！

第三部分

吃“肥”见瘦计划

法老对约瑟说：“你吩咐你的弟兄们说：‘你们要这样行：把驮子抬在牲口上（把物品放在动物的背上），起身往迦南地去。将你们的父亲和你们的眷属都搬到我这里来，我要把埃及地的美物赐给你们，你们也要吃这地肥美的出产。……’”

——《创世纪》45: 17–18

第10章

我们应该吃什么？

现在您应该已经了解，我们是如何陷入脂肪认知的大误区的。我们为什么需要转变对食物和脂肪的认知？现在就先来讨论一下您的真正需求：

我如何才能减肥并改善健康？
我应该避免吃哪些食物？
如何增加饮食中的脂肪——我应该选择哪些食物？
我应该吃哪一类碳水化合物食品？
我们体内需要摄入多少蛋白质？
我怎样战胜对食物的渴望？

吃“肥”见瘦计划将会解答您的这些问题。我会和您分享我的设计方案，实现从您内心到厨房设置的彻底改变，并改善您的腰围和整体的健康状况。在短短的21天，您不仅知道应该吃些什么，还会了解如何让身体的每一部位都充满活力，所以，敬请期待这美妙的感觉吧。

吃“肥”见瘦计划会带领您快速开启减肥之路，重新启动体内的新陈代谢，让身体更加健康。21天后，如同您在第14章中看到的，您可以选择继续坚持吃“肥”见瘦计划，持续实现减肥目标和身体康复，或转换为我所说的Pegan饮食（原始人饮食和素食的结合），包括全谷物、豆类，在第2阶段再引入一些麸质（谷蛋白）、乳制品。我特别关注介于素食和原始人饮食之间的部分，因为这两者之间的中间地带是最可行、最合理、最可持续的，也是美味、健康、科学的饮食方式。

它结合了其他饮食中已经发现的健康元素，如地中海饮食。这种长期的饮食方法是几十年来的研究和个人经验的结果，已经被成千上万的患者亲身实践。

比较素食和原始人饮食

您可能认为这项研究可以解答我们应该吃什么的问题，但结果只是让我们感到更加混乱。素食研究表明，素食有助于减肥、逆转糖尿病、降低胆固醇。原始人饮食似乎有着同样的功效。所以我们应该避免食用动物性食物，只吃豆类、谷物、蔬菜，还是应该尽情享用肉类食物和脂肪，放弃所有的谷物和豆类食物？两种饮食方式各有优势，但自身都不够全面。从本质上讲，每种饮食方式的拥护者们都以近乎宗教般的热情严格遵循着饮食方案，以验证他们的观点。我们称这种现象为“摘樱桃”（抑或“选择性失明”）。

通常这些研究会将优质的原始人饮食或素食与美国标准饮食做比较，而美国标准饮食中包含了大量加工食品、糖、精制碳水化合物，以及低质的工业化动物产品和精制油。任何针对绿色食物进行的研究——无论是素食还是原始人饮食——都远远优于可怕的工业化加工食品。但是，当您比较两种绿色、优质素食（一种低脂肪和一种高脂肪）时，将会得出怎样的结论？已经证实高蛋白、低碳水化合物、低糖素食（生态阿特金斯）比低脂肪素食（避免吃坚果、种子、牛油果）更有助于减肥和降低胆固醇。[1]

将包含薯条、可乐、面包、面食在内的素食与包含健康蔬菜和草饲肉类在内的原始人饮食进行比较毫无意义；同样，也不应将包含饲养肉类、博洛尼亚腊肠和极少新鲜蔬菜在内的原始人饮食与包含绿色食物、低糖食物在内的素食进行比较。但目前没有研究将理想的、健康的原始人饮食与理想的、健康的高脂肪素食进行比较。我的猜测是，两者均有益健康，有些人可能比较适合高脂肪动物饮食，而其他一些人则可能更适合基于植物的高脂肪饮食。

勒布朗·詹姆斯（LeBron James），被认为是我们这个时代最伟大的篮球运动员之一，他一直遵循原始人饮食。全球著名的网球运动员诺瓦克·乔科维奇（Novak Djokovic），赢得了每年几场主要网球比赛的胜利，他一直坚持低谷物、低乳制品、高脂肪饮食。里奇·罗尔（Rich Roll）在坚持高脂肪素食7天后完成了5次铁人三项比赛。人类的适应性相当惊人。但唯一重要的问题是，最适合您的饮食是什么？！

您应该根据身体反应来选择食物和生活方式。倾听身体的声音，它会告诉您它喜欢什么。这需要观察和时间。您的身体是最聪明的医生。

最好的素食+最好的原始人饮食=Pegan

Pegan饮食结合了素食和原始人饮食的精华。

这些都是我生活的基本原则，因为我希望能够健康长寿。现在，我拥有理想的身材和体重，因此可以适当尝试一下不同的饮食方式。但是，如果您正在试图逆转糖尿病，想要短时间内大量减重，扭转慢性健康问题并使身体系统恢复，那么可以马上启动吃“肥”见瘦计划。把它看作是一项为期21天、能够重新启动身体和心灵的程序，它可以将您的身体恢复到原始最佳状态。

一旦您实现了目标，您就可以开始自行调整您的Pegan饮食。这是一个哲学的指引，而非僵化的饮食方式，它融入了营养学的最新科学见解，从而确保您的身体愈加强壮。那么，什么是Pegan饮食？

让我们先来关注一下原始人饮食和素食的共同点。它们都是基于真实的、完整的、新鲜的可持续食物；含有丰富的维生素、矿物质和植物营养素；有少量的糖、精制碳水化合物及各种加工食品。苹果没有条形码，鸡蛋没有营养标签，杏仁没有成分表。但它们都是真正的绿色食物。

以下是公认的健康饮食特点：

1. **有机、本地、新鲜的绿色食品。**
2. **保持极低的血糖负荷**——少量的糖、面粉和精制碳水化合物。
3. **多摄入蔬菜和水果**——颜色越深、品种越多越好（尽管原始人饮食建议应坚持食用低糖水果，如浆果）。
4. **少摄入或不摄入农药、抗生素或激素**，不吃转基因食品。
5. **不摄入化学品**、添加剂、防腐剂、染料、味精、人工甜味剂。
6. **从橄榄油、坚果、种子、牛油果**中多摄取优质脂肪。ω-3脂肪适合所有人！如果您是素食主义者，不想吃任何肉食，那很好。但请确保摄入ω-3脂肪。您需要直接从食物中摄入DHA，而不是寄希望于身体将ALA转化为 DHA。您可以从藻类食物中获得DHA。
7. **少摄入精炼、加工植物油。**特级初榨橄榄油是一种美味、健康的选择。
8. **适量摄入用于控制食欲和肌肉合成的蛋白质，**尤其是中老年人（虽然，这一点存在争议，是应该获取来自植物的还是动物的蛋白质）。
9. **动物性食品。**当然，素食者不赞成食用动物产品，而他们赞成动物产品应该来源于人工可持续喂养、草饲且不含抗生素和激素。
10. **鱼。**同样，对于纯素食主义者而言，如果您在野外宿营时需要吃鱼，那么共识是：选择低汞和低毒素的鱼类，如沙丁鱼、鲱鱼、鳀鱼、野生鲑鱼和其他小型鱼，由于汞含量较高，请避免食用金枪鱼、旗鱼、智利鲈鱼。鱼类也应来源于可持续发展的“有机”或捕捞渔业。

饱受争议的领域

针对下述食品，饮食界目前仍在争论中：

1. **乳制品**。原始人饮食和素食主义阵营均抵制乳制品。多数情况下它可能导致过敏、哮喘、湿疹、鼻后滴漏、痤疮和肠易激综合征。[2]一些数据表明，乳制品有助于体重管理和糖尿病的预防，但目前尚不清楚这是归因于喝牛奶的人摄入了较少的汽水或含糖饮料，还是因为受益于牛奶本身，或者因为这是乳制品委员会资助的研究！第13章中我们会更详细地讨论吃“肥”见瘦计划将乳制品（草饲黄油或酥油除外）排除在外的原因。

2. **谷物**。对于数以百万计的美国人（和其他地区数以百万计的人）而言，麸质会导致炎症、自身免疫性疾病、消化系统疾病、精神疾病、[3]自闭症、[4]抑郁症、精神分裂症、[5]肥胖、心脏病、痴呆症[6]和癌症。[7] 1%的美国人罹患乳糜泻，而多达10%（超过3 000万）的美国人可能对麸质过敏。而其中仅有百分之一可确诊。[8]麸质是精制的高糖食物，如面包或焙烤食品，会促使体重增加并导致胰岛素抵抗。即使是全麦面包，糖含量也比较多，任何谷物都会增加血糖水平。但谷物可以成为健康饮食的一部分，但不能无限量摄入，特别是如果您已经患有肥胖症或是碳水化合物不耐受的情况下。如果2型糖尿病患者想要摆脱胰岛素并逆转糖尿病和自身免疫性疾病，或者想要实现减重目标，那么可以尝试无谷物饮食。

3. **豆类**。豆类是纤维、蛋白质和矿物质的重要来源。但它们确实会引起消化问题，如果您是糖尿病患者，以豆类为主的饮食可能会导致血糖升高。但同样，适量摄入不会引发任何问题——每天最多喝一杯。一些人担心豆类食物中含有会导致炎症的凝集素，[9]以及会影响矿物质吸收的植酸。[10]鉴于同样的原因，在吃“肥”见瘦计划的最初21天，我们禁止摄入豆类食品。

4. **肉类**。肉类才是饮食争论的焦点。我在第7章中详细描述过肉类食物。但结果是，针对肉类得出的研究结论多是模棱两可的，因为大多数研究并不关注肉的品质。一些研究表明红肉会增加心脏病罹患风险和死亡率，[11]但其他研究结果恰恰相反。事实上，这取决于研究是如何完成的，基于个人观点，我认为肉类食物与疾病并无关联。另一方面，减少肉类摄入量还存在许多伦理和环境原因。关于肉类食物，应注重品质，而非数量。

5. **鸡蛋。**之前我们已经讲过鸡蛋曾遭遇不公平的“指控”，但最后被“无罪释放”。结论是，鸡蛋，特别是有机和含ω-3脂肪酸的鸡蛋，是最好的高营养、低成本的蛋白质来源，它们不会导致血液胆固醇水平升高，也不会增加心脏病的风险。

因此，我们应该坚持哪一种饮食方式？

首先，**不要担心您吃了多少，而应专注您吃了什么**。选择正确的食物，保持身体各系统间的平衡，您身体的自然食欲控制和愈合系统必然会密切合作。我建议您通过吃“肥”见瘦计划来重启整个身体系统，然后过渡到Pegan饮食，并作为长期的维护计划。Pegan饮食是一个明智、均衡的饮食方式，没有很多限制；它是令人愉悦、易于遵循，并基于可靠科学数据的饮食方式。

以下是我遵循的Pegan原则，您将在第14章中获知更多细节：

- 无限量的非淀粉类蔬菜（绿色和轻脆的蔬菜），约占总饮食量的50%～70%。请参见第159页的列表。
- 适量坚果和种子，包括杏仁、核桃、山核桃、澳洲坚果、瓜子、芝麻、麻仁和奇亚籽。
- 适量低糖水果。
- 可持续性养殖的低汞野生鱼（沙丁鱼、鲭鱼、鲱鱼、野生鲑鱼）。
- 草饲牛肉、野牛肉、羊肉、有机家禽。
- 草饲或有机鸡蛋。
- 少量无麸质谷物（棕色或黑色的大米、藜麦、荞麦）。
- 耐受的情况下，可以食用少量豆类。
- 避免摄入乳制品（耐受的情况下，可适量摄入有机山羊或绵羊奶酪或酸奶，以及酥油或草饲黄油）。
- 多摄入有益脂肪，包括牛油果、橄榄油、椰子油。
- 偶尔食用纯糖、枫糖浆或蜂蜜。
- 适量摄入酒精：晚上喝1杯红酒或喝不超过30毫升的烈性酒，理想状态下每周不超过5杯。谨慎摄入啤酒，因为它含有糖和麸质。想象一下喝啤酒导致的“啤酒肚”。

- 每天最多1至2杯咖啡或茶。
- 在耐受的情况下，摄入少量麸质食物（仅以全谷物的形式，如钢切燕麦、整核的黑麦面包、大麦）和乳制品（最好是山羊或羊乳制品），但我建议还是应尽量避免食用乳制品。这些都是可选项，如果您发现食用麸质食物和乳制品后没有任何不良反应，则可以少量食用。它们无须成为健康饮食的一部分，对大多数人来说，它们会导致炎症和慢性症状。
- 严禁摄入加工食品、人造食品（尤其是甜味剂）、液态糖和果汁（绿色的蔬果汁除外）。

也就是说，我创建了吃“肥”见瘦计划，将其作为持续健康和实现减肥目标的方法。它需要3个星期（21天）来改变以前的饮食、生活习惯，学习新的饮食方式，并让您的身体生物机理完全重置，冷却炎症，恢复肠道活力，并适应高脂肪摄入的饮食方式。把它看成是一种“预Pegan饮食”，旨在重置您的大脑化学物质、激素和代谢。

吃“肥”见瘦计划中删除了谷物、豆类、糖果、乳制品、麸质食物，包含了大量的健康脂肪和清洁、可持续养殖的动物产品和海鲜。它可以帮助大多数人启动生物重置，这是一种将身体恢复“出厂设置”的方法。然后，您将在第14章了解到，21天之后，您可以开始适量补充豆类和谷物——几周后，如需要，可以少量摄入麸质食物、乳制品，以及像黑巧克力和葡萄酒之类的食物——您可以查看您的身体反应。请仔细留意身体的感受。您臃肿了吗？体重增加了还是减轻了？是否经常感觉头晕或头疼？让身体来告诉您答案。我们都需要一种个性化的方法，一种对我们最有效的饮食方式。

个性化制订饮食计划

即使您了解不同类型脂肪的区别以及它们对身体的影响，但事实上，您无法肯定这些食物会对您的身体产生什么影响。我们都是独一无二的，每个人都需要量身定制一个不同的、个性化的健康饮食方法。一种饮食方法不可能适用于所有人。

一种饮食方法不可能对所有人奏效。有些人更适合高脂肪饮食（甚至高达70%或80%的脂肪），而有些则可能更适合淀粉和碳水化合物饮食，如谷物或豆类或红薯（但任何人都不会从高糖和精制碳水化合物中获得任何益处）。**身体是最好的医生**。所以，我们应该倾听身体发出的信号。注意是什么让它感觉良好或感觉不好。我已经强调过很多次，**食物是药品，而不仅仅是热量**。它包含着很多信息或指示，可调节您的基因、新陈代谢、免疫系统，甚至您的肠道菌群。

一些新的测试可以帮助您了解什么样的饮食模式对您最有效。高脂肪、低碳水化合物还是低脂肪、高碳水化合物？甚至您可能从中受益最多的运动类型。这是营养基因组学研究，其中使用了功能医学。

一些公司现在提供基因测试，您可以自己进行测试，以帮助您做出更个性化的决定。您需要的信息大部分都包含在您的身体里——我喜欢称之为“房间里最聪明的医生”。如果您需要更多或更少的脂肪，更多或更少的碳水化合物，更多或更少的蛋白质，您的身体会给予您最直接和及时的反馈。它甚至可以告诉您什么样的运动方式对您最有效。在为期21天的吃“肥”见瘦计划中，由您自己来监测您的身体是如何回应的。在第13章中，我会提供一些线索，以帮助您获知身体真正的需求：更多还是更少的脂肪、碳水化合物和蛋白质。

您的血液运行机制、家族病史等都可以有效地指导个性化治疗。碳水化合物不耐受的人群（见第8～9页的碳水化合物不耐受/肥胖症测试）通常更适合高脂肪、低碳水化合物饮食。与当今美国的标准饮食相比，几乎每个人都会从高脂肪、低碳水化合物饮食中获益，但有些人可以适量摄入一些健康的碳水化合物，包括全谷物和淀粉类蔬菜和豆类（其中，您会在第14章中再次进行自测）。

检查您的血液循环机制，也有助于识别碳水化合物不耐受。理想情况下您需要一个特殊的胆固醇测试，称为LabCorp的NMR测试或Quest Diagnostics的有氧运动智商测试，以检查颗粒数量和大小。所有其他胆固醇测试均不适用，因为它们无法提供完整的信息。以下为确定您是否碳水化合物不耐受的具体指标：

- 高甘油三酯（超过100mg/dl）
- 低 HDL（男性少于50mg/dl，女性少于60mg/dl）
- 高甘油三酯与高密度脂蛋白的比例（超过1:1或2:1）
- 许多LDL颗粒（超过1 000）
- 许多小的LDL颗粒（超过400）
- 高胰岛素水平（空腹超过5）
- 高血糖水平（超过90mg/dl）
- 糖化血红蛋白A1c升高（超过平均血糖的5.5%）
- 胰岛素耐受试验异常：摄入75克葡萄糖饮料后30分钟、1小时、2小时的空腹血糖和胰岛素水平

- 空腹血糖应低于80mg/dl。30分钟、1小时、2小时的葡萄糖水平不应超过110mg/dl，也有人建议为120mg/dl
- 空腹胰岛素水平应该介于2和5μIU/dl之间；如高于10μIU/dl之间均表明为显著升高。30分钟、1小时、2小时胰岛素水平应小于25～30μIU/dl；如高于30μIU/dl，均表明为一定程度的胰岛素抵抗

如果在这些测试中的结果异常，则表明更适合高脂肪、低碳水化合物的饮食方式。如果测试结果完全正常，当您过渡到Pegan饮食阶段时，可以适量食用一些淀粉类蔬菜、全谷类、豆类食物。您可以监测这些数值，以查看不同的饮食方式对您的影响。

检测您的基因

我们中的许多人都会责怪父母带给我们的基因对体重或健康的影响。您可能经常抱怨您有肥胖或糖尿病的基因，您的父母和祖父母超重或患有糖尿病或心脏病，所以您“在劫难逃”。但是，遗传学的世界远比这复杂得多。

我们每个人约有20 000个基因。这些基因中约有99%与其他人相同，其余1%的基因让我们成为这个星球上独一无二的个体。人体基因大约有112万个变异，被称为单核苷酸多态性（SNP），影响您身体的每一种功能，包括您对维生素的需求、您的解毒能力，以及您罹患炎症、心脏病、癌症的概率等。这些SNP还影响着您的体重和新陈代谢，以及身体处理或管理膳食脂肪的能力。

每天我们都试图更多地了解这些SNP，以及它们对健康的影响。目前，我们已经开始使用基因检测，以帮助个性化订制健康和营养饮食计划。很快我们就可以用棉签擦一下脸颊，然后送去实验室进行基因检测，花费几百美元就能知道我们体内的整个基因组，从而更好地匹配我们的食物、补充剂和运动需求，以优化身体功能和新陈代谢。人群中高达40%～50%的体重差异可能归因于遗传因素，这就是为什么不同的人对不同的饮食是有不同的反应。[12]

对于我的一些患者，我要求他们接受基因检测，从而有助于我给他们提供一些个性化的饮食建议。有一些基因可以帮助我为每个人量身定制“饮食计划”。这些特定基因与肥胖和体重增加的趋势相关，以及胆固醇谱如何响应高脂肪或低脂肪饮食、[13]代谢率、膳食脂肪吸收、细胞中脂肪的动员，以及燃烧脂肪的能力。有些基因调节着大脑中的多巴胺受体，控制着您对碳水化合物和糖的欲望，并可以预测胰岛

素抵抗、炎症、胆固醇代谢水平，甚至可以决定您对不同类型运动的反应。

下面列出了一些我检测的基因（在家中使用家庭测试套装即可轻松完成检测，详情请参见www.eatfatgetthin.com）：

- FABP2：影响您的脂肪吸收和代谢。
- PPARG：影响您的胰岛素功能、脂肪燃烧和胆固醇水平。
- ADRB2：影响您的身体如何动员细胞中的脂肪作为能量而燃烧。
- ADRB3：影响您的身体如何分解脂肪。
- APOA5：调节您的甘油三酯水平。
- APOA2：增加肥胖、胆固醇代谢、心脏病和糖尿病罹患风险。
- MC4R：影响您的能量摄入和消耗，以及食欲控制。
- FTO：调节食欲、体温、神经和激素系统。
- TCF7L2：调节血糖，包括胰岛素分泌和作用机制。
- ADBR3：影响您对运动和脂肪燃烧的反应。
- PLIN：影响与肥胖有关的脂肪储存。
- TNF-A：影响炎症，可以影响血糖控制并导致胆固醇异常。
- LDL：从血液循环中清除胆固醇。
- CETP：调节HDL的代谢和血液胆固醇水平。
- APOA1：调节HDL的生成。
- APOC3：在胆固醇和甘油三酯代谢中起关键作用。
- APOE：在甘油三酯和胆固醇的分解中起重要作用。
- DRD2：影响大脑中的多巴胺受体，增加对糖和精制碳水化合物成瘾的风险。

我对这一领域颇感兴趣，因为我本人有心脏病家族史，且胆固醇水平有升高的趋势，我很想知道我的基因检测能够证实一些什么。让我们通过自己的检测结果，来了解个性化定制饮食计划所发挥的实际作用。

总体来说，我发现我的基因检测结果很幸运。我只有一个高度影响基因PLIN，让我面临碳水化合物不耐受的风险。这并没有让我吃惊，因为我注意到，如果我吃精制碳水化合物或糖，我的腹部脂肪就开始堆积！我也存在MC4R基因变异，从而使我非常容易饮食过量。现实生活中确实如此。

我的甘油三酯水平比我想象的要高一点，因为我的日常饮食很清淡。我有APOA5和APOA3基因，它让我知道，我应该尝试一种包含更多橄榄油或MUFA及更少碳水化合物的饮食方式。

在您坚持吃“肥”见瘦计划的过程中，千万不要忘记仔细倾听身体发出的信号。您的感觉如何？ 体重是否减轻？精力是否更加充沛？疼痛症状有所缓解吗？头晕症状是否已经消失？ 记住，您自己的身体就是帮您分辨有益食物和不良食物的“晴雨表”。

第11章

计划简介

欢迎参与我们为期21天的吃肥见瘦计划，它不仅会改变您对食用脂肪的看法，而且会改变您对身体的认知，帮助您实现健康和幸福的生活目标。您不会再踌躇该吃些什么，吃多少。从此计划中收获的秘籍，将给予您完全改变生活的信心，您可以信心十足地把那些所谓的“特效药”彻底从生活中消除掉。

吃“肥”见瘦计划分为三个阶段：

- **第一阶段：**奠定基础。
- **第二阶段：**吃“肥”见瘦计划。
- **第三阶段：**过渡计划。

第一阶段是准备阶段，应在开始执行计划前的两天内完成；第二阶段，您需要按照计划中包含的食物调整您的饮食结构；第三阶段为过渡阶段，所有选项都为您奠定了未来健康生活的蓝图。

第一阶段：奠定基础

我们不会在没有打好地基的情况下开始建造一所房子，因此，计划开始的前两天，您应该这样做：

- **重新整理您的厨房。**丢弃不良食物，留下有益食物！之后的计划中我会教您一些烹饪技巧。
- **消除对脂肪的恐惧。**这是一个挑战，因为人们往往很难改变那些根深蒂固的“信念”——对脂肪的集体恐惧。但是，如果想要成功，我们就必须转变观点，现在您已经了解了脂肪的真相，因此我们必须迎接挑战。我会为您解答所有疑问，帮助您根除心理障碍。

- **储备您的工具箱。**除了准备一些厨房的杂货和食材外，您还需要准备一双运动鞋和一些补充剂。我们会提供一个清单，以确保您拥有成功所需要的一切！

第二阶段：吃“肥”见瘦计划

对于这21天计划中的每一天，您的日常生活中将会包含下述内容。我会给您具体的指导，使每一步都变得超级简单，容易遵循。

以下是您日常计划的三个组成部分：

- **营养。**每天您都可以享用三餐美味的饭菜和两种可选的零食（您可能根本不需要零食，因为脂肪已帮助您减轻了饥饿感）。无论您是厨房新手还是美食厨师，第16章中丰富的食谱都可以满足并愉悦您的味蕾。我也会教您一些小技巧，学会制作一些快手饭菜。为了成功完成该计划，您还需要遵循第一阶段中我建议的每天服用一些膳食补充剂。
- **能量。**创造能量的最好方法就是消耗能量。让您的身体动起来，无论您是胖还是瘦，都有益于您的头脑和身心健康。在第161页，我将为您提供针对此计划的具体建议和指南，以帮助您获得更佳效果。
- **身体恢复活力。**两件事情足以迅速破坏您试图获得健康并实现减肥目标的所有努力：无处释放的压力和睡眠不足。精力充沛、快乐健康的生活是良好饮食、运动、放松（减压）和睡眠的基石。最后两项尤其不能忽视。压力会导致您的身体产生激素皮质醇，促使腹部脂肪堆积，让您更加渴望含糖饮食，也更容易因为情绪不佳而暴饮暴食；缺乏睡眠，或睡眠质量较差，将会驱动体内激素，让您更容易感觉饿，促使体内脂肪堆积。在第13章中我会提供一些策略，以确保您持续监测自己的压力水平并获得良好的睡眠。

第三阶段：过渡计划

21天后，我将为您准备3条可选方案，以便您能够终身保持健康、幸福，不再担心发胖。

根据您的健康状况，您可以选择继续坚持吃“肥”见瘦计划，直至实现设定的目标（减肥、健康等）。如果您想减掉50公斤或逆转糖尿病的话，您可能要继续坚持此计划。或者您已经感觉很好，而且已经达到您的理想体重，这样的话就可以过渡到另一种饮食方式，纳入更多种类的食物。有些人可能会发现，吃“肥”见瘦计划对他们而言长期有效；另一些人可能发现，他们的食物中可以包括一些谷物、豆类或有机乳制品。

在第14章中，我将给出指导，以帮助您确定最佳的过渡计划。但最重要的是，您必须始终仔细倾听身体发出的信息。

个人收获

您或许并不相信此计划的神奇效果。您甚至不相信1 000名试验参与者可以如此迅速地实现减肥目标，并且获得了惊人的健康改善。但您只要尝试21天，您就会一步步看到自身的变化。当您了解如何摒弃不良食物、选择有益食物时，您的身体将会获得巨大的修复能量。

现在就让我们启动计划吧！

第12章

第一阶段：奠定基础

启动吃“肥”见瘦计划的前两天，需要先打好基础。在这两天中，应储备好所需食材和用品，最重要的是——必须做好充分的心理准备，这样您才能自信满满地执行计划，并获得最佳结果。

如果您还记得我在第一部分讲述的如何陷入脂肪认知的大误区的故事，那么您应该记得这一问题归因于两种误解：第一，我们非常恐惧摄入膳食脂肪；第二，我们用大量的糖、精制碳水化合物以及假的、有毒的“非食物”来代替膳食脂肪。而吃肥见瘦计划中，我们将摆脱这两个误区，使您的身体可以重获健康，轻松减肥，并从整体上改善精、气、神！

重新整理您的厨房

标准的美国厨房是一个被当今食品工业“劫持”的领地。不幸的是，大多数美国人再也无法获得真正的绿色食物。他们吃工厂制造、工业化生产的食品类物质，其中充斥着引发疾病的反式脂肪、高果糖玉米糖浆、MSG（谷氨酸钠）、人工甜味剂、色素、添加剂、防腐剂、农药、抗生素，以及来自遗传育种和遗传工程的新型食物蛋白质和过敏原。我们称之为“抗营养素”，因为它们剥夺了人体本身赖以生存和繁衍所需的营养。

成分游戏

所有加工食品都包含相同的加工成分——高果糖玉米糖浆、面粉、盐、氢化脂肪、味精、色素、添加剂和防腐剂，所有这些食品被挤压成不同的颜色、形状和纹理，但成分几乎相同。如果您查看一袋加工食品上的标签，很难说清楚里面的真实成分！您不知道它们究竟是蛋挞还是比萨饼。这一点足以引发我们的重视和思考！

我们的身体真的需要这些成分吗？美国国家卫生研究院每年花费8亿美元试图发现引发肥胖的原因。美国人每人每年平均消耗13公斤炸薯条、10公斤比萨饼、11公斤冰激凌、215升苏打水、11公斤人造甜味剂、1.2公斤盐、90 000毫克咖啡因，或2 700卡路里？这难道不是导致肥胖的原因吗？我们每年摄入约69公斤糖、66公斤白面粉和272公斤牛奶。这当然会使我们陷入肥胖危机！

我们认为这些食物是“方便”食品。但是，这些所谓的方便食品很容易导致抑郁、超重、疲倦、心脏病和胃反流等生活方式相关疾病。那么，如果食用这些食物的代价是每天都必须服用药物，您还会认为它们给我们的生活带来了便利吗？**如果每天以这些食物为生，预期寿命将会缩短7～14年。**

不得不说，那些食品行业的从业者很聪明。他们通过漂亮的“外包装”诱惑我们将这些食物买回家。这听起来像是节省了时间和精力，但这种方法却导致了一系列问题。工厂化的加工食物通常不含任何营养和膳食纤维，并且充斥糖、脂肪、盐和热量。现在的年轻人已经不知道如何做一顿营养丰富的饭，他们更多地只是在电视机前“欣赏”别人做饭。

这些食物摧毁了我们的味蕾和大脑化学机制。您知道糖和加工食品比可卡因的成瘾性高8倍吗？这些食物直接控制了我们的身体和灵魂。

庆幸的是，恢复身体活力的秘诀其实就在转角处——事实上，是在您自家的厨房里。健康是最基本的人权，而那些加工食品却剥夺了我们的这一基本权利。吃“肥”见瘦计划会告诉您怎样从加工食品中夺回原属于我们的健康。人们普遍认为，自己做饭耗时、昂贵，并且很难做得好吃。但我在这里告诉您，享受真正新鲜的绿色食物才是最价廉的美味，才能帮助您实现更加健康和幸福的生活。

吃肥见瘦计划并不只是一种饮食方式，它更像是一种生活方式，享受真正的绿色食物吧。它会让您更加快乐、自由，而不是缺失或痛苦。除此之外，吃“肥”见瘦计划还会带给您更多收益。

健康烹饪

时间和金钱是干扰健康饮食的最大障碍。其实这两者都不是实际影响因素。我们深受那些营销广告的蛊惑，比如：“您今天应该休息一下啦。”是的，我们确实应该休息一下了！

美国人每天在屏幕前消耗8个小时。我们每人每天在互联网上平均花费2个小时或更多——我们不是没有时间做饭，而是缺乏基本的培训、技能、知识和信心。

当您不知道如何购买食材，或如何做一道菜时，您怎么能养活自己或您的家人？我遇到的一个家庭，他们并不是缺少做饭的时间，而是对加工食物已经成瘾，他们就像人质一般，根本不知道如何购买食材自己烹饪。因此，他们只能选择那些加工食品。

我们必须为自身的健康保驾护航。食品工业已经剥夺了我们的基本人权。**自己制造食物本质上是一种政治行为，收回原本属于我们的权利的政治行为。**当今，我们已经成为食物消费者，而不是食物生产者或制造者，我们日渐失去了与自然界的联系。迈克尔·波兰（Michael Pollan）在他的书中说，“日常家庭烹饪的衰落不仅损害我们的身体健康，导致我们的土地贫瘠，而且我们的家庭、我们的社会已经不知道如何将饮食与自然界相连。”

烹饪是一项有趣的活动，可以释放压力，我们每天都应该尝试。这是一个革命性的行动——我们每个人都有能力成为其中的一部分。作为医生，我对人们对于脂肪的错误认知和愈加衰弱的身体深感担忧，尤其担忧我们的孩子及其未来。事实上，治愈疾病最好的药物如此简单、价廉，几乎每个人都可以轻松获取：为自己、家人、朋友烹饪绿色食物。这将是吃“肥”见瘦计划的一个重要组成部分。

在第四部分中，我将与大家分享简单易学的家庭烹饪食谱，任何人都可以轻松掌握。是的，任何人都能够做一顿美餐。

厨房的彻底转变

此计划的最初几天是关键时期，因为您必须允许身体排毒，以清除那些会导致胰岛素抵抗、体重增加、身体虚弱的加工食品、麸质、乳制品、甜味剂和其他食物类物质。您一定能够打破成瘾的周期，从而停止对这些不良食物的渴望。为什么不摒弃那些让您深陷困境、身体愈加虚弱的食物？或者，以更好的方式——为什么不将厨房设置成一个充满快乐、活力和希望的地方？只有真正的绿色食物才能滋养您的身体，慰藉您的灵魂。

在这个阶段，我们需要几个小时来清除厨房里那些不需要的食材。不要只是把它们塞起来——要扔到垃圾桶里去！如果您有一瞬间的恐慌，请放心：我们会快速、轻松地替换以新鲜、健康的美味食材，保证让您更满意。下述食材是现在“必须清除”的非食物（21天后，您可以重新尝试这个列表中的一些含糖食物，而对于其他的，真的不应该再被食用）：

- **所有“冒牌食物”**。“冒牌食物”，我指的是任何非绿色、不新鲜的食材，包括任何袋装或盒装食材（只有水或盐的罐装沙丁鱼或番茄除外）。请扔掉任何包含防腐剂、添加剂、色素或以任何形式加工的食材。那些具有“天然风味”的东西听起来不错，但可能含有麸质（吃“肥”见瘦计划中详细讲述了为什么应避免食用麸质食物），甚至是海狸肛门腺体的分泌物，它们通常被用作香草风味剂。没错，我没开玩笑。如果您的曾祖母从来不食用这些东西，那您也应该尽快扔掉它。

- **所有含糖食物**。指任何形式的糖，包括高果糖玉米糖浆或“天然”甜味剂如蜂蜜、糖蜜、龙舌兰、枫糖浆、椰子糖或有机甘蔗汁。如果您一定要问“我可以食用这些糖吗？”答案是否定的。如果您想商量是否可以留住一些能食用的含甜味的食物，比如：甜叶菊或原始有机椰子糖，答案仍然是不可以！
- **任何含糖饮料**。包括果汁（即使不加甜味）、甜茶、咖啡、运动饮料和能量饮料。一些盒装果汁标榜为适合孩子的健康饮料，橙汁也被认为是健康的，但果汁中的含糖量非常高，并且不包含新鲜水果中的膳食纤维。您不可能一次吃5个苹果，但您可以很容易地喝掉5个苹果榨成的果汁。 但是这些果汁中包含了太多糖。应该坚持喝柠檬水。21天后，您可以添加一些绿色食物和低糖饮料，如绿色果汁（不含大量水果）、椰汁或不加糖的冷榨西瓜汁。
- **任何含有人造甜味剂的食物**。包括阿斯巴甜、糖精、山梨醇、木糖醇和任何含其他化学甜味剂的食物。 如果食物呈蓝色、粉红色或黄色，或任何非天然的颜色，请马上扔掉！人工甜味剂会导致肥胖和糖尿病，甚至会改变您的肠道菌群。甚至连甜叶菊或其他“天然”低热量或无热量的甜味剂也应禁止食用。这些都可以触发对糖和碳水化合物的渴望，别忘了，我们正在试图关闭这个“上瘾周期”。 21天后，如果身体耐受的话，您可以开始尝试食用一点甜叶菊。
- **任何含有氢化油或精炼植物油（如玉米或大豆油）的食物**。 您现在已经了解，这些油中含有引发炎症的ω-6脂肪，所以我们应避免食用。食用经过工厂加工的坚果和种子、动物食品，甚至橄榄油，您的身体中会摄入大量ω-6脂肪。在此计划中，特级初榨椰子油、酥油或草饲动物黄油将是您可以选择的健康油类，因为它们含有促进减肥和保持健康的良好脂肪。

应避免食用的其他食物

在接下来的21天，为了促进身体排毒和恢复，并最大限度地获得好脂肪的健康收益，请避免食用所有麸质产品、乳制品（除草饲动物黄油或酥油外）、谷物和豆类。乳制品（除草饲动物或脱水黄油外）、麸质和谷物（例如大米、藜麦、小米等）常常引发食物过敏并导致炎症。**炎症是导致几乎所有慢性疾病的根本原因，**

如：哮喘、心脏病、2型糖尿病，甚至癌症、抑郁症和自闭症。豆类食物中也含有炎症化合物，如果您的血糖水平过高，则不适合食用豆类食物，因为它们是高淀粉食物。正如您将在第14章中读到的，21天之后，如果您愿意，可以重新加入这些食物，但在这之前，您必须给肠道一个恢复的机会。

如果您不想从厨房中将这些食材全部扔掉，那么执行此计划期间，必须保证对其视而不见。仅有一个例外情况：如果在您的厨房里发现了非有机乳制品，一定要第一时间扔掉它！它充满了激素、抗生素和炎症化合物。如果厨房中储存了一些面粉，如小麦面粉或米粉，可能您也并不想将这些食材储存过久。您可以选择在第三阶段中重新引入其中的一些食材，我们将在第14章中进一步讨论。

如果您正在阅读这个食材清单，可能会感觉有点恐慌，大多数人和您感同身受。我遇见了数千人，就像您一样，觉得自己永远不可能摆脱糖果、加工小吃、苏打饮料等。但我保证：这远比您想象的要容易得多。此计划经过科学设计，确保您能够获得成功。记住，膳食脂肪是“终极欲望杀手”。它能够平衡血糖水平，防止其波动，近期研究表明，膳食脂肪可以抑制大脑对某种食物的渴望、成瘾和习惯。虽然糖会刺激形成食物渴望并成瘾，但脂肪可以阻止它们。

> 这是一个很棒的计划！我从来没有想过在三个星期内，会看到自身有如此之大的差异，现在感觉身体非常棒。昨天我甚至很轻松地经过甜品店，没有一丝后悔！谢谢您提供的这一有效工具，让我过上了理想的生活并改善了健康！
>
> —Pamela Barrett

我可以喝咖啡吗？

咖啡爱好者一定很高兴：吃“肥”见瘦计划中允许喝咖啡。您每天最多可以喝2杯咖啡（约含150毫克的咖啡因）。一些研究中已表明咖啡能够改善血糖，这可能得益于其含有的抗氧化剂。如果您喜欢在咖啡中添加牛奶，不要惊慌，您将可以在执行此计划的过程中体验混有草饲动物黄油或椰子油的咖啡的魅力。当然，我们并非倡导您在执行计划期间一定要喝咖啡。事实上，一些人是咖啡因的慢代谢者，他们无法耐受咖啡。遗传学检测就可以发现这一结果，如果咖啡让您焦虑或扰乱了您的睡眠，最好避免饮用。但如果不是，则可以将其当成一剂良药。

家庭厨房的一场变革

如果您感到有些紧张或不确定是否可以完成厨房清理（以及烹饪……进食……）的大工程，让我先来与您分享一个故事，放松下头脑。我保证，如果这样一个家庭都能够完成厨房清理，重获健康和梦寐以求的腰围，那么您当然也可以！

我有一个很好的机会拜访了南卡罗来纳州（这里是美国饮食状况最为堪忧的地区）的一个悲惨的肥胖家庭，这次拜访正好作为电影《甜蜜的负担》（*Fed Up*）拍摄的一部分。《甜蜜的负担》揭露了食品工业试图掩盖的真相。（如果您还没有看过这部影片，可以登录Netflix或iTunes观看。）它帮助我了解了美国大多数家庭厨房里的悲惨现状，也让我明白：仅需简单改造厨房并学会一些简单的烹饪技巧，谁都可以重拾健康。

2013年，当我初次拜访这个家庭时，家庭中的成员正处于危机之中。他们长期面临一系列的困境：病态肥胖、糖尿病前期、肾衰竭、残疾、经济压力和绝望，他们如何能够摆脱这个可怕的旋涡——这样一个旋涡，影响了超过1.5亿美国人（其中包括数以千万计的儿童），他们正在努力与肥胖及其并发症所带来的社会和经济负担做斗争。

肥胖及其相关疾病的代价是惊人的。预计到2040年，全部联邦预算均需要支付医疗保险和医疗补助。不良饮食导致孩子们更加虚弱（更多肥胖症、ADHD、哮喘等），从而导致了"成就差距"（他们太胖，以致难以专注于学习），[1]进而限制了我们在全球市场中的竞争力。[2] 70%的孩子太胖或不适合在军队服役，这将威胁我们的国家安全。这些都不是小问题，已经极大地威胁到了我们的未来。

在上述提到的家庭中，母亲、父亲和他们16岁的儿子全部病态肥胖。其他3个儿子是典型的"瘦胖子"，虽然垃圾食品没有让他们超重，但却导致他们的身体异常虚弱。最大的一个儿子具有47%的身体脂肪，其中腹部脂肪占58%（一个男性的正常脂肪比例应为10%～20%）；他的胰岛素水平极高，促使他更加渴望食用含糖食物并导致成瘾，而这样的恶性循环导致其腹部堆积的脂肪越来越多。他的预期寿命比正常体重的孩子少13年，他在55岁时死亡的概率比那些瘦朋友高出了2倍。

他父母的情况同样不容乐观。42岁时，他的父亲因肥胖并发症而出现肾衰竭，他必须减掉18公斤才能通过肾脏移植来挽救生命，但他根本不知道如何减肥；他的母亲超重50多公斤，终身服用抗高血压药物。整个家庭均面临严重的健康风险。

他们想找到出路，却不具备相关的知识或技能，他们被困在工业食品成瘾的恶性循环中。

当我问他们是什么促使他们改变时，父亲眼含热泪，他说他不想死，不想离开他的妻子和4个儿子。他最小的儿子只有7岁。这是我听到过的最强大的动机。

我们从最简单的地方开始挖掘出这个家庭的混乱之处——他们的厨房。

没有一个家庭成员知道如何烹饪绿色食物，他们不知道如何在超市购物或阅读食品标签。像许多美国人一样，他们被加工食品包装上的“健康声明”蒙蔽了，什么“低脂肪”、“零反式脂肪”和“全谷物”，这些才是使他们发胖的真正原因。夹心饼干（Pop-Tarts）是全谷物食物？奶油（Cool Whip）中不含反式脂肪？它含100%的反式脂肪，但由于分量小，食品利益集团迫使国会允许他们将这种“食品”标记为零反式脂肪，如果每份中的含量少于0.5克，他们就可以合法地到处说谎。这家人不知道鸡块中含有的各种添加成分超过了25种，还以为只是一块鸡肉而已。

他们在这样的饮食环境中长大——每顿饭要么是油炸食品，要么是盒装或罐装食品。一切食物都来源于工厂加工。他们只知道两种蔬菜：白菜和青豆罐头。他们的厨房中没有基本的烹饪工具，如锋利的刀具或切菜板。他们领取大量的残疾人保障食品券，每月1000美元中有一半左右用于在快餐店吃饭。

这家有一个花园，但母亲从来没有学会如何种植食物，即使他们住在一个美丽的温带农村地区。当我遇到她时，她甚至不知道如何切菜或炒饭。我意识到，能帮助他们最好的方法不是羞辱或指责，不是开具更多的药物或告诉他们少吃、多动，而是应该教他们如何在紧张的预算下自己烹饪真正的绿色食物，教他们吃得少、吃得好。

我开始教家庭的所有成员洗菜、剥皮、切菜和烹饪真正的食物——洋葱、大蒜、胡萝卜、红薯、黄瓜、番茄。令我惊讶的是，母亲从她的冰箱里拿了一束新鲜的芦笋（我怀疑她是发现我来了才买的），她说讨厌芦笋。“芦笋有一种令人生厌的味道，”她说，“但是一个朋友告诉我说可以尝试烤着吃，我试过了，味道非常棒。”

我向她和孩子们演示如何将芦笋的硬根去除，以及如何使用橄榄油和大蒜煎炒。他们学会了如何用茴香和橄榄油烤红薯，以及如何制作土耳其辣椒。他们甚至学会了使用橄榄油、醋、芥末、盐和胡椒制作新鲜的沙拉酱，而不再使用含有高果糖玉米糖浆、精炼油和味精的黏糊糊的瓶装酱料。

当我们做饭时，男孩们跑进厨房，他们被辣椒和烤红薯的甜甜的、温暖的气味所吸引，这是他们从未感受过的厨房里的味道。他们开心地享用了每一种食物，并惊讶于竟如此美味。

享用一顿快乐、满足、治愈系的绿色食物比他们订购炸鸡块、饼干、肉汁和青豆罐头更加省钱，并且方便快捷，那个一直想去医学院上学，一直努力保持健康的儿子，难以置信地问道：“海曼医生，您每天晚上都和您的家人一起做饭吃吗？”“当然！”我向他保证。

我离开时满怀希望。5天后，母亲发短信给我说，家人已经减掉了8公斤，并且他们再次做了辣椒。她体重又减掉了45公斤，再也不用服降压药了；父亲减掉了20公斤，能够接受肾脏移植手术了；长子减掉了23公斤（遗憾的是，当他在一家炸鸡店工作的时候，体重又反弹了。他说，这就像让酒鬼在酒吧里工作。但是很快就回到了正轨）。

所以你们看到了：只需要做一次饭，就可以改变厨房的混乱局面。

转变您的恐惧心理

最近，我们家来了一位客人。她来到厨房和我聊天，当时我正在制作防弹咖啡，这是一种由我的朋友Dave Asprey发明的特殊饮料，一种将草饲动物黄油和MCT油混合的咖啡（见第195页）。我提出让她喝一杯尝尝，她看着我，有点恐惧地说：“这不会导致发胖吗？”

读这本书之前，您可能也说过（或想过）与她相同的话。即使现在，在了解了膳食脂肪的真相之后，几十年被灌输的无脂咒语让您仍然可能怀疑吃“脂肪”食物，如黄油、坚果、椰子或橄榄油，以及牛油果是否真的有益健康。我知道，一旦您开始尝试此计划，您一定会相信。而现在，我们要消除可能会阻碍您成功的任何心理障碍。

在基础阶段的头两天留出一些时间，记录您对以下问题的回答。真实地记录非常重要。记录行为可以允许您在尾声回头查看整个计划的执行情况。

- 我相信膳食脂肪有益于身体健康吗？
- 当人们将避免膳食脂肪、加工食品作为一种文化时，我的感受如何？
- 过去或现在，我与“无脂肪”食物的关系是什么？
- 过去食用这些食物的感觉如何？
- 食用脂肪食物的担心或恐惧是什么？
- 我如何解决这些担忧或恐惧？
- 我为什么要执行此计划？
- 在接下来的21天里，我为自己设定哪3个目标？

储备您的“工具箱”

以下是您在开始执行计划之前要收集的食材。

正确的食物

现在您已经摆脱了厨房中有毒的炎性食物，让我们再补充一些好的食材。以下是建议您储备的基本食材清单，以便您可以轻松地按照食谱，并根据第四部分中的准则准备基本膳食：

- 特级初榨橄榄油
- 特级初榨椰子油
- 海盐
- 黑胡椒
- 抗炎草药和香料（姜、姜黄、肉桂、辣椒、百里香、迷迭香、小茴香、鼠尾草、牛至、香菜、香菜叶、辣椒粉、欧芹）
- 坚果（核桃、山核桃、杏仁、澳洲坚果、腰果等，不包括花生）
- 种子（大麻、奇亚、亚麻、南瓜、芝麻）
- 未加糖的杏仁奶或火麻子奶，或自制椰奶（参见第200页的食谱）
- 草饲动物黄油或酥油
- 优质咖啡（如果您喜欢喝咖啡）

您可以在第四部分中选择早餐、午餐、晚餐和小吃食谱。强烈建议您提前进行膳食计划，这样才不会饥不择食。一次规划好未来一周的膳食，并提前购买相关食材。最糟糕的事情莫过于食材短缺。提前规划好早餐、午餐和晚餐的食物和就餐地点是您获得成功的关键所在。

您会注意到，我没有制订每天的膳食计划，这是有意的。我的目标不仅是帮助您重置新陈代谢并改变减肥和健康基因，同时也要引导您如何在以后的生活中持续保持这样的健康饮食和生活方式。我想让您通过这为期21天的计划获知选择合适食物以燃烧身体脂肪的方法。不要担心，我会为您指明方向，并提供每一步的提示，以帮助您实现目标！

膳食补充剂

虽然您会通过食用充满维生素和矿物质的绿色食物来为您的身体加油，但您仍然需要额外的营养补充剂，以帮助身体有效地燃烧热量、调节食欲、预防炎症、优化肠道菌群，并帮助体内的细胞变得对胰岛素更加敏感。

如果您只食用自己涉猎的野生食物，饮用纯净水，呼吸清新空气，无须面对慢性压力，未暴露于环境毒素之中，且每晚能睡足9小时，那么您就无须补充任何维生素，而除此之外，我们必须补充适量维生素。但90%的美国人缺乏一种或多种营养素，即使我们坚持健康饮食。我们的土壤即将耗尽，食品杂交（降低其营养密度）并用人工肥料培养，然后长距离运输并长期储存。或者经过高度加工进一步消耗食物的营养价值。每个人至少需要补充多种维生素和矿物质、鱼油、维生素D补充剂，以及理想的益生菌。许多人还需要补充镁等矿物质补充剂。

这就是为什么我建议您服用下述补充剂以优化您身体的脂肪燃烧和修复机制的原因。您可以在www.eatfatgetthin.com上购买一天两次的便携装，或者在当地的保健食品商店购买。但请谨慎选择品牌和产品。您还可以在上述网站上查找到该计划中较难获取的一些食材，如MCT油或电解质。您最好选择那些不含污染物、添加剂和过敏原如麸质的品牌，最近发现许多益生菌中都含有麸质。

您的每日膳食补充剂应包含：

- 高品质的多种**维生素和多矿物质**补充剂。这包含所有B族维生素、抗氧化剂和矿物质，您需要它们来优化您的新陈代谢、血糖和胰岛素功能。
- 2克纯净**鱼油**（EPA / DHA），一种抗炎、胰岛素增敏、促进血糖平衡、预防心脏病、促进大脑发育的膳食补充剂。
- 2 000单位**维生素**D_3，有助于改善胰岛素功能。高达80%的人群缺乏这种重要的维生素（您需要额外补充此种维生素）。
- 300～400毫克的**L-肉碱**，每天两次。肉碱能够促使脂肪进入细胞，使您的身体可以更有效地燃烧脂肪，并提升新陈代谢的速度。
- 30毫克**辅酶Q10**，每天两次。辅酶Q10是将食物转化为能量的关键营养物质。
- 100～150毫克的**甘氨酸镁**（每天两次，一次一粒）。镁也是放松神经的矿物质，有助于减少焦虑、改善睡眠、改善血糖控制，甚至可以治疗肌肉痉挛。如果您存在便秘症状，可能需要添加柠檬酸镁（见后面的可选补充剂列表）。此外，如果您有肾脏问题，在开始服用镁补充剂之前，请先咨询您的医生。
- **PGX**（粉末或胶囊形式）——超级纤维，可降低血糖和胰岛素峰值，也可以减少食物渴望并促进减肥。在每次用餐前往大杯水中倒入2～5克PGX，搅拌均匀后饮用。也可以以粉末的形式（½～1勺）或3～6粒胶囊的形式服用；粉末的形式效果会更好。如果您晚上经常有饥饿感，也可以在晚饭后服用一剂。

- **益生菌：**10亿～20亿CFU（菌落形成单位）。益生菌有助于您的肠道菌群正常化，滋养您的“内花园”，这是减少炎症，改善消化功能，甚至逆转糖尿病和碳水化合物不耐症的最好方法之一。
- **MCT油：**1～2汤匙。您可以把它放在咖啡里搅匀或淋在沙拉上。这是从椰子油中提取的超级脂肪，能够加速新陈代谢，并为大脑提供能量。
- **电解质：**1～2瓶盖的E-lyte（液体电解质溶液）。把1瓶盖放入一杯水和饮料中，每天服用两次（共计2杯，2瓶盖）。这种电解质和盐的组合有助于组织正常水化。如果您不再摄入碳水化合物，体内会流失掉很多液体，需要补充更多的盐和电解质，才能保持新陈代谢的平衡。
- **马铃薯淀粉：**将1～2汤匙马铃薯粉加入234毫升的水中，每天服用2次，可以帮助平衡您的血糖和培养肠道益生菌。最好使用鲍勃的红磨坊未改性马铃薯淀粉（Bob's Red Mill Unmodified Potato Starch），这很容易在健康食品商店或线上买到。虽然此计划中将马铃薯淀粉纳入了可选食物范畴，但我强烈推荐您食用它。

为什么要食用马铃薯淀粉？

您可能想知道，当我一直在抵抗邪恶的精制碳水化合物时，为什么还会推荐马铃薯淀粉。白色粉状淀粉！有一种特殊类型的淀粉称为抗性淀粉，具有一些特性，包括可以改善您的新陈代谢、胰岛素敏感性和血糖水平，增加脂肪燃烧并减少细胞中的脂肪储存，甚至还能优化您的肠道菌群，[3]从而有助于促进减肥。[4]

抗性淀粉不会被小肠消化——至少不会被您消化，它只是被您肠道中的细菌消化。当您食用抗性淀粉时，它“拒绝”消化，因此不会刺激体内的血糖或胰岛素水平。

抗性淀粉是益生元，可以把它当做您健康肠道细菌的肥料。这大量的细菌——数量超过您自身细胞的10倍多——不能浪费。它与您的身体健康有着密切联系。肠道菌群失衡会导致一系列疾病，包括肥胖、[5]糖尿病、心脏病、自身免疫性疾病、炎症性肠病、癌症、抑郁症、[6]焦虑和自闭症。[7]

让您的肠道恢复平衡的最好方法之一就是摄入益生元形式的有益食物。这种食物有许多形式，包括来自菊苣或菊芋（洋姜）的菊粉，来自洋车前草的可溶性纤维，或高直链淀粉植物，如马铃薯、绿色香蕉和芭蕉。烹饪后冷却淀粉，如马铃薯或米饭，而不是一直加热，也可以将马铃薯或大米中的常规淀粉转化为抗性淀粉。

当抗性淀粉到达您的肠道，会刺激益生菌的生长，“挤走”致病细菌。他们生产的短链脂肪酸是结肠细胞的燃料，被称为丁酸盐，可以预防癌症，加速新陈代谢并减少炎症。[8]

抗性淀粉还可以改善胰岛素敏感性[9]并帮助降低餐后血糖水平。[10]换句话说，它有助于逆转糖尿病。[11]事实上，在一项研究中，15～30克（约2～4汤匙）的马铃薯淀粉即可改善肥胖男性的胰岛素敏感性，最多可减掉10%的体重！[12]

抗性淀粉还具有其他好处：帮助减肥，降低进食后的胰岛素峰值水平，增加脂肪燃烧，减少细胞中的脂肪储存。[13]它以促进健康和减肥的方式改变肠道细菌。

如果您在低碳水化合物饮食中添加抗性淀粉，最好的方法就是使用鲍勃的红磨坊未改性马铃薯淀粉（不是土豆粉）。每汤匙约含8克抗性淀粉。您也可以使用芭蕉粉和香蕉粉。马铃薯淀粉耐受性良好，能与水很好地混合，味道有点像马铃薯。它可以帮助您在晚上快速入睡。您也可以在思慕雪或杏仁奶中混合添加马铃薯粉（但不应加热）。

抗性淀粉起初可能会导致胀气。开始时，先在晚上服用1/4茶匙，之后逐渐增加，以确保身体有一个适应的过程。如果您胀气严重或感觉肠道不适，这意味着您可能存在小肠细菌过度生长（SIBO）或酵母过度生长，需要找医生进行肠道治疗。如果您想获知更多相关信息，请登录www.eatfatgetthin.com下载免费电子书：《食物之外：肥胖和代谢受损的其他原因》（*Beyond Food: Other Causes of Obesity and Damaged Metabolism*）。

下面是可帮助减缓相关疾病症状的可选补充剂列表：

- **消化酶：**每餐1～2粒。良好的消化功能对身体健康至关重要。当您转换饮食方式时，您可能需要通过服用一些消化酶来帮助消化高脂肪和高纤维的饮食。它们还可以减少炎症的发生。
- **柠檬酸镁：**150毫克胶囊或片剂，每天2～3次。如果您有便秘症状，则必须服用柠檬酸美。因为便秘症状可能归因于额外的纤维摄入，如PGX。如果您每天排便的次数不足1或2次，您可能会对此计划感到不适，因此请务必关注您的排便频率，并采取必要措施，确保您每天都可以排便（参见第166页介绍的如何消除便秘症状的相关信息）。

- **LaxaBlend（一种草药泻药）**：如果您一整天没有排便或感觉便秘，请在晚上服用2～3粒。
- **抗缓冲抗坏血酸**：500毫克胶囊，2～4粒胶囊，每天2次，以帮助排毒并治疗便秘（关于缓解排毒症状的更多提示，请参阅第165页）。

PGX：神奇的纤维

大多数美国人的纤维摄入量不足。以前作为狩猎采集者，我们每天摄入约100克膳食纤维；而现在，我们在以加工食品为主的饮食中，每天仅摄入8～15克或更少的膳食纤维。纤维有助于肠道益生菌的繁殖，可改善肠道运动，预防癌症和心脏病。它也有助于减肥。在过去几年中，一种叫PGX（聚糖复合物）的特殊超级纤维已经被广泛研究。[14,15,16]一种魔芋根（葡甘露聚糖）和海藻纤维的混合物，减慢了糖（和脂肪）被吸收进血液的速度，具有平衡血糖和胰岛素水平、减少食欲、有助于减肥的综合效果。

我的一位糖尿病患者通过食用这种特殊纤维，不再需要每天注射100单位的胰岛素，而另一位患者，减掉了18公斤的体重。这就是我为什么建议执行该计划期间于每餐前服用PGX的原因。如果您选择只服用一种补充剂，那么PGX对您来说是最重要的。

请注意：为了确保纤维按照既定方式发挥有益作用，必须每天保证喝8杯水。否则，将会导致便秘。如果您有便秘倾向，请参阅第166页，了解如何安全地清理肠道。

健身齿轮

如果您阅读过我的其他书或博客，或在电视上看过我的采访，您可能听我说过这样的话：“如果您长期选择不良饮食，即便多运动也不会有健康的身体。”这是千真万确的。我们不可能通过运动来消除脂肪缺乏、加工食品和其他不良饮食的有害影响。您必须走70多公里才能消耗掉一罐苏打水的热量。但这并不意味着运动对于健康的、良好的新陈代谢功能和长期健康和幸福而言并不重要。在执行此计划期间，您必须坚持最佳的饮食习惯，以恢复健康并重置体内的新陈代谢，而运动的作用则远不及健康饮食那样重要。

运动的最大阻碍之一并不是缺乏动力——而是缺乏组织规划。等您早晨能够轻松起床并出门锻炼时，您就更容易做到这一点了。准备好合适的鞋子和衣服，或者计划好在一天中最适宜的时间进行锻炼，以确保能逐渐适应，摆脱不必要的麻烦。通过两天的基础阶段来组织规划您需要做的事情。例如，准备好合适的运动鞋、哑铃、舒适的运动衣，并将喜欢的音乐下载到您的手机上，等等。

同样重要的是，必须制订每天的运动计划，与您规划生活中任何一件重要的事项一样。在接下来的21天，每天至少运动30分钟。在您的日历中标注好每一天的运动细节。我曾经与非常忙碌的成功人士一起工作，他们总是有时间锻炼。我从不看电视，因为有太多其他有趣的事情要做。我的意思是，您在社交媒体上花费了多少时间？我们每天耗费在屏幕上的时间大概是七八个小时，为什么不能腾出30分钟来活动我们的身体？因为，没有什么事情比健康更重要！

滤水器和瓶子

每天至少喝8杯干净的纯净水，以帮助身体排毒，保持肠道良好运行至关重要。使用正确的工具，使日常喝水成为一个可以轻松养成的习惯。 我建议准备一个简单的碳过滤器，像碧然德（Brita），并将过滤的水倒入一个不锈钢或玻璃瓶中随身携带。您可以在大多数家庭用品商店或超市中购买到这样的滤水器和瓶子。

吃“肥”见瘦之旅

您的日记将是您整个21天的见证！买一个自己特别喜欢的日记本，以便随时记录您执行此计划的结果、想法和经验。

检查这些数值

在开始执行计划之前和完成计划之后进行测量并检查这些数值很重要。我希望您能看到数值上的巨大转变！

进行测量

在开始计划前一天进行测量，并将其记录在您的日记中（或登录www.eatfatgetthin.com以查找我们的在线健康跟踪工具）：

- 您的体重。在清晨沐浴后称量净重（不穿衣服）。
- 您的身高。用厘米或米表示。
- 您的腰围。使用卷尺测量以肚脐为准（而非腰带）的最宽点。
- 您的臀围。再次使用卷尺测量以臀部为准的最宽点。
- 您的大腿围。测量每条大腿一周最宽的点。
- 血压。这可以由您的医生或在药店测量，或买一个家庭血压计。

另外，请务必填写第10 ~ 12页的FLC问卷。如果您计划进行胆固醇测试或基本化验（我强烈建议您这样做），现在应该开始了。下述是您应该做的具体检查项目。看到计划执行前和后的检测结果差异可能会为您带来强大的动力。

检测您的血糖

如果您患有糖尿病，许多人认为您需要检测血糖。事实并非如此。虽然它是可选项，我认为在计划开始前和完成后检测血糖是一个简单有效的方式，能够让您看到身体对食物的反应。它将给予您即时和直接的反馈，从而有助于您对正确的饮食和生活方式做出回应。

有些人可能已经购买了血糖仪，知道如何测试血糖。可能有些人正准备在当地的药店购买血糖仪。新型血糖仪更便于使用，您可以要求药剂师告诉您如何操作。我喜欢ACCU-CHEK Aviva带测试条血糖仪（自带几个测试条，您可能需要更多）或FreeStyle Freedom Lite血糖仪（需要额外购买测试条）。

以下是我推荐的血糖检测方案：

每天测量您的空腹血糖是早餐前的第一件事。理想情况下，您的空腹血糖应介于70 ~ 80 mg/dl。

早餐后两小时和晚饭后两小时测量您的血糖。理想情况下，您的餐后2小时血糖不应超过120mg/dl；如果超过140mg/dl，则表明您患有糖尿病前期；如果超过200mg/dl，则表明您患有2型糖尿病。技术上，这些措施是我们在75克葡萄糖负荷后使用的，但如果您的血糖水平如此之高，表明肯定存在问题。应关注如何通过饮食来调节血糖水平。

让医生检测

同样，这是可选项，但我鼓励您在计划开始前和后接受基本的化验。这些化验可以通过您的医生或在大多数医院进行。有关检测的更多信息和详细说明，请登录

www.eatfatgetthin.com。您也可以下载我的免费电子书：《与医生合作，获取所需》（*How to Work with Your Doctor to Get What You Need*）。

我建议的测试包括：

- **胰岛素反应测试，**类似于2小时葡萄糖耐量测试，同时也测量胰岛素。通过空腹且在口服75克葡萄糖饮料后1小时和2小时测量胰岛素和葡萄糖来进行。
- **血红蛋白A1c，**测量您过去6周的平均血糖水平。5.5%或以上被视为升高，超过6.0%则表明为糖尿病。
- **NMR脂质或心脏IQ测试**（胆固醇）谱，其测量LDL、HDL和甘油三酯，以及每种类型的胆固醇和甘油三酯的粒子数和粒径（这也是重要的，因为大的甘油三酯颗粒是有害的，而大的HDL和LDL颗粒是有益的）。这是一个较新的测试，但我会要求您向医生预约接受这项测试，因为大多数实验室和医生进行的典型胆固醇测试均是过时的。这些测试只能通过LabCorp或Quest Diagnostics获得。
  - 总胆固醇水平——理想情况下应低于200mg/dl。如果您的总胆固醇水平为300mg/dl，HDL水平为100mg/dl，则比总胆固醇150mg/dl和HDL水平30 mg/dl更好。
  - 低密度脂蛋白胆固醇——理想情况下应低于100mg/dl，但更重要的是总颗粒数，其应该低于1000，小的LDL颗粒数应该低于400（甚至更低）。
  - HDL胆固醇——对于男性而言，理想情况下应超过50mg/dl，对于女性而言，理想情况下应超过60mg/dl（但我认为男性和女性均应超过60mg/dl）。
  - 甘油三酯——理想情况下应低于100mg/dl，甚至低于70mg/dl。我们需要小的甘油三酯颗粒。
  - 总胆固醇与HDL比值应小于3∶1。
  - 甘油三酯与HDL的比例应小于2∶1，理想情况下应为1∶1（如果超过3∶1，基本可以表明您患有碳水化合物不耐受）。

DNA 饮食测试

这个专项的测试组合可以帮助您确定遗传倾向（会影响您身体减肥和保持健康的能力）。根据结果，您可以定制专属于您的饮食方案，从而优化您的新陈代谢。您可能更适合高脂饮食或低脂饮食，或者您可能有胰岛素抵抗或糖成瘾的倾向。您可以在www.eatfatgetthin.com预约一次简单的唾液测试，还可以找到一个定制的建议指南，打开您的疾病预防和减肥基因，关闭您的疾病促进和体重增加基因。

作为21天计划的一部分，将促进您实现健康和减肥的目标，包括充分了解您的各项检查结果，并随着时间的推移进行跟踪检测。我相信每个人都有能力了解自己的身体，解释检查结果，并使用这些信息来跟踪执行计划的进度。

加入吃“肥”见瘦计划的在线社团

减肥和保持健康是一项社会活动。您可以单独执行这项计划，但如果找到一位好友共同加入或创建一个小组，或加入我们的在线社团www.eatfatgetthin.com，那么在执行计划期间您就会获得来自朋友们的各方支持，有助于达到更好的效果。

我建议您同时也参加吃肥见瘦计划的在线课程www.eatfatgetthin.com，以获得所需的所有工具，并与社团在线沟通，获得每日的支持。

同时，我也可以成为您的导师，帮助您制订适合自己的饮食计划。我已经尝试这项计划很多年，帮助我改掉了以前的不良饮食习惯并获得了惊人的成效。

确保与您的医生一起检查执行计划的结果

计划开始前，请务必了解下述注意事项：如果该计划运行良好，您的血糖和血压水平会在一两天内急剧下降。如果您正在服用药物或胰岛素，您必须仔细监测您的血压和血糖水平，并与您的医生协商减少用药量，以确保您不会遇到麻烦。一周内，您的血糖或血压水平稍高不会有任何危险（如果您的血糖水平不足300mg/dl，血压低于150/100），但血糖或血压迅速下降却可能会危及生命。如果您正在使用胰岛素或口服降糖药物，您需要特别小心，因为您的血糖水平很可能大幅下降。所以请务必在开始此计划前与您的医护人员充分沟通。

> 我至今仍然不能相信我停止服用药物的速度如此之快，事实上，我的血糖和血压水平甚至比服药时还低。这对我而言就是一个奇迹，不用服用任何药物，我就找回了健康！
>
> ——Joanne Schwien

阶段一的清单

- 改造厨房，扔掉不良食材。

- 参照第140页的清单储备您的厨房和冰箱。
- 针对第139页的问题写下您的答案，以消除您对脂肪的恐惧。
- 阅读第15章，提前计划好第1～7天的食谱，并购置相应食材。
- 购买补充剂。
- 准备好所需的运动服装和健身器械。
- 购买滤水器和水瓶。
- 进行身体测量，并在日记中记录相关结果（体重、身高、腰围、臀围、血压、理想的血糖水平）。
- 接受第147页提及的可选测试。
- 在开始执行计划之前，请先咨询您的医生。

第13章

第二阶段：吃“肥”见瘦计划

吃“肥”见瘦计划简单易行。我设计了一个执行模板，以便您可以了解如何吃、吃什么这些基本要素，以及如何最大限度减少体重并改善健康。

每一天均应严格遵循我在之前介绍的三个核心要素：

- **营养**：包括您应该吃什么，喝什么，应该避免食用什么，以及应该服用哪些日常补充剂。
- **能量**：我会谈谈执行计划期间的具体运动计划。
- **身体恢复活力**：我会提供给您简单的策略，以确保您完全放松并拥有良好睡眠。

营养

您不用计算卡路里或称重食物，最重要的是，您不会有饥饿感！

以下是您每天应该吃什么的基本准则以及应该避免食用的食物清单。从第155页开始，您会查找到有关此计划的最佳食物选择方面的详细信息。

应该食用的食物

- **脂肪**。仅食用好的、健康的脂肪和无污染的（草饲或可持续饲养）动物性食物（见第155～156页的完整列表）。 每餐应至少包含一份脂肪食物。最好的来源是牛油果、特级初榨橄榄油、坚果和种子、特级初榨椰子油、有机椰奶、全有机蛋，以及脂肪鱼，如沙丁鱼、野生鲑鱼、鲭鱼和鲱鱼，还有草饲羊肉、野牛肉和牛肉、有机家禽等。您还可以在沙拉酱或思慕雪中添加MCT油。MCT油无味，因此如果您不喜欢椰子油的味道，可以在食物（比如沙拉）中添加MCT油。一份标准的脂肪是1汤匙油、一把坚果或种子，或约110克的鱼或动物蛋白质。您每天需要食用4～5份脂肪。有关最佳脂肪选项的完整列表，请参阅第155 ~ 156页。

- **蛋白质**。每餐摄入110 ~ 170克的蛋白质食物。（有关最佳蛋白质的完整列表，请参见第156 ~ 157页。）普通人每天需要约1.5克/每公斤体重；如果您经常锻炼身体或正处于疾病康复期，这一摄入量可能需要进行调整。注意倾听身体发出的信号。您可以通过每天尝试和记录您的观察结果来学习，检查您的饥饿程度、精力水平、食物欲望、睡眠时间和质量，看看它们是如何根据蛋白质的摄入量而发生变化的。如果感觉疲劳或反应迟钝，则可能需要摄入更多蛋白质。
- **碳水化合物**。您大部分的饮食都应该是碳水化合物。非常震惊，对吧？ 我不是在说面包圈、米饭、马铃薯或饼干，我说的是绿色食物中的碳水化合物。**所有蔬菜都是碳水化合物**。西蓝花、芦笋和青豆都是碳水化合物。事实上，这些富含维生素、矿物质、植物化学物质和纤维的非淀粉类蔬菜应该占每顿饭的50% ~ 75%。食用这些食物可以持续补充身体所需能量！坚果、种子以及水果中均含有碳水化合物（以及蛋白质和脂肪）。
- **零食（可选）**。根据需要，您每天最多可以吃两份零食。可以选择食用一些未加工的坚果和添加了杏仁酱、腰果酱、橄榄酱或芝麻酱的生食蔬菜。或半个牛油果撒上海盐、胡椒粉或柠檬汁。在第四部分，您会查找到其他美味的快餐食谱。
- **盐**。当您减少碳水化合物的摄入量时，您的身体需要补充更多的盐。如果不摄入足够的盐分（每天1 ~ 2茶匙的海盐），您最初会出现脱水症状，感到疲劳，无法运动。如果您患有高血压，对盐较为敏感，则需要每天观察您的血压水平，以调整盐的摄入量，从而确保血压正常。这就是我为什么建议以E-lyte的形式补充电解质的原因。
- **水果**。每天可以食用半杯到1杯水果（只有这些）：浆果、石榴、西瓜（由于含水量较多，其血糖负荷非常低）、柠檬、青柠或猕猴桃。
- **骨汤**。享受“海曼医生的素食骨汤”（每天1 ~ 2杯，作法请参见第239页食谱），以帮助您治愈由于食物过敏和过度使用抗生素导致的肠道渗漏。渗漏的肠道可使细菌毒素和食物蛋白质“渗漏”到您的血液中，从而引发炎症并导致发胖。素食骨汤还能够减少炎症，并提供丰富的矿物质（钙、镁、钾、硅、硫和磷）、健身胶原蛋白和营养素来源。做足一星期的量，然后将其存储在冰箱或冰柜里备用。
- **咖啡（可选）**。如果您喜欢喝咖啡，那么每天使用高质量的咖啡豆制作一杯咖啡就好。可以尝试第195页的"防弹咖啡"，或者简单地将1汤匙的特级初榨椰子油或酥油和1汤匙的MCT油替代牛奶或奶油添加到咖啡中。如果您喜欢，可以将它作为您的早餐，因为它富含健康的脂肪，让您接下来的几个小时都不会有饥饿感，而且不含糖或其他甜味剂，所以尽情享用吧！

- **水**。每天至少喝8杯纯净水。

另外，有关所需服用的膳食补充剂的相关信息，请参阅第141～142页，或第258～259页的内容。

什么是肠道渗漏，为什么它对减肥和保持健康至关重要？

非常不幸，我们现代人类已经做了很多事情来破坏我们的体内环境，并促发肥胖、糖尿病、癌症、心脏病、抑郁症，甚至自闭症。[1]首先，我们极大改变了我们的饮食习惯，从未加工的高纤维、低糖食品转而食用高糖、低纤维的加工食品以及损害肠道细菌的ω-6脂肪（大豆油）[2]。一些证据表明某些转基因生物（转基因食品）会损害我们的肠道细菌。剖宫产率有所上升，从而阻止了婴儿通过母亲产道时正常的肠道菌群定植。[3]母乳喂养越来越少，而母乳对肠道和肠道免疫系统的正常发育来说至关重要。[4]滥用药物，如抗生素、酸阻滞剂、抗炎药、避孕药、激素和类固醇会导致肠道菌群发生变化，并损害我们的肠道。

这些生活习惯将导致肠道渗漏，肠道中的细菌产物、毒素和食物蛋白质"渗漏"到血液中，并与免疫系统相互作用，从而促发炎症、胰岛素抵抗、体重增加，甚至导致心脏病、糖尿病、癌症、过敏，以及自身免疫性疾病。一些人认为过于卫生、洁净的环境（如反复洗手以避免污垢）反而会对正常的免疫系统产生不利影响，导致我们与细菌更为接近。这就是很好的例证：在农村长大或生活在发展中国家的人较少罹患哮喘、过敏和自身免疫性疾病。[5]

这里有一些关于饮食的重要提示：

- **早餐**。为了获得最佳效果，只能吃脂肪、蛋白质和/或蔬菜早餐。将菠菜放入鸡蛋中，或尝试三重绿色思慕雪、防弹咖啡或第四部分中任何其他早餐食谱。
- **午餐**。午餐应该包含75%的非淀粉类蔬菜和25%的蛋白质，您盘中的脂肪必须来源于橄榄油和椰子油，以及天然含蛋白质的食物，如脂肪鱼、肉类或坚果和种子。

- **晚餐。**晚餐和午餐一样。 如果您喜欢，请在晚餐时加入半杯或1杯淀粉类蔬菜，如红薯、南瓜或欧洲防风草（参见第160页的“淀粉类蔬菜”来源）。

避免食用的食物

1. **麸质食物。**麸质“隐藏”在很多食物中，因此请务必仔细阅读食品标签，寻找隐藏的麸质或小麦产品（请登录www.celiac.org了解这些隐藏的名称，并在我们的食物中发现麸质来源）。在小麦、黑麦、大麦、燕麦、卡姆小麦、斯佩尔特小麦和黑小麦或由这些产品制成的任何食品以及酱油中都发现了麸质。即使无麸质的燕麦也因为潜在的污染和交叉反应而让我们怀疑！避免食用麸质食物的最好方法是只吃新鲜食物，不吃任何经过工厂加工的食物，除非您百分之百确定它是不含麸质的。当您去餐厅就餐时也要保持警惕。餐厅厨房有很多交叉污染。如果您对麸质敏感，即使是极少量的麸质也可能会导致身体相关问题。
2. **所有谷物食物。**避免食用米饭、藜麦、荞麦、小米和所有其他谷物。全谷物可以作为健康饮食的一部分，但它们仍然属于淀粉，可以刺激血糖和胰岛素水平升高。它们也可以导致某些人罹患肠道疾病和炎症。当然，并非永远不能摄入谷物食物（您可以选择在21天后重新引入这些食物）。但是现在，我们正在重新启动您的身体系统，并且去除这些谷物将有助于治愈您的肠道并降低驱动体重增长的胰岛素峰值。休息21天，然后重新引入谷物可以帮助您确定它们对您身体的影响。
3. **所有乳制品。**唯一的例外是草饲动物黄油、脱水黄油和酥油，吃“肥”见瘦计划中仅允许食用这些乳制品。如果您对乳制品过敏，应该可以耐受脱水黄油，因为脱水黄油中的所有牛奶蛋白均已被去除。草饲动物黄油和酥油中含有许多抗氧化剂和好脂肪，包括促进新陈代谢的CLA。乳制品是最常见的过敏原之一，可导致很多炎症。它不是造成问题的脂肪，它是触发免疫系统的蛋白质。这就是多数乳制品过敏人士都可以耐受脱水黄油和酥油的原因。
4. **豆类食物。**豆类含有大量的淀粉，不利于保持血糖平衡。它们还含有称为凝集素的炎症化合物，既然想冷却炎症，您就应该在这21天中停止食用这些食物。而且豆类食物不太容易消化。 无豆规则的唯一例外是有机非转基因豆腐或豆豉（分解或发酵、易于消化的大豆）、青豆、豌豆和荷兰豆。
5. **所有水果。**排除上一节“应该食用的食物”中列出的水果。水果中富含抗氧化剂和有益的纤维和营养物质。但它也是糖的主要来源，对于那些患有胰岛素抵抗或尝试减肥或摆脱糖瘾并重启新陈代谢系统的人，水果可能是触发疾病的不利因素。我看到很多人将水果作为糖的替代品。一旦您重新设置了身体系统，就可以重新加入适量水果。

6. **精制植物油**。这包括玉米油、菜籽油、大豆油、葵花籽油、红花籽油等。这些油中含有大量炎症性ω-6脂肪和有毒污染物。请永远远离这些植物油！最好食用特级初榨橄榄油！

7. **任何加工食品**。远离任何含添加剂、防腐剂、染料或MSG的加工食物。这包括加工的肉类，如传统培根、萨拉米香肠、罐头肉、热狗等。它们是唯一与增加疾病风险相关的肉类。请永远远离这些食物。

8. **人造甜味剂**。这些与肥胖、糖尿病和神经系统疾病相关。绝不犹豫地远离它们。

9. **天然甜味剂**。甜蜜的味道是生活中最大的乐趣之一。但是，为了重置您的新陈代谢系统，把大脑从糖瘾中解脱出来，我们在这21天中要禁食蜂蜜、枫糖浆、原糖。这样能够让您认识到：生活中的“甜蜜”并非来自“甜味”食物，这样才能保持长期健康的饮食和生活习惯。

10. **卡拉胶**。这是坚果和其他加工乳制品中的“天然增稠剂”，可能导致身体肠道渗漏和炎症。

11. **酒精**。酒精只是糖的另一种形式。

> 我以为戒酒会非常困难，但是由于我的炎症水平下降了，我不再需要靠喝酒来减轻疼痛。我取消了治疗膝盖疼痛的物理治疗，因为我不再需要它了！这与3周内失去10厘米腹部脂肪一样令人兴奋！我知道小麦和乳制品对健康无益，但并没有意识到我的炎症与摄入这些食物密切相关。现在我更有动力去避免食用这些食物了。
>
> —Polly Stecyk

好脂肪的来源

在您的日常饮食中应包含下述健康脂肪，每天必须食用4或5份，每份的大小标在括号中。

- 特级初榨椰子油（1汤匙）
- 特级初榨橄榄油、牛油果油、澳洲坚果油、核桃油、杏仁油（1汤匙）；将其添加在沙拉或炖菜中——不应用于高温烹饪；高温烹饪请使用椰子油或酥油

- MCT油（每天1～2汤匙）；我喜欢NuMedica的MCT油
- 有机椰奶（¼杯）；Native Forest是我最喜欢的椰奶品牌——其包装罐不含BPA
- 牛油果（半个或1个牛油果）
- 脂肪鱼，如沙丁鱼、鲭鱼、鲱鱼、黑鳕鱼和野鲑鱼（113～170克）；每周食用3或4次
- 除花生以外的坚果和种子（2～3把）
- 橄榄（¼杯）
- 草饲动物黄油、脱水黄油或酥油（1汤匙）；如果您对乳制品过敏，只能食用酥油

最佳含脂肪饮食指南

动物蛋白质	
牛肉，草饲	鸵鸟肉，草饲
野牛肉，草饲	鹿肉或麋鹿肉，草饲
羊肉，草饲	
家禽肉	
纯有机，无激素、无抗生素	鸭肉
鸡肉（带皮或不带皮）	鸡蛋（农场养殖，含ω-3或有机的）
	火鸡肉
海鲜	
鱼——可持续和低毒素（汞）	凤尾鱼
	鲶鱼
	鲱鱼
查看环境工作组（ewg.org）、海鲜观察（seafoodwatch.org），或自然资源保护委员会（nrdc.org），了解更多有关鱼类选择的信息	鲭鱼
	沙丁鱼
	鳎鱼（太平洋）
	鱿鱼（花枝）
	罗非鱼
	鳟鱼（淡水）
	野生鲑鱼（罐头）
	野生鲑鱼（新鲜）或有机鲑鱼
贝类	
蛤蜊	生蚝
螃蟹	扇贝
贻贝	虾

续表

乳制品	
脱水的草饲动物黄油 草饲动物黄油	草饲动物酥油
不含奶的乳制品	
确保它们不含卡拉胶和甜味剂，最好自制	杏仁奶 腰果奶 椰奶 火麻子奶
坚果	
杏仁 巴西坚果 腰果 板栗	榛子 澳洲坚果 山胡桃
种子	
奇亚籽 黑芝麻 亚麻 大麻	南瓜籽 芝麻 葵花籽 核桃
坚果和种子黄油	
杏仁 腰果 榛子 澳洲坚果	山胡桃 葵花籽 胡桃
饱和植物脂肪	
椰奶（罐装，非盒装） 特级初榨有机椰子黄油（非烹饪用）	特级初榨有机椰子油（高温烹饪的最佳选择） 棕榈油（可持续，查验CSPO标签，或购买Nutiva红棕榈油或Spectrum棕榈油）
健康油类	
杏仁油（沙拉用） 特级初榨橄榄油（仅用于极低温烹饪） 澳洲坚果油（沙拉用）	芝麻油——压榨萃取，仅用于高温烹饪 核桃油（沙拉用）
其他含好脂肪的食物	
牛油果 可可脂	黑巧克力（作为即将完成计划时对自己的奖赏） 橄榄油

好的蛋白质来源

一天中，蛋白质食物应该分开食用，因为身体每次肌肉合成所需的蛋白质为30～40克。稳定摄入蛋白质也有助于增加我们所说的代谢热量。蛋白质会逐渐启动您的代谢引擎，并增加热量燃烧。[6]早餐中添加蛋白质，可以增加您的热量燃烧，因此一年可以多减掉5公斤的体重。

您最好的蛋白质选择是：

- 散养的有机或含ω-3的鸡蛋（无限量食用）。
- 草饲、有机、可持续养殖的羊肉、牛肉、野牛肉、鹿肉（每周最多食用3～4次）。避免食用猪肉，它会比其他动物更容易堆积毒素。请参阅环境工作组的“肉类饮食指南”，了解如何获取草饲或可持续养殖的肉类产品。
- 脂肪鱼，如沙丁鱼、鲭鱼、鲱鱼、黑鳕鱼和野生鲑鱼（每周至少食用3～4次）。请记住，这些也是好的脂肪来源。
- 贝类包括蛤蜊、牡蛎、贻贝、虾、扇贝和螃蟹。避免食用龙虾，因为其汞含量较高。
- 鱿鱼或章鱼。
- 有机家禽类（鸡肉、火鸡肉、鸭肉）。
- 有机非转基因豆腐。
- 种子，包括大麻、芝麻、南瓜的种子（每日最多食用2～3把）。
- 坚果，包括杏仁、澳洲坚果、核桃、山胡桃和巴西坚果（每天最多食用2～3把）。避免食用花生，花生属于豆类，而非坚果。

能否食用蛋白粉？

我建议您在执行此计划期间避免食用蛋白粉——无论是素食者还是肉食者——主要归因于两点。大多数蛋白粉都含有甜味剂和调味剂，会干扰人体正常的代谢功能，从而让您一直深陷“食物上瘾”的恶性循环中。即使“健康”甜味剂（如甜叶菊）也不利于减重或控制血糖，更不会消除您对甜食的渴望。

其次，因为此计划旨在重置您的新陈代谢，您的目标是吃真正的绿色食品。蛋白粉是加工食品，因此其中的营养成分可能会受到破坏。加热任何一种蛋白质、脂肪和植物营养素都会导致其分子结构（我们有赖于它来补充身体能量）变性。

也就是说，如果在思慕雪中添加一点蛋白粉调味，可能会对您的能量水平和血糖水平有积极的作用，请遵循以下原则来做出最好的选择：

1. 选择基于植物的蛋白质，例如大麻或奇亚籽、鸡蛋蛋白、胶原蛋白，或这些的组合。我有时也建议食用牛肉水解蛋白，其致敏性较低，并含有优质蛋白质。避免食用豌豆蛋白，它可能更适合长期服用，而不适合此项为期21天的计划。

2. 寻找平淡、无味、不加糖的食物品种。仅食用一点甜叶菊糖对多数人来说并无大碍。尽管我建议21天内避免食用甜味剂，但如果您想食用一些蛋白粉（尤其是素食主义者），那么可以在奶昔中添加一点甜叶菊——而不是在其他食物中！

3. 避免每天都食用蛋白粉。以浓缩的形式反复吃同样的蛋白质会增加它的潜在致敏性。所以应定期更换食用的蛋白质种类，将这些全食物蛋白来源加入到您的思慕雪或奶昔中，或者选择一种以蛋类或肉食为基础的早餐。

有益的碳水化合物

当前碳水化合物已经成为人们所恐惧的食物。然而问题本身并不在于碳水化合物，而是人们食用了错误的碳水化合物——精制谷物、加工食品、含糖谷类和小吃。是的，我们应该警惕这些碳水化合物，原因在前述章节中已经和大家分享过。也许听起来好像我是在全盘否定碳水化合物，但实际上我仅反对的是摄入精加工的碳水化合物：一切形式的面粉和糖。现实情况是，所有的蔬菜都是碳水化合物。是的，西蓝花也是一种碳水化合物！所以，关键是吃正确的碳水化合物。

吃“肥”见瘦计划中包含的碳水化合物是好的、有益健康的蔬菜和植物性食物。植物含有强大的抗氧化剂、维生素和矿物质，而且植物营养素具有重要的治疗作用。例如，西蓝花含有硫代葡萄糖苷，它能帮助您的身体解毒和防癌。番茄具有番茄红素，是另一抗癌化合物。要了解更多植物性食物中的惊人化合物，我建议您登录全球健康食物网站（www.whfoods.com）查找适合您的水果和蔬菜。

虽然此计划中不会计算碳水化合物的摄入量（因为通过选择正确的食物，您将不必担心摄入量），但我认为理解为什么某些碳水化合物（比如说，西蓝花或坚果）优于其他碳水化合物（比如面粉或糖）更有好处。真的，这一切都归结为纤维含量，它决定什么是净碳水化合物，或碳水化合物在您的新陈代谢中的净效应。净碳水化合物通过从碳水化合物的总克重中减去纤维的克重来进行计算。所以，如果您摄入了45克碳水化合物，但其中含有15克的膳食纤维，则净碳水化合物的摄入量为30克。

如果能够增加饮食中的纤维摄入量，就可以降低碳水化合物对血糖水平的不利影响。而当您摄入更多的脂肪食物时，您需要更多纤维食物来保持肠道菌群平衡。此计划并非只是建议您增加饮食中的脂肪摄入量，更重要的是要保持平衡。我说过，抗性淀粉和PGX有助于降低碳水化合物对血糖和胰岛素的影响，因此，它们可以帮助您管理体重，改善新陈代谢，甚至调节体内胆固醇水平。

鉴于此，我们无须过于关注净碳水化合物的摄入量，而必须专注碳水化合物的品质。您并不需要统计食物或卡路里的具体摄入量。您只需要选择正确的食物，然后照顾好自己。当我们开始关注食物的“质”时，自然可以调节食欲，从而减少食“量”（我的意思是，您不可能一次吃750卡路里的西蓝花）。当我们食用品质较差、加工、高糖或精制食品时，我们调节食欲和新陈代谢的正常机制会完全脱轨。而吃“肥”见瘦计划的核心旨在重置您的身体机能，从而使我们更容易地保持身心平衡，而不必一味纠缠或限制饮食的摄入量。如果我们只吃正确的食物，您的身体可以轻松摆脱不必要的体重，并保持健康和新陈代谢的平衡。

高品质的碳水化合物应同时包含植物营养素和纤维。它应该是本地或附近生产的（从田间到舌尖的距离很短）未经加工的纯绿色食物。西蓝花在到达您的餐桌之前需要经过多少道加工程序？它几乎没有经过加工——只是切断茎、洗去污垢、经过烹炒之后就到了您的盘子里。而如果您的食物进入工厂加工，您可能要重新考虑是否还要食用它，除非您仍然可以识别出它本来的样子，比如罐装的朝鲜蓟，或者被脱壳的坚果。高品质的碳水化合物不应包含精制面粉、添加剂、防腐剂、填充剂、甜味剂、色素，或通常在加工食品中发现的任何其他成分。结论：如果您无法识别食物的成分或性质，最好不要吃！

吃“肥”见瘦计划建议您食用的最佳碳水化合物包含：

非淀粉类蔬菜	
不限量——尽情享用	大蒜
	姜
洋蓟	青豆
芝麻菜	棕榈心
芦笋	辣椒
牛油果	生菜
豆芽（非苜蓿芽，苜蓿芽包含天然致癌物）	蘑菇
甜菜叶	芥菜
柿子椒	洋葱
西蓝花	水萝卜
抱子甘蓝	海藻类（海带、裙带菜等）
卷心菜	青葱
胡萝卜（不能榨汁，榨汁后含糖量很高）	豌豆
菜花	荷兰豆
芹菜	菠菜

韭菜	西葫芦
羽衣甘蓝	瑞士甜菜
蒲公英	番茄
茄子	芜菁
菊苣	豆瓣菜
茴香	新鲜香草
淀粉类蔬菜	
仅晚餐食用，每次半杯到1杯，每周最多食用4次	南瓜
	大头菜
	红薯
甜菜	红萝卜
芹菜	冬季南瓜
欧洲防风草	
水果	
每天限制半杯到1杯	**注：登录www.ewg.org，查看您应一直食用的水果和蔬菜清单（即使非有机，其中的农药水平也非常低）**
浆果类（新鲜或冷冻黑莓、覆盆子、野生蓝莓、蔓越莓；不得食用草莓，其含糖量过高）	青柠
猕猴桃	石榴籽
柠檬	西瓜
调味品和香料	
杏仁粉	洋葱粉、牛至、欧芹、迷迭香、鼠尾草、百里香、姜黄
苹果醋	无麸质酱油
竹芋（天然增稠剂）	海盐（每天至少1～2茶匙，海盐过敏人士或肾衰竭患者除外）
香醋	芝麻酱（芝麻糊）
黑胡椒	香草粉（无糖）
可可粉（无糖）	蔬菜汤或鸡汤（有机，不含MSG或麸质）
椰子粉	
芥末酱	
晒干的或新鲜的草药或香料，如罗勒、辣椒粉、肉桂、芫荽豆蔻、生姜、孜然	

健康饮品

确保每天饮用至少8杯过滤纯净水。这对身体排毒而言尤为重要，还可以防止便秘。此外，您全天都可以享用下述健康饮品：

- 热柠檬水（帮助解毒）
- 苏打水或矿泉水

- 花草茶或绿茶
- 黄油咖啡或茶（参见第195页的“防弹咖啡”）
- 骨汤（作法参见第239页“海曼医生的素食骨汤”）
- 有机椰奶（1罐椰奶混合3～4罐水），主要用于烹饪或制作思慕雪

能量

锻炼可以提高您的精力，加速您的新陈代谢，让头脑更加清晰，当与吃“肥”见瘦计划一起实施时更具有抗炎、解毒、促进健康的特别收益。

诀窍在于找到您喜欢的运动方式（如果您不习惯锻炼，这样做可能需要一点决心）。新的运动研究表明，您根本不必花几个小时在跑步机上。高强度的短程锻炼（所谓的突发训练或高强度间歇训练），结合肌肉建设与体重管理，会带给您惊人的好处。相较于糖包或“运动型”饮料，脂肪更能助力您的运动锻炼。

每个人都可以从步行开始，如果不做其他运动的话，每天至少坚持30分钟的快速步行。如果您一直在坚持做某项运动，可以继续，或进行一些间歇训练和一些阻力训练（负重训练）。运动不是一个减肥策略，但它会带给我们很多好处，还可以促进新陈代谢。寻找更有效、更自由的运动项目和资源，请登录www.eatfatgetthin.com。然而，计划的初始阶段，每天坚持快走30分钟是最便捷的运动方式。持之以恒就会看到成效。最初的几周之后，您可以根据实际情况制订最适合自己的运动计划。

> 每天坚持规律的步行起初并不容易，但是现在我的臀部和腰部的炎症消失了，而且完全适应了这种运动方式。我已经42岁了，我现在每天和我的孩子们一起在户外步行。
>
> ——Heather Barnes

正如我之前所述，如果您一直坚持不良的饮食习惯，运动再多也无益。相反，如果您遵循健康的高品质饮食，运动才有助于形成肌肉并加快新陈代谢，还能预防几乎每一种已知的老化疾病。而且，它比“百忧解”对抑郁症的治疗效果还要好！

身体恢复活力

人体所必需的两种“代谢助推器”和“食欲猝灭剂”是：睡眠和放松。

让我们从睡眠开始谈起。如果您想获得健康并实现减肥目标，必须保证睡眠充

足。每晚至少睡足7～8小时。这里是我的一些相关提示，以确保您获得良好、健康的睡眠：

- **制订每日计划表。**坚持规律的作息，定点睡觉、定点起床。
- **床仅用来睡觉。**
- **让卧室成为一个平和安静的栖所。**
- **每天至少享受20分钟的阳光，最好是在早上。**这会触发大脑释放有助于调节睡眠周期的化学物质。
- **睡觉前关闭一切明亮的屏幕。**尽量避免在睡前看电脑、电视、手机等电子屏幕。下载应用程序f.lux来改变屏幕的光谱，它不会抑制褪黑激素，也不会影响睡眠。
- **尝试使用蓝光照明。**蓝光可以帮助大脑进入睡眠模式并增加褪黑素。尝试睡前3个小时只用蓝光。您可以在lowbluelights.com上购买蓝光照明设备。
- **重置您的神经系统。**使用按摩垫有助于增加副交感神经系统的敏感性，从而确保您在入睡前进入深度放松的状态。睡前可以先在床上躺35分钟。您可以在Spoonk网站上查找相关信息（www.spoonkspace.com）。
- **接地设备。**有时电磁频率（EMFs）会影响睡眠。关掉WiFi。让电子设备（如您的电话或收音机）远离您的床。
- **清空大脑。**把一个日记本放在床边，睡前记录下您所有的必做事项或想法，所以当您闭上眼睛的时候，请不要再去回想这些事情。
- **睡前做些轻拉伸或瑜伽。**放松您的身体。
- **温暖身体的核心部位。**使用热水瓶或加热垫来提高身体核心部位的温度，触发生成保证良好睡眠的化学物质。
- **使用草药疗法。**睡前尝试服用300～600毫克的西番莲或320～480毫克缬草提取物。
- **尝试服用其他天然的睡眠补充剂。**一次尝试一种，看哪一种对您有效。您可以从褪黑激素和镁开始，这对大多数人来说已经足够了。或者也可以尝试联合服用这两种补充剂。
    - 1～3毫克的褪黑激素
    - 150～300毫克镁
    - 200～400毫克茶氨酸

  - 500～1000毫克GABA
  - 50～200毫克5-羟基色氨酸
  - 365毫克木兰花
- **睡前放松**。包括：假想导引、冥想、深呼吸等；可以尝试使用一个被称为Headspace的应用程序，进行简短的冥想。

现在让我们来谈谈放松。对于放松而言，我指的不是蜷在沙发上看电影！为了确保放松对新陈代谢的预期效果，我们需要深入和活跃的放松。例如，每天预留出30分钟（或至少5分钟）尝试下述放松方式：

- 瑜伽
- 冥想
- 诵经
- 深呼吸（见下述方框中内容）
- 假想导引
- 桑拿
- 洗个热水澡（洗澡水中加入2杯泻盐和10滴薰衣草油——我叫它排毒浴）

连续5次深呼吸

这里建议的呼吸运动为：用鼻子慢慢地吸气，以5计数，然后呼气，以5计数。在每天醒来、每次餐前及睡前重复此项深呼吸运动，您会收获意想不到的效果。

如果您每天都找不出哪怕5～10分钟来让身体恢复并放松，那么您应该重新考虑如何支配时间。

您的每日安排

下述为吃“肥”见瘦计划中的每日安排。

早晨

- 以30分钟快走开启新的一天（或其他锻炼方式）。
- 早餐前服用2～5克PGX纤维：1～2包或½～1勺粉末兑290毫升水，或3～6粒

WellBestX多功能软胶囊。

- 自己制作早餐。
- 随餐服用膳食补充剂。
- 服用MCT 油。
- 早午餐间享用一些零食（可选）。
- 喝水（每天至少8杯）；将至少1杯盖电解液倒入235毫升的水中，每天服用2次。

中午

- 午餐前服用2～5克PGX纤维。
- 享用午餐。
- 享用一份下午茶点（可选）。

晚上

- 晚餐前服用2～5克PGX纤维。
- 享用晚餐。
- 随餐服用第2份膳食补充剂。
- 做一项放松运动（或者在一天中的任意适宜时段进行这项放松运动）。
- 睡前，将1汤匙（约15毫升）的马铃薯淀粉倒入水中服用。
- 保证7～8小时的睡眠。

如果您中途遇阻：请排除障碍

我们每个人的起点不同，并具有个性化需求和生物特性。当改变您的生活方式或饮食时，可能会出现不同的问题。不过不用担心。医生在这里！当我的患者出现相关疑虑时，我的建议如下。

问题：开始计划的前几天感觉并不是很好。

可能的原因：这是排毒症状，或没有摄入足够的盐。

解决方案：这种情况并不少见，当您停止向身体供给习以为常的加工食品和化学品时，或者当您再也不食用之前沉迷的炎症食物时，身体会产生较为强烈的反应。我们正在“清洗”身体内这些有毒食品和饮料，如同任何排毒程序一样，这可能会导致一些不适的反应，如疼痛、流感样症状、烦躁、恶心、头痛和头晕。好消息是，这些不适通常于48小时内即可消除。请参阅下述方框中可帮助您减轻排毒症状的相关提示。

您也可能没有摄入足够的盐。当您不再食用糖和非健康的碳水化合物时，您肾脏内的液体和水分与盐分一起排出。这是因为当您不再摄入碳水化合物时，也切断了胰岛素，并导致您的肾脏排泄出钠或盐。这将使您的血液量萎缩，从而引起头晕、乏力的感觉，以及轻微不适。所以，要确保您每天都能从食物中摄取至少1～2茶匙的海盐。如果您对盐过敏，或患有高血压或心脏衰竭，一定要监视您的血压和症状。电解液可以补充体液和盐分，所以一定要服用它。

身体排毒小贴士

- 洗个桑拿浴，享受按摩，或做温和的伸展或瑜伽来改善您的血液循环和淋巴系统。
- 确保排毒系统正常运行，以正常排出毒素。请参阅第166页如何防治便秘。
- 喝大量的水有助于排除毒素。
- 起床，运动吧！适度运动会促使循环系统排除毒素。您的淋巴系统只有通过肌肉收缩才能正常运行。因此，请确保每天有适当运动！
- 服用1000～2000毫克维生素C缓释片，每天1或2次。
- 保证有充足的睡眠。即使小睡10分钟都可以放松身体。
- 树立信心。这些症状都是身体在排毒的表现，只需再等待几天，您的身体将会感到前所未有的舒适与轻松。
- 将1瓶盖电解液倒入235毫升水中，一天服用两次，以确保您获得充足的水分。

问题：消化系统的问题，如腹胀和排气、餐后不适、腹泻或便秘。

可能的原因：有些人不习惯吃脂肪食物，它可能引起稀便。这需要一点时间来适应或者您可能需要一些消化酶的辅助。改变饮食有时也会导致便秘，因为没有摄入足够的水，特别是当增加了纤维（如PGX）的摄入量时。没有水，纤维就会变成肠道内的“水泥”。如果肠道内的细菌过度生长同时您增加了抗性淀粉的摄入量，腹胀或排气就会出现。通过优化饮食的方式来改变肠道菌群，身体才能最终恢复。

解决方案：服用消化酶来帮助分解脂肪（脂肪酶）、蛋白质（蛋白酶）和碳水化合物（淀粉）。植物或动物酶均有益健康，但必须确保它们不含添加剂、麸质、乳制品、染色剂或黏合剂。建议您服用消化酶超纯装，每餐服用2粒。它们可以帮助您消化脂肪，减轻腹胀和排气症状（请登录www.eatfatgetthin.com查询更多信息）。如果您患有便秘，请参见下方“对抗便秘小贴士”。

如果随后的几个星期您仍然感觉不适，可以查阅我的免费电子书：《食物之外：肥胖和代谢损伤的其他原因》。

对抗便秘小贴士

- 首先，确保喝足够的水来保持大便通畅。如果PGX纤维没有和充分的水一起服用，可引起便秘！每次服用PGX时都要喝满满一杯水。
- 在沙拉或果汁中撒上磨碎的亚麻籽。它们是高纤维，可吸收大量的水，帮助缓解便秘。
- 将每日柠檬酸镁的摄入量从600毫克增至1 000毫克，直至便秘症状消除。如果服用过多，反而会导致便稀，所以您可能需要反复调整，以找到合适自己的剂量。服用柠檬酸镁之前需要和医生预约进行肾衰竭检查。
- 每天服用1 000～2 000毫克维生素C缓释片，每天1～2次。您甚至可以把剂量提高到2 000～4 000毫克，每天1～2次。和柠檬酸镁一样，如果大便较稀，可以适当降低剂量。
- 起床，开始运动吧！运动是启动身体消毒系统的最佳方式之一。
- 如果这些方法都不见效，您可以尝试睡前服用中药泻药，如鼠李、番泻叶、大黄，短期内可能会有帮助。我喜欢晚上服用2～3粒LaxaBlend，如果您也有便秘症状，可以在www.eatfatgetthin.com找到它。如果这些都不见效，还可以尝试服用液态柠檬酸镁，使用甘油或灌肠。如果仍然无效，则应与您的医生预约一次检查，因为很可能是其他原因所导致的便秘症状。

问题：疲劳。

可能原因： 睡眠不足，或没有摄入足够的碳水化合物或蛋白质。

解决方案： 首先，也是最重要的，确保每晚睡眠充足。睡眠质量差或睡眠不足会让您为减肥和健康而付出的努力付诸东流。它会改变您的食欲信号，让您更加渴望碳水化合物和糖，并会减缓新陈代谢。如果您睡得很好仍感觉疲劳，这可能是您的身体需要更多碳水化合物或蛋白质的信号（特别是如果您经常锻炼）。如果您晚餐没有食用含淀粉的碳水化合物，如红薯或冬季南瓜（参见第160页），现在可以考虑适当添加这些食物了。您也可以增加每天的蛋白质摄入量。持续跟踪监测自己的真实感受，通过增加碳水化合物和/或蛋白质来帮助您的身体尽快恢复。

问题： 进入减肥平台期或没有任何效果。

可能原因和解决方案： 这样的情况可能归于几种原因，需要进一步评估激素、炎症、肠道、毒素问题或遗传等其他因素。如需了解更多进入减肥平台期的原因以及解决这一问题的方法，请登录www.eatfatgetthin.com查看我的免费电子书：《食物之外：导致肥胖和代谢损伤的其他原因》。但首先，让我们来了解一下最简单的、最常见的原因：

- 麸质、乳制品、糖或糖的替代品、花生、隐藏的添加剂、防腐剂或其他化学品“偷偷潜入”您的食物中。建议您仔细阅读食品标签或在家自己烹饪一段时间，以尽量减少暴露于这些毒素的风险。
- 您的身体可能需要更多的碳水化合物。对于一些人来说，非常低的碳水化合物饮食可能不是最好的。如果您已经进入了减肥平台期而无计可施，可以尝试在晚餐中加入淀粉类蔬菜。
- 您的身体需要更少的碳水化合物。有些人的体质是碳水化合物不耐受，需要彻底放弃碳水化合物才能重置自己的身体系统。如果您是糖尿病患者或处于糖尿病前期，甘油三酯水平较高或HDL水平非常低，且腹部脂肪堆积，那么极有可能是碳水化合物不耐受。放弃晚餐的淀粉类蔬菜和水果，并及时记录下您的感受（精力状态、情绪敏锐度和消化功能等），以及接下来几天的减肥成效。您可能需要反复尝试才能知道摄入多少碳水化合物是适合自己的最佳剂量，而要做到这一点必须对身体反应进行密切监测。
- 如果您在喝咖啡，也可能会对身体系统造成不利影响。请尝试放弃咖啡，然后继续执行计划，看是否还存在这种情况。（请参阅下述方框中通过戒除咖啡因而减少不适感的相关内容。）

- 没有严格遵循计划方案。为确保计划的有效性，饮食建议、膳食补充剂、运动建议等都经过了科学设计。每天记录您的膳食、运动和睡眠情况，以确保您一直在遵循计划的要求。

如果这些帮助仍未见效，您可以向一位功能医学医生咨询减肥受阻的其他原因，如甲状腺功能低下（或登录www.eatfatgetthin.com查看我的电子书《超级甲状腺解决方案》）、肾上腺功能减退、肠道细菌过度生长和肠漏、毒素、潜伏感染、线粒体功能障碍，或更多。您也可以来找我，或者咨询位于马萨诸塞州雷诺克斯（Lenox）的Ultra Wellness中心（www.ultrawellnesscenter.com）我团队中的另一位医生或前往俄亥俄州克利夫兰的克利夫兰功能医学诊疗中心（my.clevelandclinic.org/services/center-for-functional-medicine）。

戒掉咖啡因的小提示

如果遵循正确的方法，戒掉咖啡远比您想象得更容易。以下建议会教您如何轻松地戒掉咖啡因：

- 慢慢来。第2天比第1天减少一半的咖啡因摄入量，然后第3天再减少一半，直至下降到0。
- 为了减少头痛，喝大量的水，做温和的运动，服用1 000毫克维生素C（每天2次）。如必要，尝试服用400毫克布洛芬。
- 如果感觉疲劳可以小憩一会儿。理想情况下，您可以先尝试在周末戒掉咖啡因，让身体得到额外的休息。

做好充分的准备，手上备有一份吃“肥”见瘦计划的指南，现在就可以马上开启21天的神奇之旅，让您亲眼见证身体的点滴变化！我们期待着您的“满血复活”！

第14章

第三阶段：过渡计划

当用纯绿色、新鲜的食物替代之前含有大量毒素、严重威胁健康的食物后，您一定已经感受到了身体的变化。那么，接下来我们该如何继续执行此计划？

在我们继续之前，您需要回答一个问题：您现在感觉如何？过去21天有了什么样的具体变化？计划对您是否有效，您将是最权威的裁决者。我写这本书的目的不仅仅是让你们摆脱对脂肪的恐惧，也是想让你们通过对脂肪的更深了解来进一步探讨和自己身体健康相关的一些问题："我到底应该吃些什么才能确保长期健康、心情愉悦且身形纤瘦？"

您个人的"退出评估"

让我们从自我评估开始，回顾您执行计划期间的整体情况。

重新进行测试

现在，您已经完成了为期21天的吃"肥"见瘦计划，回到前述章节中第10～12页"之后"部分的问题测试，您可能会深深惊讶于自己的巨大改变！这就是食物赋予身体恢复和愈合的神奇力量。

重新核查您的身体检查结果

重新接受身体检查。记录体重、腰围、臀围（最宽处）、血压，以及空腹血糖，并与计划开始之前的检查结果进行对比。

重新接受化验

如果计划开始前您接受了化验，那么计划完成后应该再重新接受这些化验，以对比相关结果的变化。

检查您的计划日志

还记得开始执行计划前您对相关问题的回答吗？好了，现在回过头来再重新问自己一遍。答案有了哪些变化？呈现出哪些改善？哪些方面您觉得还需要进一步加强？

这对跟踪、监测计划的实施情况而言至关重要。这也关系到之后该如何继续。如果您仍然存在糖尿病的相关症状，或者仍希望减掉更多的体重并摆脱药物，那么请继续坚持执行吃“肥”见瘦计划。过去的21天只是一个开始，它不意味您不能再继续坚持该计划！如果您已经实现了大部分既定目标，您可以选择过渡到Pegan饮食，这一饮食方式更加灵活，有助于您在未来的生活中长期坚持。想要知晓该如何继续？请遵循下述章节中的指南。

> 过去我曾经尝试过几种饮食方法，规定的日期一结束我就迫不及待地想要回归之前的“日常饮食”。然而，执行吃“肥”见瘦计划的21天后，我第一次想要继续下去，看看持续坚持会带给我什么样的惊喜。
>
> ——Teri Dodds

过渡选项#1：继续坚持吃“肥”见瘦计划

如果您想以过去21天同样的速度减肥（或者您只是很喜欢这种感觉），您可以继续遵循相同的方案施行该计划。您可以开启另一个21天计划，直至实现您的所有目标。如果存在下述情况，我建议您继续执行计划：

- 还想再减掉10公斤或更多。
- 仍有糖尿病症状，想要逆转疾病。
- 仍然需要服用降糖药或胰岛素，想要摆脱这些药物。
- 甘油三酯水平仍然较高，HDL水平较低，希望摆脱他汀类药物。
- 仍有高血压，想要摆脱药物。
- 只是感觉非常棒，想要继续体验。

请查看并按照第171～174页的方案继续施行吃“肥”见瘦计划。

过渡选项#2：Pegan饮食

在第10章中，您将进一步了解Pegan饮食，我认为它是最易于长期坚持的一种最佳饮食方式。向Pegan饮食的过渡分为两个阶段。首先，您应该遵循该计划的基本方案，将其作为确保身体愈合并减重的方式，随后逐渐重新引入豆类食物并每天食用半杯无麸质谷类食物。理想情况下，这一过渡阶段至少为期3个月。

在此之后，您就可以进入到第二阶段，允许更多的灵活性。在第二阶段，可以选择测试和重新添加少量的麸质、乳制品以及其他一些零食。如果测试后，确定自己耐受麸质和乳制品，以及偶尔的零食，但鉴于之前我们所述的种种原因，我建议您每次仅少量食用。接下来，我会教您如何测试这些食物并以最佳方式将它们重新列入您的饮食清单中。这意味着在未来的生活中您要长期坚持这种饮食方式，因此，必须具有高度的灵活性，在开启健康新生活的同时也可以享用美食。

Pegan饮食：第1阶段

如果您有以下情况，过渡至Pegan饮食的第1阶段：

- 希望继续受益于吃“肥”见瘦计划，可以先尝试在您的饮食中添加豆类和/或无麸质谷物，并密切观测您的身体反应。（有些肥胖糖尿病患者无法耐受豆类和谷物，因为它们含有的淀粉足以导致血糖飙升，并生成导致炎症和体重增加的凝集素。）
- 血糖和血压均正常，但还想减掉更多体重和/或减少腹部脂肪。
- 任何身体疾病症状或炎症或普通的身体不适。
- 没有心脏疾病或糖尿病史。
- 化验结果表明您的甘油三酯水平仍然很高，HDL水平较低，LDL颗粒小，患有高血糖和胰岛素抵抗。

以下是Pegan饮食第1阶段的方案：

- 继续避免食用所有麸质和面粉类食物（包括无麸质）和乳制品（除草饲动物黄油或酥油外）。
- 继续避免摄入一切形式的糖和甜味剂。
- 继续避免食用加工食品。
- 避免过量食用水果（坚持每天半杯至1杯浆果、石榴籽、西瓜、猕猴桃、柠檬或酸橙）。
- 避免摄入炎症性饮料（酒精，碳酸饮料或任何形式的含糖饮料和果汁）。
- 尝试每天添加半杯整粒的无麸质谷物：藜黑米、棕米、红米，或荞麦。
- 饮食中尽可能多地摄入非淀粉类蔬菜。

- 如果喜欢，晚餐可以添加一些淀粉类蔬菜。
- 每顿饭确保摄入120～180克蛋白质（蛋、鱼、鸡或动物蛋白）以及半杯豆类食物。
- 每天摄入4～5份健康脂肪（如，半个或1个牛油果，或1汤匙特级初榨橄榄油、草饲动物黄油、脱水黄油、核桃油、芝麻油、特级初榨椰子油，或坚果或种子黄油，如杏仁或腰果）。参见第155～156页的第13章检查您选择的脂肪食物。
- 继续坚持每日计划：30分钟的运动，膳食补充剂，放松，以及7～8小时的睡眠。
- 从吃肥见瘦计划的食谱中挑选您最喜爱的，或查阅《平衡血糖食谱》或《平衡血糖10天排毒饮食》寻找更多食谱。避免食用含有麸质食物、乳制品和甜品。
- 继续服用吃“肥”见瘦计划期间服用的膳食补充剂。

当您重新引入豆类和无麸质谷物时，必须密切关注身体的反应。您的消化系统功能如何？您臃肿吗？感觉累吗？还在发胖或减肥？是否存在任何其他炎症症状？您的身体是最好的反馈机制。它会告诉您到底什么可行，什么不可行，什么是有益的，什么是有害的。如果重新引入这些食物后您的身体没有任何反应，那么请禁食这些食物并于3个月后再次尝试重新引入。有时，我们的身体需要一段时间来“重置”，之后才能确保您在拓宽膳食种类的同时不会导致身体的任何不良反应。

Pegan饮食：第2阶段

您已经实现了减肥目标……现在您的身体感觉非常好……您现在感觉非常美妙，FLC测试的评分也很不错。这样，未来的生活中您就可以一直遵循Pegan饮食方式了。

Pegan饮食的第2阶段是基本类似的饮食，但允许更多的灵活性。它引入了麸质和乳制品（看看您是否能够耐受），如果您愿意的话，还可以适当添加一些零食。

下面是可以终身坚持的Pegan饮食方案：

- 避免饮用含糖的热量饮料，如苏打饮料或果汁（新鲜的绿色果汁除外）。
- 永远避免食用所有的人造甜味剂！
- 尽量避免摄入所有形式的糖，特别是避免食用添加糖的食物。您可以在自己制作的食物中添加一些糖，如枫糖浆或蜂蜜。这样您才能获知并掌控糖的总摄入量。请注意，您应注意查看食物中是否含有任何甜味剂（糖、枫糖浆、蜂蜜等），它会导致食物成瘾。如果是这样，则严禁食用。建议您仅通过食用水果来补充糖分。

- 可以享用一杯酒（可选）。每周喝3～4次葡萄酒，每次只能喝一杯，多数人都能够很好地耐受。只是需要密切观测身体对酒精的反应。避免摄入其他液体糖卡路里。
- 继续避免食用加工食品。
- 饮食中尽可能多地摄入非淀粉类蔬菜。记住，每餐的½或¾均为非淀粉类蔬菜，将促进您的身体更快恢复。
- 最多可摄入半杯整粒的无麸质谷物：藜黑米、棕米、红米，或荞麦。
- 禁食所有加工的谷物或面粉（意大利面除外，您根据下述章节“重新引入麸质和乳制品”提供的指南用意大利面进行麸质测试）。
- 包括营养含量极高的淀粉类蔬菜，如红薯和南瓜，每天最多食用2份（见第159～160页的具体分量）。
- 每天可以饮用1～2份低糖新鲜果汁，如苹果汁、梨汁、石榴汁、西瓜汁、猕猴桃汁、柠檬汁和青柠汁。
- 每天摄入半杯到1杯煮熟或罐装的豆类食物。
- **继续坚持每日计划：**膳食补充剂，30分钟的运动，放松，多喝水，以及7～8小时的睡眠。
- **从吃“肥”见瘦计划的食谱中挑选您最喜爱的**。
- 按照下述详细步骤重新引入麸质和乳制品。

如何做到外出就餐也不会生病或发胖?

外出就餐不仅浪费钱，也不利于健康。食品科学家和基于工业食品的连锁餐厅引诱我们上瘾，那些咸的、含糖的、热量高的、营养素缺乏的食品对我们的健康产生了极其不利的影响。但是，当您在外面吃饭时，也可以做到在享受美味的同时不会生病和发胖。

我希望您通过吃“肥”见瘦计划实现自己的健康目标，但商务午餐、家庭聚会和其他社交活动也是生活中无法逃避的组成部分。我认为外出就餐是人生一大乐趣，完全可以做到在享用美食的同时不危及健康或导致腰围增加。外出就餐时，多数人对食物的品质要求也越来越高。

我去过很多地方旅行，在不同的条件下，我已经成为能够从看似“健康”的食谱（如沙拉或汤）中快速查找出隐藏成分的行家。我制订了一份餐厅救援指南，它能够确保您外出就餐时获得最佳体验。您可以登录www.eatfatgetthin.com下载这本免费的电子书。它会告诉您如何选择最好的餐馆以及点单的顺序，以便确保您在保持健康的同时还能享用美味的食物。

重新引入麸质和乳制品

再次引入麸质和乳制品的过程是缓慢而系统性的。这是一次机会，让您看到身体是如何耐受这些高致敏性食物的。我们之所以建议添加这些食物是有科学依据的，不会让您因此而遭受任何不适。建议的步骤如下：

1. 开始食用乳制品。
2. 坚持每天至少摄入2～3次乳制品，坚持3天。坚持只喝纯牛奶或酸奶，不添加任何其他成分，密切监测身体的反应。
3. 摄入乳制品后72小时，记录食物日志，以追踪监测身体的反应。
4. 如果发生不良反应，立即停止摄入乳制品。

进行接下来的麸质测试前至少等待3天。请遵循下列步骤：

1. 每天食用至少2次含麸质食物，坚持3天。仅食用没有添加任何其他成分的普通小麦。最好尝试食用意大利面，因为大多数面包中都含有酵母和糖。或者您可以尝试早餐时食用麦片牛奶。
2. 摄入麸质食物后72小时，记录食物日志，以追踪监测身体的反应。
3. 如果发生不良反应，立即停止摄入麸质食物。

追踪监测身体的症状和反应，这是最简单有效的方式。您可以使用下面的食物日志来监测您的进度。（您可以登录www.eatfatgetthin.com下载此表，并打印出多份作备用，这样才足以记录下整个过渡期的所有身体反应。）

日 期	引入食物	相关症状

每个人的身体都是唯一的，每个人对不同食物的敏感性也不同。但是，为了帮助您确认，下述为食物过敏的一些常见症状：

- 体重增长
- 重新产生了食物渴望
- 液体潴留
- 鼻塞
- 头痛
- 头晕
- 情绪问题（抑郁、焦虑、烦躁等）
- 睡眠问题
- 关节疼痛
- 肌肉疼痛
- 疼痛
- 疲劳

- 皮肤变化（痤疮、皮疹或湿疹）
- 消化或胃肠功能改变（胃胀气、排气、腹泻、便秘、回流）

麸质食物和乳制品是天然的炎性食物（乳制品会使胰岛素水平升高，即使您并非对其过敏，因此，如果您患有肥胖糖尿病，我建议您尽量少食用乳制品）。如果摄入后72小时内，您的身体没有任何反应，您就可以放心地将这些食物添加进您的食物清单中。

一般来说，如果您的身体耐受麸质食物和乳制品，食用它们不会引发身体问题，但切忌不要让这些食物成为主食。对于乳制品的选择，一定要避免食用工业加工的奶酪，因为它充斥着化学剂、添加剂和其他激素。此外，现在的小麦中也含有较高量的淀粉、麸质蛋白，这使得它更容易引发炎症。尝试寻找麸质食物和乳制品的最好来源，如本地采购的草饲动物奶酪。这些乳制品可能更贵些，但它们的味道也更好，仅需少量摄入即可满足您的食欲。

您也可以尝试其他谷物，如斯佩尔特小麦、黑麦、卡姆小麦。如果您对麸质不过敏，那么整粒的德国黑麦面包应该是不错的选择。

如果尝试某种食物后，身体产生了不良反应，那么建议您在3个月内避免再次食用此种食物。通常情况下，一些麸质食物或乳制品引发的轻微过敏反应，最终会触发对其他许多食物的过敏反应。一旦您摒弃了触发机制，其他过敏原也不会影响您。对于大多数人来说，3个月足以“冷却”炎症反应。之后，您可以再次尝试小剂量食用。建议每周仅食用1～2次，以防止触发一个疾病循环周期。

如果禁食3个月后，过敏反应仍然存在，则应向医生，营养师咨询或接受食物过敏治疗。

重新引入零食

小零食仅可偶尔食之，但绝不能成为日常生活中的主要食物。一些好的零食选择包括：黑巧克力、椰果蜂蜜冰激凌（由椰浆和椰奶制成），以及杏仁粉制成的巧克力曲奇饼，您也可以在我的其他书中查找其他健康的甜食和零食选择。

请谨记，务必持续关注并追踪监测您的身体反应。如果您发现因食用某种食物而触发了食物渴望或者产生了其他的不良反应，表明应该减少摄入量。

持续的旅程

正如任何旅程一样，有时可能您也会偏离路线。在一些特殊的环境下，如心情沮丧或面临压力时，您可能发现自己已偏离了计划。如果发生这种情况，学会善待自己，认清事实，并尽快回归正轨。如果您已经偏离走了很远，那么我建议您重新启动吃“肥”见瘦计划，并尽快让自己回到正轨。然后，仅需很短的时间，您就会重新获得该计划带给您的所有的益处。

第四部分

吃“肥”见瘦

烹饪技巧与食谱

烹饪让世间万物相连。人类和其他物种之间，与不同时空，不同文化和不同地域的人们（包括人类和微生物）之间，都因烹饪而联系在一起。烹饪是人类享受美好生活的一种方式。

——迈克尔·波伦（Michael Pollan），
《烹：烹饪如何连接自然与文明》

第15章

简单、健康的烹饪

和您一样，我也非常忙碌，我的工作日程安排得相当满。我在美国马萨诸塞州成立并运营着Ultra Wellness中心，我每个月都要在马萨诸塞州和德克萨斯州之间往返两次。我这几年写了十几本书，还担任功能医学研究院的院长，还要对新一代功能医学从业医师进行培训和指导。与此同时，我还是4个孩子的家长（我的2个孩子加上姐姐的2个孩子，因为姐姐多年前已去世）。对了，我还养了一条狗！

我告诉您这些，并非为了让您觉得我是超人，因为我根本不是！我是想要告诉您，在忙碌的生活中，我们也可以照顾好自己的身体！除了上述的日常工作和生活外，我每天都坚持运动，保证每晚睡够8小时，哪怕是在外出讲学的途中，我也能够保证规律饮食。相信我，如果我能做到，您也一定能！

准备健康食物是一种必备技能，如同骑自行车和开车一样。需要一点时间来学习，但真的没有那么难。您所需要的只是一些简单的技巧、一些基本的工具和计划。不要找任何借口。您甚至可以跟着视频学着做。只需键入搜索“如何爆香三文鱼”，3分钟内，您就能轻松拿下这道菜。

虽然您非常忙碌，但不用担心，吃“肥”见瘦计划中的食谱都是非常易于制作的快手食谱。我没有时间制作精致的菜肴，因此我需要学会如何在30分钟内做好一日三餐。是的，制作一日三餐，仅需不到30分钟！

早餐：准备一份全蛋白思慕雪（您可以在第194 ~ 199页找到一些喜欢的食谱）。关键是要提前准备好一切食材，然后仅需一台搅拌机，就可以完成。制备时间：3 ~ 5分钟。

午餐：做一份沙拉（预先洗好蔬菜，以节省时间）。我最喜欢的沙拉组合是芝麻、牛油果、野生鲑鱼罐头、樱桃番茄（不用切），并在上面撒些南瓜籽。沙拉酱由特级初榨橄榄油、香醋、盐和胡椒混合调制而成。制备时间：5 ~ 10分钟。

晚餐：我会在平底锅中淋上少许椰子油，煎一块鱼排、羊排、草饲牛肉或有机鸡肉；至于蔬菜，我会用大蒜（预先剥好，以节省时间）烹制一份切好的蔬菜（如白菜、西蓝花），再将前一晚烤好的红薯热一下，佐以少许盐和草饲动物黄油一起享用。制备这份超级简单的美食仅需15分钟，比开车外出就餐或叫外卖都要节省时间。

接下来，我将向您传授一些简单的烹饪技巧，吃“肥”见瘦计划的食谱可以让厨房变成您喜爱的美食制作基地！

制订每周饮食计划

任何健康饮食的最重要因素即“规划”。如果我们没有规划，可能会做出很多不健康的选择，从而让我们陷入绝望。想想看：有多少次已经下午6点了您仍然不知道晚餐该吃些什么？没有规划的晚餐，怎么可能成为健康的一餐？通常情况下，您很可能会选择外卖、快餐或袋装的即食食品……之后是深深的懊悔！

最好的方法是在周末制订好下一周的饮食计划。记录下一周每一天的饮食清单。从晚餐开始规划，因为这通常是最难规划的一餐。确保每顿晚餐中包含1～2种蔬菜，1种蛋白质和健康脂肪，或制备1份包含多种蔬菜的沙拉。有了这些基本饮食计划的指导，您才不会偏离方向。

先选择一种蛋白质：鸡肉、鱼肉、虾肉、牛肉、羊肉、火鸡肉、鸭肉，等等。也许您每星期的饮食清单中包含2次鸡肉餐，1～2次海鲜餐，1次牛肉餐，1次羊肉或火鸡餐，还有1次配有豆腐或豆豉类食物的素餐。

接下来是选择蔬菜。从第184～185页的基础蔬菜列表中选择1～2种蔬菜制作一盘沙拉。在时间紧张的情况下，我们一般总是希望这些蔬菜拿出来就可以吃。因此，为了能够尽快做好一份美味的沙拉，我们最好提前将这些选好的蔬菜洗净并沥干，然后盛在容器里放入冰箱储存。

一个星期内，每天可以吃同样的午餐。准备一份您可以在沙拉中添加的新鲜蔬菜、水果、坚果及其他蛋白质的清单。您可以提前制备好这些食材并随身携带，或者从第208～218页的简易食谱中选择并准备所需食材。

早餐也很容易规划。从第194～199页中选择一些美味的思慕雪食谱，并按照食谱提前储备好所需食材。或者提前多做一些奇亚籽和浆果早餐布丁，后面可以享用好几天。厨房里长期储备充足的鸡蛋是一个好办法，因为鸡蛋很容易制作，通常仅需短短几分钟准备（如果您晚上的时间比较紧张，鸡蛋是一个很好的晚餐选择）。

强烈建议您花一些时间把未来一整周的饮食计划写下来，这样才不会因临时的一些“叛逆”想法而让自己偏离方向。制订好计划后，不用再每天花心思考虑饮食问题，您只需轻松享用美食！

如何烹饪蔬菜

一些简单的技巧可以帮助您在短短几分钟内将菜端上桌。首先，要做一些准备！这里有几项重要提示：

- 为了达到最佳口感及营养，菜不要煮过头。许多蔬菜可以生吃或仅用水轻焯一下即可。
- 使用含有健康脂肪的橄榄油、椰子油、芝麻油、脱水黄油或酥油来烹饪蔬菜。或者尝试在食谱中找到一款喜欢的酱汁。
- 切碎的坚果和种子含健康的脂肪，可以添加到蔬菜中，此外，如果想要增加食物的口感，或者让它看起来更加美观，可以加入一些切碎的新鲜香草，或撒一些海盐、胡椒或特制盐（比如海盐配松露）等。

下面是您需要掌握的快速、轻松地制备所有蔬菜的基本常识和技巧。

焯水

往一个大号锅里添加¾的水，煮沸，加1茶匙盐，然后放入蔬菜，在水中煮1～3分钟后捞出，即可食用。蔬菜也可以提前煮熟，之后立即放入冰水中，稍等片刻后捞出沥干，放入冰箱保存。需要食用时再次加热即可。

炙烤

预热面火炉及烤盘。蔬菜放入烤盘，淋上橄榄油，撒少许海盐和黑胡椒。烤至蔬菜表面脆软，然后翻面。多数蔬菜仅需炙烤3～5分钟。烤制过程中可以使用刀尖测试一下熟度。

烤架烘烤

将烤架清洗好，置于火上加热。烤架表面刷一层油，以防烧焦。将蔬菜置于烤架上，依次翻面烧烤，直至烤至焦黄。许多蔬菜，如南瓜、蘑菇、番茄、洋葱可以穿成串来烤。

烤箱烘烤

将烤箱预热至220℃。在烤盘上覆盖一层铝箔纸，以便于后期清理。用橄榄油、海盐和胡椒把蔬菜调味，随后将蔬菜平铺在烤盘上放入烤箱，烤至脆软且边缘呈焦黄色。不同种类蔬菜的烤制时间各异。芦笋一般仅需3～4分钟，菜花和西蓝花可能需要20～30分钟，根类蔬菜则需要45分钟左右。蔬菜切得越小，烤制速度越快，但注意不要切得过小，因为这样很容易烤焦。

煎炒

将一个大号煎炒锅置于中火上。加入1汤匙椰子油、酥油，或压榨芝麻油。油热后，放入蔬菜，搅拌煎炒1～2分钟。芦笋仅需3～4分钟就能变脆软，而像菜花这样的蔬菜烹制时间可能稍长。

蒸

在大号锅上架一个蒸笼。锅中放入一些水，盖上锅盖，中高火将水煮沸。然后将蔬菜放到蒸笼上，调至中火，蒸至蔬菜表面变软。多数蔬菜仅需2～5分钟即可完成。

选购、制备及储存您喜欢的蔬菜

芦笋：一捆芦笋通常可以制作4份食物。挑选新鲜的、尖端紧实（非干燥或磨损）的芦笋。剪掉根部，放入一个较深的容器中，倒水浸泡。随后沥干，覆盖保鲜膜冷藏，准备做饭时拿出来使用即可。烹饪前，折断较硬的底部。您可以整个煮或将其切成一定大小的块上锅蒸。

西蓝花：1袋西蓝花可以制作4份食物。选择鲜亮的西蓝花（无棕色或黄色斑点），触感坚硬，没有腐烂或软化。将其放入保鲜盒抽屉内可以储存1周。袋装西蓝花为即食型。制备时，将头端的小花修剪掉，留下一点根茎，然后切成一口大小的块。

菜花：一个较大的菜花可供2～4人享用。当然，这要取决于您的饥饿程度。切勿食用表面呈现褐色斑点的菜花，这表明菜花不够新鲜，营养成分已经流失。尽量选择头端由大量绿叶包裹着的菜花。将菜花放入密封袋并置于冰箱中，最长可存储1周。制备时，将头端的小花修剪掉，留下一点根茎，然后切成一口大小的块。

四季豆：340～450克的四季豆可以制作4份食物。选择没有任何棕色斑点、新鲜、豆荚饱满的四季豆。将四季豆装入保鲜盒放在冰箱中可以储存4～5天。

豌豆：340～450克豌豆可以制作4份食物。选择新鲜饱满的青豌豆（未枯萎）。将豌豆装入保鲜盒放在冰箱中可以储存3～4天。烹饪前，折断顶端，然后撕下外侧的硬丝。

西葫芦（夏南瓜）：680克西葫芦可以制作4份食物。选择绿色或黄色的西葫芦，确保表面明亮、光滑。小些的西葫芦含的种子较少。西葫芦可以在冰箱中储存4～5天，最好放在保鲜盒里。烹饪前，剪掉蒂，纵向切成一半，然后再切片（或使用专门的切片工具）。

如何烹饪鸡肉、海鲜及肉类

采购蛋白质食材时，请确保去骨、去皮后每份还能有110～170克重。当您购买鸡胸肉、牛排或羊排时，应该买下一整片。如果买的太多，可以把剩下的储存起来制作快手午餐。

煎炒

使用海盐、黑胡椒和大蒜或其他您喜欢的佐料调味。在煎锅或炒锅中加入1～2汤匙橄榄油，中火加热。油热后（无烟）放入鸡肉、鱼肉或其他肉类，煎炒至表面金黄，然后翻另一面煎炒。时间不要过长。随着时间的推移，您会越来越有经验，但开始的时候，建议您先使用一个肉类温度计测量温度。将温度计插入肉最厚的部分，鸡肉需达到71～74℃，鱼类需达到63℃。您可以按照自己的喜好煎牛排，54～57℃为四分熟的牛排，60～63℃为五分熟的牛排。肉馅需要煎至74℃。在烤箱中，较厚的鸡肉（如鸡胸肉）、牛排，甚至厚鱼片在短短几分钟内就可以烤熟（204～218℃）。

烤

预热烤箱、烤盘或户外燃气烤炉等烘烤工具。然后用橄榄油、海盐、黑胡椒，以及其他您喜欢的佐料调制肉类、鸡肉或鱼。对面火炉来说，把肉类食物放在铺有铝箔纸的烤盘上烤制，期间翻面1～2次，直至食物被均匀地烤至前面上述温度。

对于户外的燃气烤炉来说，把食物放在烤架上，中火烤制。一面烤至金色且带有烤痕后翻面，转为小火。另一面无须烤制太长时间。

时间长短取决于食物中的蛋白质和厚度。鱼需要7 ~ 10分钟，去骨鸡胸肉需要12 ~ 15分钟，牛排则另有不同。如果食物外部已经差不多烤熟，可以将其移至烤架温度较低的部分，直至完全烤熟。（注释：一些较小的食物，如虾，非常容易熟，表面呈粉红色即可翻面，为了保持肉质鲜嫩，切记不能过度烤制。）

不要过度烧烤食物，以保证您不会接触到有毒化合物。

采购提示

以下是我最喜欢的采购策略。就像健康烹饪一样，如果您已经充分掌握了正确的知识，健康采购并不一定是件苦差事！

新鲜采购

- 尽可能购买有机食材。
- 在促销产品中，找到最有用的食材。
- 前往农贸市场采购。
- 为了节省开支，看看能否使用优惠券。
- 如果妥善保存，多数农产品可以在冰箱中储存，所以应灵活计划，以节省采购时间。
- 洋葱、大葱、大蒜等应储存于厨房的阴凉干燥处。
- 购买新鲜的香草叶或尝试自己种植，确保随时可取。
- 购买整包搭配好的沙拉蔬菜最省时。您也可以选购新鲜的生菜头，将其洗净并沥干，装入密封袋后置于冰箱，最长可存储1周。如需购买整包的沙拉蔬菜，一定要注意查看标签上的有效期，从而做出最明智的选择。
- 我非常喜欢牛油果，因为它含有健康脂肪，并拥有奶油口味和黄油般的质地。您应该购买那些坚硬的牛油果，这样它们会在储存期间逐渐成熟，手指轻轻按下去感觉稍有些软即可。不要买太软的牛油果，不利于储存。

备货采购

随着厨房中储存了越来越多的健康食材，在很短的时间内您就可以制作出美味的各式菜肴。

- 油和脂肪：特级初榨橄榄油、牛油果油和特级初榨椰子油应成为您主要的烹饪用油。也可使用脱水黄油、酥油或香油。

- 坚果：生杏仁、腰果、核桃、松子、山核桃、澳洲坚果（不包含花生）。
- 种子：大麻籽、奇亚籽、南瓜籽、葵花籽、芝麻，以及亚麻籽。
- 坚果黄油和种子黄油：纯腰果黄油、杏仁黄油、葵花籽黄油、椰子黄油。
- 面粉：脱皮杏仁粉和椰子粉。
- 奶：杏仁奶、椰奶（无糖和无添加剂）。请参见第199～201页：如何制作和选择最适合自己的奶。对于罐装椰奶，我最喜欢的品牌是Native Forest。
- 肉汤：低成本或无钠冷冻或盒装蔬菜、牛肉和鸡肉汤（最好自制，但如果必须购买，一定要仔细阅读标签，以查看是否含有添加剂）。
- 干草药和香料：
    - 海盐、黑胡椒、大蒜。如果您不喜欢菜肴上呈现小黑点，也可使用白胡椒，当然味道也和黑胡椒有点不同；
    - 干香草，如牛至、罗勒、百里香、迷迭香、月桂叶，以及普罗旺斯香草；
    - 香料，如小茴香、香菜、姜黄、五香粉、安秋辣椒粉、墨西哥辣椒、红辣椒、熏制红辣椒、肉桂、红辣椒片、肉豆蔻、生姜（新鲜的，干燥的，有机罐装姜泥，打开后需冷藏保存）、藏红花。
- 调味品：
    - 法式芥末酱（找无糖或不添加化学物质的纯芥末）；
    - 刺山柑花蕾；
    - 低钠酱油（不含麸质的酱油）；
    - 醋（香醋，米醋）、红葡萄酒、白葡萄酒、雪利酒和香槟；
    - 希腊橄榄；
    - 营养酵母（虽然这听起来很奇怪，但是它对身体非常好，并且有奶酪的香味）。

冷冻食物

- 冷冻的浆果：蓝莓、覆盆子、黑莓、不加糖的巴西莓酱。
- 速冻有机蔬菜（如果过季或当地无法购买到新鲜的蔬菜）。
- 冷冻虾等海产品。

- 冷冻草饲肉类（牛肉、野牛肉、羊肉）、有机鸡肉和火鸡肉，以及干净的鱼肉。请参阅自然资源保护协会网站（www.nrdc.org）查找低汞鱼类食物，登录CleanFish网站（www.cleanfish.com）获取一些可持续养殖或捕捞鱼类的来源。

> **如何才能吃得少且吃得好？**
>
> 高品质的食物味道好，并且可为身体提供所需营养。这就是我从Thrive Market上购买储存食材的原因。在这个电商网站上我可以找到所有喜欢的食材，且价格比商店普遍便宜25%～50%。第一次购买时，您可以以更低的优惠价格购买到天然、无毒的食材。您可以登录www.thrivemarket.com/EFGT免费申请3个月会员。除此之外还有一个很好的可用资源——由环境工作小组编制的《有限成本下购买好食物的指南》，您可以在www.ewg.org免费下载此指南。它会告诉您正确的饮食方式——对身体有好处，而且省钱又环保。

基本的厨房工具

如果您想购买一些高品质的厨房工具，使烹饪更加方便快捷，如下是我的一些建议。

刀具

一把好刀可以用一辈子，值得投资。选购一把贴合您手部结构的好刀（您也可以去刀具店或厨房用具商店试用）。无须买下一整套刀具，因为其中往往包含您根本不会用到的刀具种类，单独购买您需要的即可。建议您可以先选购一把8～9英寸的法式厨师刀、一把削皮刀和一把7英寸的三德刀。您还可以再额外选购一把薄切片刀、一把鱼柳刀，以及一把10英寸的用来切较大食物的厨师刀。

为了使刀具更加锋利，将它们存储于一个抽屉中，刀片处覆上保护套并定期磨，不要将其置入洗碗机中。

炊事用具

您所购买的锅碗瓢盆的尺寸应取决于家中多少人吃饭。一家两口人和一家6口人的需求一定不同。尽量购买重一些的平底锅，这样才能更好地传递热量。高品质的炊事用具能使用很多年。以下是几点购买建议：

- 一口直径28～30厘米、带斜面的不锈钢长柄平底煎锅。

- 不粘、非铁氟龙煎锅，如陶瓷煎锅。较小尺寸（直径20～23厘米）非常适用于炒蛋，制作煎蛋卷、鱼排和精致食物。直径25～28厘米的煎锅适用于烹制较大食物。如果锅底出现划痕或不粘层脱落，应立即停用并更换一口新锅。
- 直面不锈钢平底锅，容量3～4升的大小正好。如果是大家庭，建议再选一口容量6升左右的锅。
- 平底锅：2升、4升和5升的容量为基本的可选尺寸。
- 荷兰锅：具有搪瓷涂层的铸铁锅（如“酷彩”），可选尺寸为3½和5½升。
- 传统的铸铁煎锅（直径约27厘米）是一款井段、多功能、价格低廉的锅具，不能用皂液清洗。如果细心保养可以用一辈子。
- 当天气原因不能户外烧烤或者家中没有燃气烤炉的情况下，可以使用带条纹的不粘平底煎锅，它可以确保食物上有漂亮的烙痕。
- 用于家中熬汤的容量为8～10升的汤锅。
- 带边的烤盘，有½和¼两种尺寸供选择，为防止变形，尽量选择较重的。

其他工具

除此之外，我还向您推荐下述有用工具：

- 高品质的快速搅拌机——使用它可以快速制作一份健康的思慕雪
- 具有不同刀片选择的标准尺寸的食物料理机
- 压蒜器
- 蔬菜去皮机
- 削皮器
- 手持榨汁机
- 小型手持开罐器
- 一套干式测量杯
- 1杯、2杯和4杯尺寸的液体测量杯
- 一套玻璃或不锈钢混合碗
- 各种测量勺，最好是不锈钢材质的
- 带有锐孔的盒式刨丝器（最好为可折叠式）
- 较大尺寸以及较小尺寸的细筛孔过滤器

- 滤器
- 与锅相匹配的蒸笼
- 鱼钳或镊子
- 柔性硅胶铲
- 扁鱼铲
- 弹簧夹
- 打蛋器
- 木汤匙
- 木质或环保木纤维（如竹子）砧板（一个用于切菜，一个用于制作生肉类食物）
- 厨房用数字温度计
- 几个厨房计时器

储存与备用的物品

最后，我建议准备一些：

- 成卷或按规格预先裁剪成片的天然羊皮纸
- 结实耐用的铝箔纸
- 厨房毛巾
- 用于储存食材和剩饭剩菜的各种型号的玻璃密封保鲜盒

* * *

多花一些时间待在厨房里，确实是健康饮食的关键因素之一——不仅仅是在接下来的21天，未来生活中也应一直坚持如此。虽然您可能需要花费一点额外的金钱和时间来获得所需的食材，但请将其视为对您的健康和体重管理的长期投资。这是非常值得的。

现在我们来看看食谱，它将证明，吃得健康远比您想象的要容易得多，而且更美味！

第16章

食谱

零食

思慕雪和其他

鸡蛋和煎饼

沙拉

鸡肉、火鸡肉和鸭肉

牛肉和羊肉

海鲜

汤和炖菜

酱料

佐餐及蔬菜

零食

西班牙Romesco酱配时蔬

这是一款来自西班牙加泰罗尼亚地区的经典酱料，搭配鱼肉或鸡肉非常美味，同时，它也可以作为生食蔬菜的蘸料，如果想要有一层独特风味，制作此款酱料时还可添加一些烟熏红椒粉。如果喜欢顺滑口感的酱汁，可以额外添加一些杏仁奶将其稀释。如果喜欢浓稠一些的，则无须添加杏仁奶。

制作量：约1¾杯。制备时间：5分钟。

- ½杯（约85克）杏仁
- 3瓣蒜，去皮
- 半罐（约200克）烤红甜椒
- 2个番茄（约200克），切成四等份
- ¼杯洋葱碎
- 3汤匙橄榄油
- 1½茶匙红椒粉（普通或熏制）
- 1茶匙雪利酒醋或红酒醋
- ¼茶匙海盐
- ¼茶匙黑胡椒粉

将钢刀片插入食物料理机中。运行食物料理机，通过进料管将杏仁和蒜瓣放入，搅拌20～30秒。

从罐中取出烤红甜椒，鲜重140～170克。沥干、去籽，然后剁碎。将红甜椒、番茄、洋葱碎、橄榄油、红椒粉、醋、海盐和黑胡椒粉放入食物料理机中。搅拌1～2分钟，直到所有食材变成酱状。

可以搭配新鲜的非淀粉类蔬菜（芹菜、菜花、西蓝花等）。

每份营养含量（1杯蔬菜，¼杯酱）：

卡路里150，脂肪13克，饱和脂肪2克，胆固醇0毫克，纤维4克，蛋白质3克，碳水化合物7克，钠170毫克。

牛油果酱配生菜

混有蛋黄酱和柠檬汁的牛油果酱是汉堡或鸡肉的完美搭档，还可以蘸生菜吃。

制作量：约1杯。制备时间：5分钟。

- 1个成熟的牛油果，去皮去核
- ¼ 杯有机蛋黄酱（作法参见第248页“自制蛋黄酱”食谱）
- 1茶匙新鲜柠檬汁
- 2撮海盐

将牛油果、蛋黄酱、柠檬汁和海盐放入装有钢刀片的食物料理机中，搅拌直到成光滑的奶油状，搭配您最喜爱的新鲜蔬菜一起食用即可。

每份营养含量（1杯蔬菜，¼杯酱）：

卡路里180，脂肪18克，饱和脂肪3克，胆固醇25毫克，纤维4克，蛋白质2克，碳水化合物6克，钠115毫克。

思慕雪和其他

海曼医生的绿色早餐思慕雪

制作量：1份。制备时间：5分钟。

- 1个柠檬，洗净去皮，切成四等份
- 1整个牛油果，去皮
- 2根芹菜
- 2杯菠菜
- 半束欧芹
- 几根香菜
- 1根有机黄瓜（洗净去皮）
- 1茶匙有机特级初榨橄榄油
- 1撮海盐
- 水（适量）

将所有原料放入搅拌机搅拌均匀。

每份营养含量（1杯）：卡路里420，脂肪30克，饱和脂肪5克，胆固醇0毫克，纤维23克，蛋白质12克，碳水化合物36克，钠180毫克。

防弹咖啡

这是我的朋友Dave Asprey发明的防弹咖啡。

制作量：1份。制备时间：5分钟。

- 2杯热咖啡（普通或无咖啡因），最好由新鲜的有机咖啡豆制成
- 2汤匙草饲动物黄油或酥油
- 2汤匙Nutiva有机特级初榨椰子油或2汤匙MCT油
- 可选：半茶匙肉桂粉或1茶匙有机可可粉

将所有原料放入搅拌机，搅拌至呈泡沫奶油状。

提示：为了达到最佳效果，建议用金属丝网过滤器或法压壶制作咖啡。

每份营养含量（2杯）：卡路里500，脂肪54克，饱和脂肪44克，胆固醇80毫克，纤维1克，蛋白质0克，碳水化合物1克，钠15毫克。

零咖啡因香草拿铁

对于那些不想喝咖啡的人来说，不含咖啡因的拿铁是一种很好的早餐饮品。

制作量：1份。制备时间：5分钟。

- 2杯过滤的热水
- 2汤匙草饲动物黄油或酥油
- 2汤匙有机椰子油或2汤匙MCT油
- 1茶匙不加糖的香草粉或无酒精、无麸质的纯香草精
- 可选：半茶匙有机肉桂粉、¼茶匙豆蔻
- 可选：1茶匙有机可可粉

将所有原料放入搅拌器，搅拌至奶油状。

每份营养含量（2杯）：卡路里520，脂肪54克，饱和脂肪44克，胆固醇80毫克，纤维1克，蛋白质1克，碳水化合物2克，钠0毫克。

绿色机打思慕雪

这款颜色鲜艳的绿色思慕雪源自富含营养的牛油果，牛油果中含有全部9种人体塑造肌肉所必需的氨基酸，以及保持大脑和心脏健康的ω-3脂肪酸。绿茶富含活性成分，可以帮助促进脂肪燃烧。对于绿茶而言，建议您选用有机茶叶。

制作量：1份。制备时间：5分钟。

- 1杯不含糖的杏仁奶
- ¼杯全脂椰奶
- 约60克（2大把）菠菜叶
- 半个牛油果
- 2汤匙大麻籽
- 1杯青柠汁
- 1包绿茶（约1茶匙）

将所有原料放入搅拌机，搅拌均匀呈奶油状。

每份营养含量（约2杯）：卡路里480，脂肪39克，饱和脂肪7克，胆固醇0毫克，纤维12克，蛋白质16克，碳水化合物22克，钠65毫克。

红宝石思慕雪

因为使用了坚果杏仁奶和奶油杏仁酱，这款覆盆子思慕雪会为您提供充足的健康脂肪、抗氧化剂和植物营养素。如果您对坚果过敏，请使用米乳、火麻子奶或有机豆浆来代替。

制作量：1份。制备时间：5分钟。

- 1¼杯不含糖的杏仁奶
- ½杯冷冻不加糖的覆盆子
- 2汤匙亚麻籽粉
- 2汤匙杏仁黄油
- 1汤匙奇亚籽
- 1汤匙石榴粉（可用3颗草莓替换）

将所有原料放入搅拌机，开始低速搅拌，逐渐增加至高速。搅拌至光滑奶油状。

每份营养含量（2杯）：卡路里430，脂肪31克，饱和脂肪2克，胆固醇0毫克，纤维15克，蛋白质13克，碳水化合物31克，钠320毫克。

海岛梦幻思慕雪

用一抹绿色轻松开启全新的一天。

制作量：1份。制备时间：5分钟。

- ¾ 杯不含糖的杏仁奶
- ¾ 杯全脂椰奶
- 1茶匙无酒精、无麸质纯香草精（或不加糖的香草粉）
- 1茶匙肉桂粉
- 1把小菠菜

将所有原料放入搅拌机，搅拌均匀呈奶油状。

每份营养含量（1½杯）： 卡路里250，20克脂肪，10克饱和脂肪，9毫克胆固醇，纤维5克，蛋白质6克，碳水化合物9克，钠55毫克。

姜汁辛香思慕雪

用软滑细腻的、低碳水、促进脂肪燃烧的思慕雪开启您的一天。生姜还很易于消化。

制作量：1份。制备时间：5分钟。

- 1½ 杯杏仁或腰果奶
- 2 汤匙杏仁黄油
- 2 茶匙磨碎的生姜
- ¼ 茶匙磨碎的肉豆蔻
- 可选：1把绿叶蔬菜

将所有原料放入搅拌机，搅拌均匀呈奶油状。

每份营养含量（1½杯）： 卡路里400，脂肪31克，饱和脂肪4克，胆固醇0毫克，7克纤维，13克蛋白质，19克碳水化合物，30毫克钠。

三色思慕雪

充满高品质的全脂椰奶和牛油果，这款色彩丰富的思慕雪可以帮助您燃烧脂肪，并保持精力充沛。

制作量：1份。制备时间：5分钟。

- 1½ 杯全脂椰奶
- 半个小牛油果
- 1杯青柠汁
- 1把小菠菜

将所有原料放入搅拌机，搅拌均匀呈奶油状。

每份营养含量（1½杯）：卡路里330，脂肪29克，饱和脂肪15克，胆固醇0毫克，纤维7克，蛋白质4克，碳水化合物14克，钠65毫克。

可可幸福思慕雪

巧克力爱好者的福利！您可以在早餐时来一杯，它充满了奶油口感的健康脂肪。可可不仅增加了风味，而且还是很好的抗氧化剂、维生素和矿物质的来源。

制作量：1份。制备时间：5分钟。

- 1杯杏仁或腰果奶
- ½杯全脂椰奶
- 1汤匙可可粉
- 1茶匙无酒精、无麸质纯香草精
- 1汤匙椰子黄油

将所有原料放入搅拌机，搅拌均匀呈奶油状。

每份营养含量（1½杯）：卡路里420，脂肪33克，饱和脂肪18克，胆固醇0毫克，纤维9克，蛋白质10克，碳水化合物17克，钠40毫克。

亚马逊可可思慕雪

这款由亚马逊巴西莓和蓝莓制作而成的紫色思慕雪能够让您一整天保持精力充沛。除了是健康的欧米茄脂肪丰富的来源，巴西莓还富含维生素和矿物质。可可粉也是矿物质的良好来源。

制作量：1份。制备时间：5分钟。

- 1包（约100克）不加糖的冷冻巴西莓果泥
- ½杯加2汤匙过滤水
- ½杯全脂椰奶

- ⅓杯冷冻蓝莓
- 1汤匙大麻籽
- 1汤匙奇亚籽
- 1汤匙椰子黄油
- 1汤匙腰果黄油
- 1汤匙天然可可粉

将冷冻的巴西莓果泥包浸入冷水中几秒，然后用手指弄碎。打开顶部，挤压放入搅拌机中，并将其他食材一起放入搅拌机，搅拌至呈光滑奶油状。

每份营养含量（2杯）：卡路里450，脂肪37克，饱和脂肪18克，胆固醇0毫克，纤维8克，蛋白质10克，碳水化合物24克，钠25毫克。

奇异果青柠思慕雪

您永远不会猜到这款思慕雪里的奶油口感和蛋白质来自于豆腐和腰果黄油。您仅能品尝出青柠和奇异果的味道。豆腐是非常重要的蛋白质来源。

制作量：1份。制备时间：5分钟。

- 1¼杯不加糖的杏仁奶
- 约100克有机嫩豆腐干
- 2个奇异果，去皮，切成四等份
- 2汤匙生腰果黄油
- 2汤匙大麻籽
- 1杯青柠汁
- 可选：½茶匙无酒精、无麸质纯香草精或不加糖的香草粉

将所有原料放入搅拌机，搅拌至均匀顺滑呈奶油状。

每份营养含量（2¼杯）：卡路里500，脂肪30克，饱和脂肪4克，胆固醇75毫克，纤维8克，蛋白质19克，碳水化合物41克，钠170毫克。

调味奶

多种奇妙的调味奶可替代标准牛奶。这里有三个简单的基本知识，能满足大多数人的需求，除非您对坚果过敏。自制调味奶可以避免摄入不必要的添加剂、甜味

剂、增稠剂、防腐剂，通常盒装冷藏储存。

椰奶

告诉您一个自制椰奶的简单方法。

制作量：1升。制备时间：5分钟。

- 1罐（约380克）全脂椰奶
- 2¼杯过滤水

将椰奶和水放在有盖子可以密封的玻璃容器中，摇动或搅拌直到混合均匀。冷藏，于4～5天内饮用。

每份营养含量（1杯）：卡路里236，脂肪25克，胆固醇0毫克，纤维0克，蛋白质1克，碳水化合物3克，钠35毫克。

杏仁奶

杏仁浸泡一夜，使其软化，从而更容易融入奶中。浸泡还可以释放养分，使它们更容易被人体吸收和消化。

制作量：1.5升（非过滤）。制备时间：隔夜浸泡，再加上2分钟的混合搅拌。

- 1杯生杏仁
- 4杯过滤水，另准备一些用于浸泡杏仁的水

将杏仁放入玻璃容器中，加入足够的水以覆盖杏仁（水面高出杏仁约5厘米）。加盖冷藏过夜。

倒掉浸泡的水。将4杯过滤水和杏仁加入搅拌机。开始低速搅拌，随后慢慢增加至高速搅拌。高速搅拌60～90秒。为了获取更平滑、更细致的杏仁奶，通过一只过滤袋将打好的杏仁奶过滤至大碗或者一个干净的容器中，过滤时尽可能挤压袋子，以获得最多的杏仁奶。覆盖并冷藏，3天内饮用。饮用前摇匀。

每份营养含量（1杯非过滤）：卡路里180，脂肪15克，饱和脂肪1克，胆固醇0毫克，纤维4克，蛋白6克，碳水化合物6克，钠5毫克。

每份营养含量（1杯过滤）：卡路里90，脂肪8克，饱和脂肪1g，胆固醇0毫克，纤维2克，蛋白3克，碳水化合物3克，钠5毫克。

腰果奶

腰果需经过浸泡和纯化，以确保腰果奶呈顺滑的奶油状。

制作量：1.5升。制备时间：过夜浸泡，加2分钟混合搅拌。

- 约170克生腰果
- 4杯过滤水，另准备一些用于浸泡腰果的水

将腰果放入容器中，倒入水，浸泡过夜。早上，倒掉浸泡的水，将腰果放入搅拌机中，加入4杯过滤水。开始以低速搅拌，慢慢调至高速。搅拌60～90秒，直至呈奶油状。覆盖并冷藏，3～4天内饮用。饮用前搅拌均匀或摇匀。

提示：对于调味奶，在混合搅拌前可以把香草籽刮出来，加入奶中，或者加入肉桂粉或其他香料。

每份营养含量（1杯）：卡路里243，脂肪18克，饱和脂肪3克，胆固醇0毫克，纤维1.5克，蛋白质7.6克，碳水化合物13.7克，钠7毫克。

奇亚籽和浆果早餐布丁

这是思慕雪的一个完美升级，它让您感觉更像是在吃甜品。奇亚籽添加蛋白质、纤维、健康的ω-3脂肪和重要矿物质。

制作量：4份。制备时间：10分钟。

- 1½杯全脂椰奶
- 1½杯不加糖的杏仁奶
- ¾杯奇亚籽
- 2茶匙无酒精、无麸质的纯香草精
- 2茶匙肉桂粉
- 2杯新鲜浆果
- ¼杯切碎的核桃，装饰用
- 可选：¾茶匙磨碎的肉豆蔻

把所有配料（除新鲜浆果、核桃和肉豆蔻外）放入一个大碗中搅拌。把混合物倒入大小适宜的模子中，覆盖，冷藏过夜，使布丁凝固。

食用前，在每个布丁上面添加½杯新鲜浆果，并用核桃碎和肉豆蔻装饰。

每份营养含量（½杯布丁与浆果）：卡路里430，脂肪31克，饱和脂肪12克，胆固醇0毫克，纤维15克，蛋白质9克，碳水化合物28克，钠95毫克。

鸡蛋和煎饼

西蓝花香肠煎蛋饼

佐以一些蔬菜和提前做好的鸡肉香肠，可以充分满足您的味蕾，香喷喷的煎蛋饼放在桌上，是一份完美的周末早午餐。还可搭配牛油果和新鲜浆果食用。

制作量：4份。制备时间：20分钟。烹饪时间：20分钟。

- 约170克袋装西蓝花
- 2根意大利风味的、无硝酸盐的有机鸡肉香肠，预先做好的
- 1小把韭葱
- 1汤匙无盐的脱水黄油或酥油
- 8个大个富含ω-3的鸡蛋
- 1汤匙切碎的新鲜牛至或欧芹叶
- ¼ 茶匙黑胡椒粉
- 1个牛油果，去皮，去核，切丁

将烤箱预热至205℃。将4～5升的水煮沸。加入西蓝花，煮2分钟。沥水，将西蓝花切成小块。为了缩短制备时间，这些步骤可以提前完成。

将香肠横向切成小块。切掉韭葱深绿色的顶部，仅使用白色和浅绿色的部分。冷水彻底冲洗韭葱，以除去任何沙子或污垢。将韭葱斜切成薄片。

将脱水黄油置入铸铁煎锅中，中火加热熔化，将韭葱加入锅中，烹至软化，约需2分钟。加入香肠片，煎炒3～4分钟，然后拌入西蓝花，把蔬菜和香肠铺成均匀的一层。

在中号碗中打入8个鸡蛋，均匀搅拌至顺滑，然后淋在这些蔬菜上。如需要，应用抹刀将蛋液均匀涂抹到蔬菜上。最后撒上新鲜牛至和黑胡椒粉。

将煎锅送入烤箱烤至煎饼呈浅金棕色，需14～16分钟。将煎饼平均切成4份，每份上面放¼个牛油果，室温下立即食用。剩余食物可覆盖冷藏2天。食用前用烤箱加热即可。

每份营养含量（1份）：卡路里340，脂肪25克，饱和脂肪7克，胆固醇495毫克，纤维5克，蛋白质24克，碳水化合物13克，钠570毫克。

无麸质荷兰婴儿薄煎饼配蒲公英

当薄饼从烤箱里拿出来时，它看起来就像玉米面包。但不要上当。它里面根本不含谷物，只含无麸质杏仁和椰子粉。将搭配的煎炒蒲公英叶呈楔形堆放。也可以搭配羽衣甘蓝、菠菜、莙荙菜。因为蒲公英叶具有好看的锐边，因此我们在此选用它作为配菜。

制作量：4份。制备时间：15分钟。烹饪时间：25分钟。

- ¼杯加2汤匙去皮杏仁粉
- ¼杯椰子粉
- ½茶匙发酵粉
- 1撮海盐
- 6个大个富含ω-3的鸡蛋
- 1杯不加糖的过滤杏仁奶
- 2汤匙黄油
- 2束蒲公英菜，洗净，沥干
- 1个大个小洋葱
- 1汤匙特级初榨橄榄油
- 3瓣大蒜，切碎
- ¼ 茶匙海盐
- ¼ 茶匙黑胡椒粉

在烤箱中放置一个铸铁煎锅，将烤箱和煎锅预热至218℃。预热烤箱时，制作面糊。

在中号碗里搅拌杏仁粉、椰子粉、发酵粉和海盐。在另一个碗里，将鸡蛋搅拌均匀，倒入杏仁奶中搅拌。将鸡蛋混合物加入粉状混合物中搅拌直至顺滑。

当烤箱和煎锅热时，将黄油加入煎锅中，等待其完全化开，约45秒钟。倒入面糊中烘烤20分钟。完成后，它看起来有些像玉米面包，拥有金色的顶部和边缘，稍有些膨胀。从烤箱中取出，放在一边冷却1分钟。

在烤箱烤制煎饼的同时，拌炒蔬菜。将蒲公英的茎部从底部切掉8～10厘米，然后将绿色部分切成小块。看起来量会很大，但蔬菜一经煎炒后会快速萎缩。剥好小洋葱，纵向切成两半，放平后，再切成半个洋葱圈。

中火加热炒锅，加油。油热，加入洋葱圈，炒至软化，需1～2分钟。如果需要，调成小火。加入大蒜拌炒30～60秒，然后加入切碎的蔬菜，翻炒直至蔬菜萎缩并软化，需3～4分钟。

将煎饼切成4份装盘，炒熟的蔬菜分别放到温热的煎饼上，撒上海盐和黑胡椒粉，即可享用。

每份营养含量（¼份蒲公英，约85克，加上¼份煎饼）：卡路里350，脂肪27克，饱和脂肪9克，胆固醇350毫克，纤维7克，蛋白质17克，碳水化合物18克，钠390毫克。

墨西哥风味鸡蛋蔬菜饼

培根可以提前烹饪好，以便在忙碌的早晨快速准备好早餐。如果您喜欢吃辣，还可以加一点墨西哥特有的小辣椒。佐以新鲜的浆果同时食用。

制作量：4份。制备时间：10分钟。烹饪时间：25～30分钟。

- 4条火鸡培根
- 6个大个富含ω-3的鸡蛋
- 2汤匙全脂椰奶
- 1汤匙加1茶匙无盐脱水黄油或酥油
- 1个小个红色洋葱，切碎
- 1个红甜椒，切碎
- 1个番茄，切碎
- 可选：1个墨西哥小辣椒，去根，去籽，切碎
- 1汤匙新鲜切碎的香菜叶
- 1个牛油果，去皮，去核，切成8片
- ¼茶匙海盐
- ¼茶匙黑胡椒粉

将烤箱预热至180℃。

用铝箔纸包裹好烤盘的底层和边缘。烤箱预热好后，将培根条放在铝箔纸上烘烤9 ~ 10分钟。随后将培根翻面烤9 ~ 10分钟，直至变得酥脆并呈褐色。您可以在烘烤时将培根放在烤架上，这样更容易变脆和变色。烤好后取出培根，切成小碎块。留置备用。

将鸡蛋打入碗中，加入椰奶，搅拌至均匀。留置备用。

中火加热不粘锅，加入黄油。待黄油变热，加入洋葱碎、红甜椒碎和番茄碎，炒拌至蔬菜软化，约需2分钟。 加入墨西哥小辣椒（如使用），炒至软化，约需1分钟。

将搅拌好的鸡蛋加入锅中，调至低温。将切碎的培根撒在鸡蛋上。慢慢地煎炒鸡蛋和蔬菜，用木勺或柔性耐热的抹刀将它们摊平。

撒上香菜碎。食用时搭配牛油果。用海盐和黑胡椒粉调味。

（工具提示：如果您的不粘锅已被划伤，那么现在应该换一个新的了；只能使用木制或耐热硅胶工具才能延长不粘锅的使用寿命，并且谨记必须手洗不粘锅。不粘锅中应使用液体油或黄油。）

每份营养含量（1¼杯鸡蛋和蔬菜，¼份牛油果）：卡路里290，脂肪21克，饱和脂肪5克，胆固醇360毫克，纤维5克，蛋白质17克，碳水化合物11克，钠540毫克。

快手牛油果蛋卷

此款食物组合既可以拿来作快手早餐，也可以作为午餐绿色沙拉的搭配。提示：如果您想吃干煎蛋卷，可以用烤箱烘焙30秒左右完成这道菜。

制作量：1份。制备时间：5分钟。烹饪时间：5分钟。

- 2茶匙无盐黄油
- 2个大个富含ω-3的鸡蛋
- 2茶匙过滤水
- 1汤匙切碎的欧芹或香菜叶
- 1撮海盐
- 1撮黑胡椒粉
- 半个小番茄，切成薄片
- ¼个牛油果，切片

- 1个大葱，切碎

中低火加热不粘锅，然后加入黄油。同时，搅拌鸡蛋、水和香菜碎。随后加海盐和黑胡椒粉搅拌。

当黄油化开并且锅热时，倒入鸡蛋，静置1～2分钟，直到蛋底部成形。用平铲轻轻提起煎蛋的边缘，允许蛋液向下流动。

如果想要中心是乳状的效果，只需要再煎1分钟，然后在煎蛋的中心部位放入3片番茄和牛油果。将煎蛋的边缘向中心折。

上面撒点葱碎作为装饰。

每份营养含量（1个煎蛋卷）：卡路里300，脂肪25克，饱和脂肪9克，胆固醇470毫克，纤维4克，蛋白质16克，碳水化合物9克，钠230毫克。

羽衣甘蓝胡椒荷包蛋

任何一餐都可以搭配荷包蛋，这款五颜六色的蔬菜佳肴非常适合当做周末的早午餐。本食谱中包含芥末酱的制作方法。除此之外，您也可以选用牛油果酱（作法参见第246页）或无奶酪酱（作法参见第245页）。

制作量：4份。制备时间：25分钟。烹饪时间：20分钟。

鸡蛋

- 2束托斯卡纳羽衣甘蓝
- 1个黄色洋葱
- 1汤匙加2茶匙特级初榨橄榄油
- 2个大个红甜椒，去核，去籽，切成条
- 4个蒜瓣，切碎
- ¼茶匙海盐
- ¼茶匙加1撮黑胡椒粉
- 8个大个富含ω-3的荷包蛋

酱料

- ½杯有机蛋黄酱（作法参见第248页的“自制蛋黄酱”食谱）
- 2汤匙第戎芥末
- 1茶匙切碎的新鲜龙蒿

- 可选：几滴辣椒酱
- 可选：½茶匙辣椒粉

将羽衣甘蓝的茎剥下。可以徒手剥，也可以使用锋利的刀切掉根茎。将叶子斜切成细带状。将洋葱纵切成两半，剥皮，平放，切成细的半月形。

倒油，中火加热炒锅或煎锅，加入洋葱和红甜椒，炒至蔬菜变软，约需4分钟。加入大蒜碎再炒30秒钟。撒上海盐和黑胡椒粉。添加羽衣甘蓝翻炒，将其与洋葱和红甜椒充分混合，直至油和汁液褒覆在蔬菜表面。羽衣甘蓝看起来很大，但是很快就会萎缩。

继续翻炒羽衣甘蓝，直至萎缩软化，需5～7分钟。要想羽衣甘蓝软一些，可加入1～2汤匙水至锅内，盖上锅盖蒸，关火。

将蛋黄酱、芥末、龙蒿和辣椒酱（如使用）一起搅拌均匀。留置备用。

将蔬菜装入4个浅碗中，再在上面放2个荷包蛋，浇上2汤匙酱料。也可以撒上辣椒粉（如果使用）和1撮黑胡椒粉。

每份营养含量（1½杯蔬菜，2个鸡蛋，2汤匙酱）：卡路里470，脂肪37克，饱和脂肪7克，胆固醇495毫克，纤维4克，蛋白质19克，碳水化合物22克，钠620毫克。

杏仁浆果煎饼

周末优选早餐！不含小麦或谷物！煎饼上面配有新鲜的浆果和一点椰子油、脱水黄油或酥油。

制作量：4份（约12个10厘米的煎饼）。制备时间：10分钟。烹饪时间：20分钟。

- 4个大个富含ω-3的鸡蛋
- ½杯全脂椰奶
- ½杯过滤水
- 2大汤匙脱水黄油、酥油或椰子油
- 2茶匙无酒精、无麸质纯香草或杏仁精
- 1杯杏仁粉
- ¼杯椰子粉
- 1茶匙小苏打
- ½茶匙肉桂粉

- ¼茶匙海盐
- 1茶匙椰子油（用于煎）

<u>馅料</u>

- 2杯覆盆子、黑莓、蓝莓或切片草莓
- 2汤匙加2茶匙熔化的椰子油或脱水黄油

将烤箱预热至90℃，并将烤盘放入烤箱中。

在中号碗中将鸡蛋、椰奶、水、黄油和香草混合在一起，搅拌至顺滑。在另一个大碗里面混合杏仁粉、椰子粉、小苏打、肉桂粉和海盐。将鸡蛋混合物和粉状混合物混合在一个碗中，搅拌至顺滑。面糊会很厚，看上去有点颗粒。

倒入椰子油，中火加热大号不粘锅。锅热时，使用¼杯测量杯将几份面糊舀到不粘锅上。煎饼，直至表面呈浅金棕色，需4～5分钟。当边缘开始有气泡时，把煎饼翻面，再煎一下，直到熟透，约需2分钟。将煎饼放在温热的烤盘上，盖上干净的厨房毛巾，然后重复此步骤完成12个煎饼的制作。

趁热食用，每人3个，煎饼上放½杯新鲜的浆果和2茶匙熔化的椰子油或脱水黄油。

每份营养含量（3个煎饼，½杯新鲜浆果，2茶匙油或黄油）：卡路里460，脂肪39克，饱和脂肪19克，胆固醇225毫克，纤维10克，蛋白质59克，碳水化合物20克，钠580毫克。

沙拉

牛油果柠檬莳萝虾沙拉

明黄色柠檬和爽口莳萝的风味组合，是调味海虾（煮熟）的一款经典酱汁，可搭配半个牛油果和清爽的绿色蔬菜一起食用。此款沙拉便于携带，非常适合午餐食用，注意需要单独冷藏储存。自制蛋黄酱可以让沙拉更加美味。

制作量：4份。制备时间：20分钟。

<u>沙拉</u>

- 约560克煮熟的海虾
- 1个柠檬榨汁

- 1个小洋葱，切碎（2汤匙）
- 3汤匙有机蛋黄酱（作法参见第248页的“自制蛋黄酱”食谱）
- 1汤匙加1茶匙第戎芥末
- 1汤匙加1茶匙刺山柑蕾，洗净，沥干
- 2汤匙切碎的新鲜莳萝
- 海盐和黑胡椒粉
- 2根芹菜，切碎
- 约340克沙拉蔬菜，洗净，沥干
- 2个牛油果，去皮，去核，切半
- 1汤匙加1茶匙大麻籽
- 2根葱，切碎
- 约300克葡萄番茄，切半（约20份）

油醋汁

- 3汤匙特级初榨橄榄油
- 1½汤匙香槟或白葡萄酒醋
- 1茶匙第戎芥末
- 海盐和黑胡椒粉

将虾放在碗中，淋上1汤匙柠檬汁。

在另一个小碗里将小洋葱碎、蛋黄酱、4茶匙柠檬汁、芥末、刺山柑蕾和莳萝碎混合搅拌均匀。用少许盐和黑胡椒粉调味。沥干虾，将虾和切碎的芹菜加入碗中，加入调好的酱汁。

制作沙拉蔬菜的油醋汁：持续搅拌橄榄油、醋和芥末，使其变得顺滑，并用盐和黑胡椒粉调味。

将沙拉蔬菜分装4个盘子。放半个牛油果在盘子中央，然后将¼份虾沙拉置于牛油果中心位置。虾沙拉顶部用1茶匙大麻籽和一些切碎的莳萝做装饰。再按照喜好撒上一些葱碎、葡萄番茄装饰周围。最后在沙拉蔬菜上淋一些油醋汁即可食用。

每份营养含量（1杯虾，2杯沙拉，半个牛油果）：卡路里520，脂肪38克，饱和脂肪5克，胆固醇235毫克，纤维10g，蛋白质34克，碳水化合物19克，钠600毫克。

烤鸡肉覆盆子核桃沙拉

这是一款经典的健康鸡肉沙拉。为了节省制作时间，最好提前几天制备好烤鸡，或者使用之前剩余的烤鸡或直接从商店选购烤鸡。

制作量：4份。制备时间：20分钟。

鸡肉沙拉

- 半杯核桃碎
- 1 大根芹菜，切碎
- ¼杯有机蛋黄酱
- 1个小洋葱，切碎
- 2½汤匙切碎的新鲜香料（莳萝、欧芹、香菜、龙蒿或百里香）
- 2茶匙新鲜柠檬汁
- 约450克烤鸡胸肉，切丁
- 海盐和胡椒
- 约250克沙拉蔬菜（芝麻菜、羽衣甘蓝或长叶生菜）
- 1个牛油果，去皮，去核，切片
- ¾杯新鲜覆盆子

油醋汁

- 2汤匙核桃油
- 1汤匙醋（香槟、覆盆子或红酒）
- 盐和胡椒

将核桃碎、芹菜碎、小洋葱碎、蛋黄酱、香料和柠檬汁放入一个中等大小的碗中，搅拌直到充分混合。加入鸡胸肉丁，拌匀。根据喜好添加盐和胡椒调味。

将蔬菜分4份装盘。将核桃油和醋搅拌，然后加盐和胡椒调味，淋在蔬菜上。随后将鸡肉沙拉分成4份，堆放在蔬菜上。将切片牛油果和覆盆子环绕盘子边缘摆放。

每份营养含量（约半杯鸡肉沙拉，2杯拌有油醋汁的绿色蔬菜）：卡路里450，脂肪34克，饱和脂肪4克，胆固醇55毫克，纤维7克，蛋白质26克，碳水化合物14克，钠151毫克。

加州羽衣甘蓝沙拉

带有洋蓟心和牛油果的这款五颜六色的爽口沙拉可为您提供蔬菜、健康脂肪，以及大量的蛋白质。为了节省制备时间，请预先洗净羽衣甘蓝并烤制好培根。

制作量：4份。制备时间：20分钟。

沙拉

- 4片火鸡培根
- 2束羽衣甘蓝
- 1个牛油果，去皮，去核，切丁
- 约280克葡萄或樱桃番茄，切半
- 1罐（425克）洋蓟心，四等分，沥干
- 450克熟鸡肉，切丁

沙拉酱

- 半杯有机蛋黄酱（作法参见第248页的“自制蛋黄酱”食谱）
- 2汤匙新鲜柠檬汁
- 2汤匙切碎的意大利欧芹
- 1汤匙第戎芥末
- 1瓣蒜，切碎
- 黑胡椒粉或白胡椒粉
- 4根葱，绿色部分横向切片（装饰用）

将烤箱预热至180℃。

用铝箔纸覆盖烤盘底部及边缘。烤箱预热完成后，将培根条放在铝箔纸上烤9~10分钟。翻转培根，另一面再烤9~10分钟，或直到变脆并呈现为棕色。为了使其快速变酥、变色，您可以将培根放在烤架上烤。烤熟后拿出，切成小片放置一旁备用。

烘烤培根时，洗净羽衣甘蓝叶，剥去硬芯，将羽衣甘蓝叶切成细丝铺在4个餐盘上。每一份沙拉顶部放上四等分的牛油果丁、培根片、葡萄番茄、洋蓟心、鸡肉丁。

关于沙拉酱，将所有食材（除葱外）放入小碗中搅拌直至呈奶油顺滑状。

在每份沙拉上面撒上葱碎，并佐以2汤匙沙拉酱。

每份营养含量（约3½杯沙拉，2汤匙沙拉酱）：卡路里540，脂肪33克，饱和脂肪5克，胆固醇130毫克，纤维9克，蛋白质38克，碳水化合物28克，钠490毫克。

咖喱鸡蛋沙拉（及如何制作完美的水煮蛋）

这道菜是印度风味的标准鸡蛋沙拉。水煮蛋可在冰箱里保存一周，所以可以用它来做午餐或快餐沙拉。剥鸡蛋是最容易掌握的技术！

制作量：4份。制备时间：25分钟。

- 3汤匙白醋
- 2茶匙海盐
- 8个富含ω-3的大个鸡蛋
- 半杯有机蛋黄酱（作法参见第248页的“自制蛋黄酱”食谱）
- 2汤匙加2茶匙淡味咖喱粉
- 2汤匙新鲜青柠汁
- 新鲜生姜，去皮，切碎（1汤匙）
- ¼茶匙海盐
- ¼茶匙黑胡椒粉
- 2撮辣椒粉，可根据喜好加量添加
- 2大根芹菜，修剪，切碎
- 1个小洋葱，切碎
- 2汤匙香菜碎
- 8杯沙拉蔬菜

将鸡蛋煮熟：锅中加入水，水量要确保将鸡蛋放入锅中后应足够将鸡蛋覆盖。中高火将水煮沸。加入醋和盐，然后轻轻地将鸡蛋浸入水中。降至小火，将鸡蛋煮15分钟。

趁煮鸡蛋时，准备一个中号碗，装一半冰，并倒入冰水至碗面¾处。放置一旁，用于稍后给煮熟的鸡蛋降温。

鸡蛋煮熟并冷却后，开始制作沙拉酱。将蛋黄酱加入一个中号碗中，同时拌入咖喱粉、青柠汁、姜碎、盐、胡椒粉和辣椒粉，搅拌至顺滑。然后拌入芹菜、小洋葱和香菜碎。

鸡蛋煮好后，从锅里取出，立即放在冰水碗中冷却。鸡蛋剥壳后需立即制作沙拉食用或置于冰箱保存。将鸡蛋磕开，于流水下轻轻在手上滚动，鸡蛋壳会马上脱落。

将水煮蛋平均分成8份，随后切碎。将切碎的鸡蛋放入盛有沙拉酱的碗中，轻轻搅拌。如果沙拉看起来有些浓稠（这取决于蛋黄酱的厚度），可添加少许水。开始先添加1～2茶匙水，慢慢增加直到达到您喜欢的浓度。

准备4个餐盘，每个餐盘上放2杯沙拉蔬菜，再倒入半杯鸡蛋沙拉，即可食用。将剩余的鸡蛋沙拉存放在冰箱里的保鲜容器内，最长可储存3天。

每份营养含量（半杯鸡蛋沙拉，2杯沙拉蔬菜）：卡路里360，脂肪33克，饱和脂肪6克，胆固醇495毫克，纤维2克，蛋白质16克，碳水化合物8克，钠350毫克。

小酒馆牛排青豆沙拉

这一款主食沙拉中汇集了经典法国风味的第戎和龙蒿，以及油醋汁。用烤架烹制牛排，仅需几分钟，然后佐以烤焦糖洋葱（作法参见第250页）和嫩青豆。根据需要提前制备好洋葱和嫩青豆。

制作量：4份。制备时间：10分钟，外加浸泡1小时。

烹饪时间：20分钟。

牛排和腌料

- ¼杯特级初榨橄榄油
- ¼杯红酒醋
- ¼杯第戎芥末
- 1汤匙切碎的新鲜龙蒿叶（或新鲜百里香）
- 570～680克草饲牛肋排
- ¼茶匙海盐
- ¼茶匙黑胡椒粉
- ¼茶匙蒜粒
- 1茶匙牛油果油（用于润滑烤盘）
- 约230克新鲜混合蔬菜
- 约340克熟青豆（作法参见第183页“如何烹饪蔬菜”）

油醋汁

- 2汤匙特级初榨橄榄油、核桃油或牛油果油
- 1汤匙红酒醋
- 1茶匙第戎芥末
- 1撮海盐
- 1撮黑胡椒粉

准备牛排和腌料：在一个小碗中放入橄榄油、红酒醋、芥末、龙蒿，搅拌直至顺滑。在牛排上撒上海盐、黑胡椒粉和蒜粒腌制。把牛排放到平玻璃盘中覆膜，使之与腌料充分混合，在室温下腌渍1小时。此外，牛排还可以在冰箱里过夜腌渍，这样口味更佳。如果过夜腌渍，烤制之前应让牛排在室温下放置1小时。

将烤盘上刷一层牛油果油，并在中高温下预热。从腌料中取出牛排，放在烤盘上。每边烤3～4分钟。牛排最好烤至四分熟，以保持鲜嫩度（内部温度约为50℃）。

牛排烤好后，将其取出放置到切菜板上，静置10分钟，然后切成薄片。

烤制牛排时，将所有油醋汁配料放入一个小碗中，混合搅拌均匀。

食用前，在4个盘子的中心部位将新鲜混合蔬菜等量堆放，并在上面放几片牛排。边缘撒满嫩青豆。随后淋上一些油醋汁。注意：嫩青豆可室温或冷藏储存。

每份营养含量（约170克牛排，2杯沙拉蔬菜，¾杯嫩青豆）：卡路里470，脂肪32克，饱和脂肪7克，胆固醇105毫克，纤维3克，蛋白质39克，碳水化合物8克，钠500毫克。

棕榈心奶油香料酱鸡扒沙拉

棕榈心是棕榈内部可食用的部分，口味独特，是沙拉蔬菜的好选择。鸡胸肉可以提前3～4天煮熟并冷藏保存，煮鸡肉仅需约10分钟。为节省时间，所有的沙拉配料均可以提前准备。

制作量：4份。制备时间：25分钟。

沙拉酱

- 3～4汤匙新鲜青柠汁
- 半杯有机蛋黄酱（作法参见第248页的“自制蛋黄酱”食谱）

- ¼杯切碎的欧芹时
- ¼杯切碎的香菜叶
- 3大瓣蒜，切碎
- 1撮海盐
- 1撮黑胡椒粉或白胡椒粉

沙拉

- 约230克深色绿叶沙拉蔬菜
- 450～680克水煮鸡胸肉（作法参见第220页“水煮鸡胸肉”食谱），切成约2厘米大小的块
- 1罐（400克）含水棕榈心，取出沥干并切成2厘米大小的片，保留汁液
- 4只小罗马番茄，四等分或切片
- 1个牛油果，去皮，去核，切片
- 4汤匙生葵花籽
- 4根葱，切薄片

在一个小碗中将所有沙拉酱配料混合，加3汤匙的青柠汁搅拌，直至顺滑。如果酱料太浓稠，可以再加入1汤匙青柠汁。

将沙拉蔬菜分装4盘。顶部配以鸡肉、棕榈心、番茄、牛油果、葵花籽和葱。食用前淋上沙拉酱，每份2汤匙。棕榈心放入玻璃容器中可以冷藏1周。

每份营养含量（2杯沙拉，2汤匙沙拉酱）：卡路里420，脂肪34克，饱和脂肪6克，胆固醇60毫克，纤维9克，蛋白质15克，碳水化合物17克，钠625毫克。

地中海羊排和希腊香蒜菠菜沙拉

这款主食沙拉能让您品尝到地中海的希腊风味。准备工作做好后，羊肉很快就可以煮熟；您甚至可以提前制作香蒜酱。尝试用香蒜酱来搭配鸡肉、牛排或虾食用。

制作量：4份。制备时间：30分钟（包含调味汁）。烹饪时间：15分钟。

香蒜酱

- 1束新鲜薄荷叶（1杯装）
- 1束新鲜牛至叶（约1杯装）

- 6瓣蒜，去皮
- 2茶匙柠檬皮
- 半杯新鲜柠檬汁
- 半杯特级初榨橄榄油
- 1杯核桃碎
- 可选：2汤匙营养酵母
- ½茶匙海盐
- ¼茶匙黑胡椒粉

羊排

- 12块草饲双肋羊排
- 1～2茶匙椰子油（用于润滑烤架或烤盘）

油醋汁和沙拉

- 4汤匙特级初榨橄榄油
- 2汤匙红酒醋
- 海盐和黑胡椒粉
- 约340克菠菜叶
- 20个卡拉马塔橄榄，洗净并沥干
- 约200克葡萄或樱桃番茄，切半
- 4根小波斯黄瓜，切碎或切片

制作香蒜酱：将所有香蒜酱配料混合搅拌，直到形成顺滑的糊状物。

用半杯香蒜酱和一个柔性铲，将羊排的每一面涂抹薄薄的一层香蒜酱。

将羊排放在覆盖铝箔纸的烤盘上（易于清理），在室温下放置30分钟。

制作香醋汁：在一个小碗或量杯中混合搅拌橄榄油和红酒醋，直至完全融合。用海盐和黑胡椒粉调味。留置备用。

烤羊排，加热烤架或大的烤盘直至所需温度。随后降至中火。用椰子油轻轻擦拭烤架以防止黏附。将羊排放在烤架上，每边烤3分钟或3分半钟。烹饪好后，羊排放置5～10分钟，以充分吸收汁液。

菠菜叶平均分装4盘，加入橄榄、番茄和黄瓜，然后淋上油醋汁。加入烤熟的羊排，并在每块羊排上淋上香蒜酱。

每份营养含量（3块腌渍羊排，1汤匙香菜，2杯沙拉）：卡路里740，脂肪56克，饱和脂肪10g，胆固醇130毫克，纤维5克，蛋白质47克，碳水化合物16克，钠710毫克。

基本款油醋汁沙拉

在任何一餐中加入一份绿色沙拉都是一种增加蔬菜摄入量的好方法。深色绿叶沙拉蔬菜富含营养。叶子颜色越深越好。当今市场上有这么多种类的蔬菜，您可以尝试一些新的品种！为了获取健康脂肪，再添加几片牛油果并撒上切碎的坚果或种子。一份主食沙拉使用2杯蔬菜。您可以少用一点沙拉酱。

制作量：4份。制备时间：15分钟。

沙拉

- 8杯深色绿叶蔬菜
- 1个牛油果，去皮，去核，切片
- 1撮切碎的坚果或种子

油醋汁

- 3汤匙油（选择特级初榨橄榄油、牛油果油或尝试核桃油、南瓜籽油、开心果油或其他未经精炼或微精炼的专用油，以及多种可供选择的橄榄油）
- 1汤匙醋（选择红酒、白葡萄酒、香醋、苹果、覆盆子或任何其他口味，也可以选择柠檬汁或青柠汁）
- 1撮海盐
- 1撮黑胡椒粉

可选的调味配料

- 1瓣蒜，切碎或磨碎
- 1～2茶匙第戎芥末

制作油醋汁时，将油和醋一起搅拌至完全融合，随后加入盐和黑胡椒粉调味。

在4个盘子中分装绿叶蔬菜，加入牛油果和坚果，并在每份沙拉上淋1汤匙油醋汁。

每份营养含量（2杯沙拉，1汤匙沙拉酱）：卡路里190，脂肪18克，饱和脂肪3

克，胆固醇0毫克，纤维5克，蛋白质2克，碳水化合物7克，钠150毫克。

鸡肉、火鸡肉和鸭肉

番茄牛油果酱火鸡汉堡

您一定不要错过这款超级美味的火鸡汉堡。

制作量：4份。制备时间：10分钟。烹饪时间：15分钟。

汉堡

- 约570克火鸡肉馅（选购脂肪含量为15%的火鸡肉；如果您找到的所有火鸡胸肉的脂肪含量仅有7%～10%，那么请在制作汉堡时加入2茶匙橄榄油）
- 12个不含亚硫酸盐的油浸干番茄，切碎
- 2汤匙切碎的新鲜罗勒或欧芹叶
- 1汤匙加1茶匙第戎芥末
- ¼茶匙海盐
- ¼茶匙黑胡椒粉
- 可选：2撮红辣椒粉
- 1茶匙特级初榨橄榄油

牛油果酱

- 1个成熟的牛油果，去皮，去核
- ¼杯有机蛋黄酱
- 1茶匙新鲜柠檬汁
- 2撮海盐

在一个中号碗中用手将火鸡肉馅、番茄碎、罗勒、芥末、海盐、黑胡椒粉和红辣椒粉（如使用）混合，直到所有成分完全融合。用少量水将手沾湿，以确保这些混合物不会粘在手上，从而更易于融合。将混合物四等分，制作成约2厘米厚的圆形汉堡肉饼。使用一个直径约10厘米的环形模具制作出一个完美的圆形汉堡。

中低火加热煎锅。锅热后放入汉堡肉饼煎至形成一个褐色外壳，需3～4分钟。将汉堡肉饼翻面，调至小火再煎7～8分钟，直到数字温度计显示内部温度达到74℃。

煎制汉堡肉饼的同时制作牛油果酱。将牛油果、蛋黄酱、柠檬汁和海盐放入食物料理机中，将所有食材打成泥。

食用汉堡前，每个汉堡上面倒¼份牛油果酱。这款汉堡也可以搭配附餐沙拉和番茄牛油果沙拉（作法参见第253页）一起食用。

每份营养含量（1份汉堡包含¼份牛油果酱）：卡路里460，脂肪38克，饱和脂肪8克，胆固醇135毫克，纤维4克，蛋白26克，碳水化合物26克，钠470毫克。

快手西班牙Romesco酱煎鸡胸肉

这是一款来自西班牙加泰罗尼亚地区的经典酱汁，西班牙Romesco酱与鱼肉或鸡肉搭配食用同样非常美味。如果想添加更多风味，可以使用烟熏红椒粉。食用前配以西蓝花，每份淋上1茶匙橄榄油并佐以¼份牛油果绿色沙拉。

制作量：4份。制备时间：15分钟。烹饪时间：20分钟。

酱料

- 半杯原粒杏仁
- 3瓣蒜，去皮
- 半罐约230克烤红甜椒，沥干，去籽，切碎
- 2个番茄，去核，切成相等的4份
- ¼杯洋葱碎
- 3汤匙特级初榨橄榄油
- 1½茶匙红椒粉（普通或熏制）
- 1茶匙雪利酒醋或红酒醋
- ¼茶匙海盐
- ¼茶匙黑胡椒粉

鸡肉

- 4 片去骨、去皮的鸡胸肉（约680克）
- ¼茶匙海盐
- ¼茶匙黑胡椒粉
- ¼茶匙蒜粒
- 1汤匙特级初榨橄榄油
- 半杯低钠鸡肉汤

用带钢刀片的食物料理机制备食物。打开食物料理机，放入杏仁和蒜瓣，启动机器，约20～30秒。然后将烤红甜椒、番茄、洋葱碎、橄榄油、红椒粉、醋、海盐和黑胡椒粉加入到食物料理机中，混合搅拌所有成分，直到呈现为顺滑的酱汁，需要1～2分钟。

将海盐、黑胡椒粉和蒜粒撒在鸡肉上。中火加热铸铁煎锅。锅中油热（但未冒烟）时，放入鸡胸肉，平滑的一面朝下，煎至金黄色，约5分钟。

鸡肉翻面，将肉汤倒入锅中，盖上密封锅盖，调至小火。使用数字温度计进行测量时，鸡肉应煎至240℃，需7～8分钟。

将熟鸡肉放置几分钟，然后切成薄片。每份使用⅓杯西班牙Romesco酱。剩余的鸡肉和酱汁可以单独放置在玻璃容器中，一定用盖子盖紧。鸡肉可在冰箱中保存3天，酱汁可保存4～5天。

每份营养含量（1份鸡胸肉，⅓杯酱汁）：卡路里460，脂肪27克，饱和脂肪4克，胆固醇100mg，纤维6克，蛋白43克，碳水化合物13克，钠550毫克。

水煮鸡胸肉

水煮鸡肉仅需几分钟，可搭配许多食物一起食用。您需要使用一口较重的、大概三四升容量的锅，以确保鸡胸肉不会一层层堆在一起。您可以提前4天煮好鸡肉，然后冷藏一周，随时备用。用它制作沙拉或加热后搭配酱汁食用是晚餐的一个好选择。

制作量：4份。制备时间：5分钟。烹饪时间：10分钟。

- 约1升低钠或无钠鸡肉汤
- 4块无骨、无皮鸡胸肉（共约680克）

将肉汤倒入锅中，调至小火。使用数字温度计测试肉汤的温度。肉汤的温度应介于70℃～82℃。

将鸡胸肉置于肉汤中。肉汤应该刚刚没过鸡胸肉顶部。如有必要，再加一点汤或水。将鸡胸肉放置8～10分钟，或者在鸡胸肉中心部位插入数字温度计进行测试时，应达到75℃。

从锅中取出鸡肉。若用于制作沙拉，可将鸡胸肉放在玻璃容器中，盖紧盖子，置于冰箱中保存4天。

每份营养含量（约170克）：卡路里170，脂肪2克，饱和脂肪1克，胆固醇95毫克，纤维0克，蛋白质37克，碳水化合物2克，钠590毫克。

土耳其生菜卷饼配腰果莱姆酱

此款食物可成为您的一份愉悦午餐，很适合在办公室或学校食用。如果不想要坚果，可以用6汤匙大麻籽来代替腰果碎，用芝麻酱来代替腰果黄油。可以使用削皮器将生姜磨碎。

制作量：4份。制备时间：20分钟。烹饪时间：20分钟。

卷饼

- 约230克豌豆
- 1茶匙海盐
- 1汤匙椰子油
- 半个中等黄洋葱，切碎
- 4瓣蒜，去皮，切碎
- 2片鲜姜，去皮，切碎（1汤匙）
- 约450克火鸡肉馅
- 1汤匙加1茶匙低钠酱油
- 半杯腰果，切碎（可使用6汤匙大麻籽代替）
- ⅓杯切碎的新鲜香菜叶
- 4根葱，切碎
- 可选：8～10滴辣椒酱或红辣椒粉（按口味）
- 16片黄油生菜叶

酱料

- 4汤匙生腰果黄油（或芝麻酱）
- 1个大青柠榨汁
- 1汤匙加1茶匙低钠酱油
- 1汤匙加1茶匙无调味的米醋

摘掉豌豆两头并剥下侧边的筋，水煮沸，加海盐，投入豌豆煮2分钟，沥干，将豌豆斜切成细丝，放置一旁。

在大号煎锅或平底锅中以中火加热椰子油。加入洋葱，煎至变软，调至小火，以免洋葱变成褐色。加入蒜碎和姜碎，再煎1分钟。随后将火鸡肉馅放入锅中，用木勺或铲子将其打散。煎炒火鸡肉直到完全看不到粉红色，需8～10分钟。

在烹饪火鸡肉的时候，制备酱汁。将所有酱料原料混合在一个小碗中，搅拌至顺滑。

火鸡肉熟后，放入豌豆丝和酱油，然后根据口味加入腰果碎、香菜叶、葱碎和辣椒酱或红辣椒粉（如使用）并搅拌。

食用前，在每个盘子上铺4片生菜叶，倒入¼杯火鸡混合物。顶部淋上1½汤匙莱姆酱汁。

每份营养含量（4片生菜叶，¼杯火鸡肉，1½汤匙酱汁）：卡路里470，脂肪31克，饱和脂肪9克，胆固醇90毫克，纤维5克，蛋白质28克，碳水化合物20克，钠540毫克。

希腊洋蓟橄榄鸡腿

地中海风味的柠檬、牛至、洋蓟心和橄榄都是美味的晚餐选择。可以从市场的熟食售卖区购买橄榄。食用这道菜时，配以蔬菜和果汁，以及¼个牛油果沙拉，再倒上油醋汁（作法参见第217页的“基本款油醋沙拉”）。

制作量：4份。制备时间：15分钟。烹饪时间：25分钟。

- 8只带骨鸡腿肉（约1千克）
- ¼茶匙海盐
- ¼茶匙黑胡椒粉
- ¼茶匙蒜粒
- 1个中等洋葱
- 2½茶匙特级初榨橄榄油
- 3大瓣蒜，切碎
- 1罐（约425克）含水洋蓟心，沥干水分
- 约110克混合的希腊橄榄
- 1½杯低钠鸡汤
- 2汤匙切碎的新鲜牛至叶
- 1个大柠檬，切成圆形薄片

- 2汤匙水
- 可选：1汤匙竹竽淀粉

去除鸡腿上多余的脂肪。用海盐、黑胡椒粉和蒜粒将鸡肉调味。

将洋葱对半切开，剥皮，横切成薄片。

在一口大号锅中以中火加热1½汤匙橄榄油，油热后，将鸡腿肉带皮一面朝下放入锅中。煎至表面酥脆且呈金黄色，需7～9分钟。然后将鸡腿肉转置烤盘或烤架上烤制。

在同一口锅中加入洋葱炒至软化，需3～4分钟。加入切碎的大蒜，再炒1分钟。加入沥干水分的洋蓟心、橄榄、鸡汤，以及剩余的1汤匙橄榄油和牛至叶，将鸡腿肉放回锅中，并加入柠檬片。

盖上锅盖，调至小火煨12～13分钟，或直至数字温度计显示鸡腿内部温度达到74℃。

食用前，把鸡腿肉放在浅碗中，蔬菜倒在上面。如果您喜欢更浓稠的肉汁，在一个小碗或量杯中将1汤匙竹芋淀粉和1汤匙冷水搅拌至顺滑，从锅中取出鸡腿肉，把淀粉汁倒入锅中搅拌煎炒1～2分钟，直至汁液浓稠。

每份营养含量（2只鸡腿，¼份蔬菜和酱汁）：卡路里450，脂肪25克，饱和脂肪4克，胆固醇160毫克，纤维4克，蛋白质39克，碳水化合物24克，钠690毫克。

脆皮烤鸭胸配蓝莓意大利黑醋汁

如果您从来没有制作过鸭胸肉，那么您可能会惊讶于此食谱的方便快捷。事实上，蓝莓酱的味道与丰富而清脆的鸭皮很搭配。佐以芦笋、西蓝花或淋有橄榄油的青豆，或者制作蔬菜时使用额外提炼出来的鸭油。可尝试在附近的市场购买口味温和的北京鸭。

制作量：4份。制备时间：15分钟。烹饪时间：20分钟。

鸭胸

- 4份（约170克）鸭胸肉
- ¼茶匙海盐
- ¼茶匙黑胡椒粉
- ¼茶匙蒜粒

酱料

- 1汤匙特级初榨橄榄油
- 1个小洋葱，切碎（2汤匙）
- 1瓣大蒜，切碎
- 1¼杯冷冻蓝莓，解冻
- 2汤匙香醋
- 1茶匙切碎的百里香叶
- 1汤匙鸭油（鸭肉熟后锅底的剩余部分）

将烤箱预热至220℃。

中火下将大号锅（铸铁煎锅或防腐蚀的不锈钢锅）加热，锅加热时制备鸭胸肉。

在水槽中打开鸭胸肉包装，沥干水分，将鸭胸肉带皮一面放在切菜板上。用纸巾吸干鸭肉上的水分。将鸭胸肉翻面，去皮，用刀在鸭肉上划出菱形状划痕。划痕要切穿鸭皮，但不要刺入鸭肉内部。留出约半厘米的间隔。

当所有鸭胸肉都切好，用海盐、黑胡椒粉和蒜粒调味。

将鸭胸肉带皮一侧放入热锅中，它们应该在平底锅里嘶嘶作响，请仔细观察鸭皮，直至其变得酥脆并呈棕色。需6～8分钟。当鸭肉颜色开始变深时，调至小火，慢慢将鸭皮煎至酥脆。

加热鸭胸肉的同时，可以制备酱汁（但要随时观察鸭肉的颜色和脆度变化）。将橄榄油放入小锅中，中低火加热。添加洋葱碎，煎至软化，约需2分钟。加入切碎的大蒜，再煎30秒钟。添加蓝莓、醋和百里香叶，调至中火。煎炒蓝莓，直到形成浓稠的酱汁，加入醋，再煎炒3～4分钟。

当鸭皮呈金黄色时，将鸭胸肉带皮一侧翻面朝上，将平底锅放在预热的烤箱中烤制3～6分钟。烤制时间取决于于鸭肉的厚度。用数字温度计测量时，鸭肉的内部温度应达到70℃。从烤箱中取出锅，切片之前将熟鸭肉放在一旁凉几分钟。

将鸭胸肉切成薄片。熟鸭肉的中间部分应仍为粉红色。从锅中盛出1汤匙的鸭油，将其与蓝莓酱搅拌以增加口感。食用前，在1块切片鸭胸肉上淋2汤匙酱汁。

每份营养含量（约170克鸭胸肉，2汤匙酱）：卡路里370，脂肪24克，饱和脂肪6克，胆固醇180毫克，纤维2克，蛋白质32克，碳水化合物8克，钠260毫克。

腰果红焖鸡

这款带腰果酱的脆皮鸡肉会让您感觉像在法国小酒馆用餐。腰果黄油赋予了酱汁无与伦比的丰富口感。

制作量：4份。制备时间：15分钟。烹饪时间：40分钟。

- 4块带骨带皮鸡胸肉
- 1汤匙特级初榨橄榄油
- ½茶匙海盐
- ½茶匙蒜粒
- ¼茶匙黑胡椒粉
- 1½杯低钠或无钠鸡肉汤
- 1½杯不加糖的杏仁奶
- ¼杯生腰果黄油
- 2茶匙第戎芥末
- 4瓣蒜，切碎
- 1½汤匙新鲜切碎的百里香叶
- 2汤匙过滤水
- 1汤匙竹芋淀粉

将烤箱预热至190℃。

去除鸡胸肉上的多余脂肪。用一把锋利的刀，将肋骨边缘修剪干净。

将橄榄油倒入一口较重的平底锅中（足够大，以便可以将所有的鸡胸肉单层摆放）。中火加热。将海盐、蒜粒、胡椒粉混合在一个小碗里，撒在鸡胸肉上。将鸡胸肉带皮一侧放在锅中煎熟，直至呈现为金黄色，需5～7分钟。然后将鸡胸肉翻面。

在一个大号碗或量杯中将鸡汤、杏仁奶、腰果黄油、芥末和切碎的大蒜一起搅拌，直至顺滑。倒在锅中鸡胸肉的周围。撒1汤匙的百里香叶。盖上锅盖，放入烤箱。烤制时间约需30分钟，或直到数字温度计插入鸡胸肉显示为71℃～74℃。鸡肉烤好后，用铝箔纸将其包住，以保持温度。

在一个小碗或量杯中将水和竹芋淀粉混合搅拌至顺滑。将竹芋淀粉混合物倒入锅中与鸡汁搅拌，炖2～3分钟，让鸡汁变浓稠。

食用鸡肉时，倒半杯浓稠的鸡汁，撒上剩余的½汤匙百里香叶，以增加口感和色泽。这道菜非常适合与炖甜茴香（作法参见第249页）一起搭配食用。将剩余的鸡汁放入保鲜盒中，可在冰箱内保存长达5天。

每份营养含量（1份鸡胸肉，半杯酱汁）：卡路里340，脂肪23克，饱和脂肪6克，胆固醇65毫克，纤维1克，蛋白质24克，碳水化合物10克，钠806毫克。

牛肉和羊肉

牛肉蔬菜酿甜椒

甜椒可以用做盛装五香牛肉和蔬菜的容器。请提前1～2天制备，冷藏以备烘烤。如果已经提前烤制好，食用前可再次加热。

制备量：4份。制备时间：20分钟。烹饪时间：55分钟。

- 4只大的红色、橙色或黄色甜椒
- 2汤匙特级初榨橄榄油
- 1个小洋葱，切碎
- 4瓣蒜，切碎
- 1汤匙加1茶匙安秋辣椒粉
- 2茶匙小茴香
- 2茶匙红辣椒粉
- 2茶匙干牛至
- 1个小西葫芦，切丁
- 约450克草饲牛肉馅（15%脂肪）
- 1罐（约425克）番茄丁（未沥水）
- ½茶匙海盐
- ¼茶匙黑胡椒粉
- ¼杯切碎的新鲜香菜或意大利香菜叶

将烤箱预热至180℃。

剪掉甜椒顶部的绿色茎。只剪掉茎，而不是甜椒顶部。随后将甜椒从上到下一切两半。取出籽和白色膜，直到拥有一个能盛装其他食材的干净“杯子”。将甜椒放置一旁备用。

在一个大号煎锅或炒锅中加热橄榄油。放入洋葱炒熟，直到它变软且半透明，约需3分钟，偶尔搅拌一下。如果洋葱熟得过快，可以调至中低火。加入大蒜、安秋辣椒粉、小茴香、红辣椒粉和干牛至，煎炒1～2分钟。加入西葫芦丁，煎炒至软化，需3～4分钟。

将牛肉馅加入锅中，煎炒至不再呈粉红色，需8～10分钟，用木勺将其打散，持续搅拌以防止炒糊。添加番茄丁炖煮，直到番茄丁与牛肉充分融合，需8～10分钟。用海盐、黑胡椒粉和香菜调味。

将牛肉分别装入8只准备好的甜椒中。将装满牛肉的甜椒放入一个大号砂锅中，用铝箔纸覆盖，放入烤箱烤制30分钟左右，或直到数字温度计测量甜椒内部填装的牛肉温度达到74℃。

每份食物需要2只甜椒。顶部淋上无奶酪酱（作法参见第245页）或搭配一份含有牛油果丁和番茄的绿色沙拉。

如果您想提前制备蔬菜，请将制备好的甜椒放在有盖的盘子里冷藏3天。当准备烘烤时，将其恢复至室温并按照说明烘烤。吃剩的部分可以保存在带盖的容器中，最长储存3天。

每份营养含量（1只甜椒）：卡路里410，脂肪25克，饱和脂肪8克，胆固醇75毫克，纤维6克，蛋白25克，碳水化合物21克，钠390毫克。

每份营养含量（1只甜椒和1勺酱）：卡路里450，脂肪28克，饱和脂肪10克，胆固醇75毫克，纤维6克，蛋白质26克，碳水化合物23克，钠425毫克。

牧羊人五香羊肉配蔬菜

除了五香羊肉外，同样也可使用牛肉和野牛肉制作这道菜。顶部虽然看起来像传统的高碳水化合物土豆泥，但实际上我们只使用了菜花。您一定会爱上它！

制作量：4份。制备时间：15分钟。烹饪时间：40分钟。

- 2头菜花
- 4汤匙特级初榨橄榄油
- 1个中等洋葱，切碎
- 4根芹菜，切碎

- 1个大甜椒，去核，切碎
- 3瓣蒜，切碎
- 约450克羊肉馅（15%脂肪）
- 2茶匙红辣椒粉
- 1茶匙小茴香
- 1茶匙香菜
- 1茶匙肉桂
- 可选：¼茶匙藏红花丝
- ½茶匙加1撮海盐
- ¼茶匙加1撮黑胡椒粉
- 少许蒜粒
- 2个小西葫芦（约340克），两端去掉，切块
- 1罐（约425克）番茄丁（未沥水）
- 3汤匙切碎的新鲜香菜叶

将烤箱预热至180℃。

将菜花的茎部切掉，切成小朵。锅中加适量水，放入蒸笼，盖上锅盖，直至水烧开。当开始冒热气时，倒入切成小朵的菜花，盖上锅盖，调至中低火。菜花蒸至柔软，需12～14分钟。

蒸菜花的同时开始烹制羊肉和蔬菜。

在一口大锅中以中火加热2汤匙油。加入洋葱碎、芹菜碎和甜椒碎，煎炒至软化，约需4分钟。偶尔搅拌，加入切碎的大蒜，拌炒1分钟。大蒜开始呈现为褐色时调成小火。将羊肉馅加入锅中，用木铲将其打散。煎炒羊肉至不再呈粉红色，约需4分钟。添加红辣椒粉、小茴香、香菜、肉桂和藏红花（如使用）。将羊肉和香料一起搅拌，再煎炒2～3分钟，使香料充分入味。

将蒸熟的菜花放入食物料理机中，加入剩余的2汤匙橄榄油、½茶匙海盐、¼茶匙黑胡椒粉，以及蒜粒，将所有这些食材混合搅拌至顺滑。

将西葫芦加入羊肉中，然后加入番茄丁、香菜叶，并用海盐和黑胡椒粉调味，再煎炒3～4分钟。

将羊肉和蔬菜混合物放入烤盘中，均匀平铺，然后加入3杯菜花泥，烘烤20分

钟。使用数字温度计测量羊肉时，其内部温度应达到74℃。

分成4份，趁热食用。

将剩菜冷藏储存，最长可储存3天。这道菜可以提前1～2天制备。将未烘烤的羊肉和蔬菜混合物覆盖后置于冰箱储存，使用前取出恢复至室温，然后按照说明烘烤。

每份营养含量（¼份砂锅菜）：卡路里550，脂肪39克，饱和脂肪14克，胆固醇85毫克，纤维9克，蛋白质26克，碳水化合物29克，钠430毫克。

五香牛肉炸玉米饼配牛油果酱

生菜叶配上牛油果酱，再搭配辣牛肉和清凉的卷心菜、番茄和香菜叶，最后淋上新鲜的青柠汁，即成为一顿完美的午餐，绝不会让您失望。

提示：牛油果皮下的营养成分最多，因此牛油果一定要去皮。

制作量：4份。制备时间：20分钟。烹饪时间：10分钟。

- 1汤匙特级初榨橄榄油
- 1个小洋葱，切碎（1杯）
- 4瓣蒜，切碎
- 约230克草饲牛肉馅（15%脂肪）
- 2½茶匙安秋辣椒粉
- 1汤匙加½茶匙小茴香
- 1½茶匙香菜
- 可选：一些墨西哥辣椒粉
- ¼茶匙加1撮海盐
- ¼茶匙加1撮黑胡椒粉
- 1个牛油果，去皮，去核，切碎
- 4个青柠，2个榨汁，2个平均分成4份，用做装饰物
- 12片生菜叶
- ¼个小的卷心菜，切碎
- 2个罗马番茄，切碎
- ¼杯新鲜切碎的香菜叶

中火加热一个大号不锈钢锅，加入橄榄油。油热时，加入切碎的洋葱，煎炒至软，需1～2分钟。随后加入蒜碎拌炒30秒钟。加入牛肉馅，用木铲将其打散。煎炒至牛肉不再呈粉红色，约需2分钟。加入安秋辣椒粉、1汤匙小茴香、香菜和墨西哥辣椒粉（如果使用），再煎炒1～2分钟，搅拌，让香料充分融合。用¼茶匙的海盐和¼茶匙的黑胡椒粉调味，然后关火将肉盛出，放在一个中号碗中留置备用。

制作牛油果酱时，将牛油果放在一个小碗里，放入鲜榨青柠汁。加入剩下的½茶匙小茴香，用勺子碾碎直到顺滑。添加剩余的盐和黑胡椒粉。

将生菜叶分成4盘。把牛油果酱放在生菜叶上。顶部放上¼份辣牛肉，然后搭配切碎的卷心菜、番茄和香菜叶。食用前放入一个青柠角。

每份营养含量（¼份辣牛肉，蔬菜，3片生菜叶）：卡路里600，脂肪43克，饱和脂肪15克，胆固醇110毫克，纤维9克，蛋白质35克，碳水化合物25克，钠290毫克。

海鲜

椰子咖喱贻贝西葫芦面

此款印度风味的海鲜菜肴融入了咖喱粉、鲜姜、青柠和椰奶。当您购买新鲜贻贝的时候，它们的外壳应该呈关闭状态，或者当您触碰它们时呈关闭状态，这意味着它们还活着。避免购买破碎或破裂的贻贝。购买后一天内必须食用。储存于冰箱中，盖上湿纸巾。不要存放在封闭的塑料袋中，因为这样会导致贻贝窒息。烹饪前请先充分清洗贻贝。

制作量：4份。制备时间：15分钟。烹饪时间：20分钟。

西葫芦面

- 4个大西葫芦（约900克）
- 1茶匙椰子油

贻贝

- 约1800克贻贝
- 2根韭葱
- 2汤匙椰子油
- 4瓣蒜，切碎
- 2汤匙咖喱粉

- 一片鲜姜（约5厘米大小），去皮，切碎（1汤匙加1茶匙）
- 可选：⅛茶匙红辣椒碎
- 2杯全脂椰奶
- ¼杯新鲜青柠汁
- 2汤匙切碎的香菜或意大利欧芹叶
- 海盐和黑胡椒粉

剪掉西葫芦的顶部。使用蔬菜切片机将西葫芦切成细而长的片，然后将其放置在一个碗中备用。

将贻贝放在水槽滤网中，并用冷水冲洗干净。去除任何外部碎片。将破壳的贻贝丢弃。用手指拉出并丢弃壳中间出现的任何“胡须状”的物质。

去掉韭葱的墨绿色顶部和根部，只留下白色和浅绿色部分。将韭葱纵向切半，冷水下冲洗，以清除沙子或灰尘。随后横向切成薄片。您需要制备2杯。

烹制贻贝时，您需要准备一口10～12升的锅或两口5～6升的锅。如果分两批烹饪贻类，一定要将全部汤汁配料均匀分成2份。将椰子油添加到锅内，以中低火加热。加入韭葱，直到完全软化，约需2分钟。加入大蒜煎炒1分钟以上。加入咖喱粉、鲜姜碎、红辣椒碎（如果使用）。煎炒1～2分钟，直至香料完全融合。

加入椰奶和青柠汁，再煎炒2分钟。

加入贻贝，盖上锅盖，并调至中高火。锅开始冒气后，调至小火，再烹制约5分钟。

烹制贻贝时，可同时制备西葫芦面。在中号锅中以中火加热椰子油。添加西葫芦面，烹制约3分钟。关火，沥干，盖上锅盖，注意保温。

查看锅中贻贝的壳是否已打开，如果没有，再烹制1～2分钟。如果贻贝的壳已打开，则撒上香菜。将贻贝从锅中倒出，丢弃没有开壳的贻贝。保留汤汁。如果分批烹制，当第一批烹制完成后，应将烹制好的贻贝放在一个大碗中用铝箔纸覆盖，并放置于90℃的烤箱中保温。继续按照食谱烹制剩余的贻贝。

食用前，将贻贝放置在已盛好西葫芦面的宽口浅碗中，将汤汁淋在贻贝和面上。需要准备一个碗专门盛吃剩的壳。吃完贻贝和面后，还可以享用美味的海鲜肉汤。

每份营养含量（2杯西葫芦面，20～25个贻贝）： 卡路里560，脂肪38克，饱和脂肪29克，胆固醇65毫克，fiber4克，蛋白质33克，碳水化合物30克，钠690毫克。

五香煎鲑鱼配芝麻卷心菜

这是一款亚洲风味的美食晚餐，混合了肉桂、八角、生姜、丁香和中式五香粉，与鲑鱼完美搭配。芝麻卷心菜与水煮鸡胸肉（作法参见第220页）也是完美搭档。

制作量：4份。制备时间：20分钟。烹饪时间：25分钟。

鲑鱼

- 约800克野生鲑鱼，去皮，四等分
- ½茶匙大蒜粒
- ¼茶匙海盐
- 1汤匙加1茶匙中式五香粉
- 1茶匙椰子油
- 1汤匙芝麻油，用于装饰

芝麻卷心菜

- 2茶匙椰子油
- 6根葱，切碎
- 4瓣大蒜，切碎
- 2片生姜，去皮，精细磨碎（1汤匙）
- 1头绿色卷心菜（约450克），切成两半，去芯，切成薄片
- 1汤匙低钠酱油
- 2汤匙芝麻（白芝麻或黑芝麻）
- 2个汤匙切碎的新鲜欧芹或香菜叶

将烤箱预热至220℃。

将鲑鱼片肉的一面朝上。用一把锋利的薄刀去掉任何暗紫色的血线。去掉血线有助于让鱼的味道更加温和。

鲑鱼上面撒上大蒜、海盐和中式五香粉。留置备用。

烹制卷心菜时使用一口大号煎锅，中火加热。加入椰子油。油热后放入葱碎、蒜碎、姜蓉。煎炒约1分钟，持续搅拌。如需要的话，可以调至小火，以确保蒜和姜不会煳。将切好的卷心菜放入锅中。卷心菜的量看起来可能有些多，但很快就会萎缩。翻炒卷心菜，让每一片卷心菜都沾上椰子油，不停搅拌，直到它萎缩变软。

当卷心菜萎缩和软化后放入酱油拌炒，随后撒上芝麻。烹制鲑鱼的时候应保持卷心菜的温度。

烹制鲑鱼时，使用一口大号铸铁煎锅，中火加热，将椰子油加入锅内，再放入鱼片，有香料的一面朝下。煎至鲑鱼呈现为金色结痂，小心不要使香料烧煳，需4～5分钟。翻面，有香料的一面朝上，然后将锅放入烤箱。烘烤2～3分钟。

使用烤箱手套从烤箱中取出滚烫的锅。将鲑鱼放在卷心菜上，淋上芝麻油。将生菜放入玻璃容器中保存，确保盖紧盖子。鲑鱼最好当天享用。卷心菜可储存3天。

每份营养含量（约200克鲑鱼，1¼杯卷心菜）：卡路里440，脂肪23克，饱和脂肪11克，胆固醇75毫克，纤维5克，蛋白质41克，碳水化合物15克，钠440毫克。

芝麻芦笋红烧鳕鱼

鳕鱼也叫银鳕鱼，口感柔滑，肉质丰满，含有相当于鲑鱼2倍的ω-3脂肪酸。将其切成厚片。使用由大米制作而成的日式味淋酒腌渍。挑选仅含水、大米、酒曲和海盐的品牌（如Eden），不要使用含葡萄糖浆、玉米糖浆或其他人工添加糖的料酒。

制作量：4份。制备时间：30分钟（包含调味时间），烹饪时间：10分钟。

- 4块（每块约170克）黑鳕鱼
- 3汤匙低钠酱油
- 3汤匙日式味淋酒
- 2片鲜姜，去皮，切碎（1汤匙）
- 3个青柠，2个榨汁，1个四等分
- 2瓣大蒜，切碎或磨碎
- 约450克芦笋
- 1汤匙椰子油
- 1撮海盐
- 1撮黑胡椒粉
- 1汤匙加1茶匙芝麻油
- 2茶匙芝麻（黑芝麻或白芝麻）

将烤箱预热至200℃。

将鳕鱼鱼皮一面朝上放置在一个平底锅中，确保锅足够大，能够平铺鱼肉而不堆叠在一起。在一个小碗或大玻璃量杯中将酱油、味淋酒、姜碎、青柠汁和大蒜碎一起搅拌。将搅拌好的腌料淋在鱼片上。将鱼在室温下腌渍30分钟。

腌鱼时可准备芦笋。去除芦笋坚硬的部分，将剩下的嫩茎放在一个边缘覆盖铝箔纸的烤盘上。淋2茶匙椰子油，撒上海盐和黑胡椒粉。

当鱼完成腌渍后，沥水并丢弃腌料。中火加热一口大号不粘锅，淋上剩余的1茶匙椰子油，油遍布整个锅底。当锅很热时，将鱼皮一面朝下放置，使其表面烙上烙印，约需2分钟。剥离鱼皮并丢弃。将鱼翻面。

将鱼和芦笋放入烤箱中烘烤3～5分钟。烘烤时间取决于鱼片的厚度：2厘米厚的鱼片可能需要烘烤5分钟。当数字温度计测量鱼肉温度达到约60℃时，鱼的烤制完成。将鱼肉切开，里面呈现为珍珠白色。芦笋的烘烤时间取决于茎的厚度。用刀穿刺芦笋的茎部，如变脆则表明烤制完成。

食用前，将鱼和芦笋平均分装4盘，每份鱼淋上1茶匙芝麻油，然后撒上芦笋和半茶匙芝麻。如需要，可以将¼个青柠角放在鱼肉上。

每份营养含量（约170克鳕鱼片，约100克芦笋）：卡路里480，脂肪35克，饱和脂肪9克，胆固醇85毫克，纤维3克，蛋白质27克，碳水化合物15克，钠510毫克。

亚洲杏仁蘸酱虾

虾非常适合制作快手晚餐。青柠酱汁使虾肉成为极佳的美味。如果想要更丰富的口感，还可尝试使用川菜胡椒。对于对坚果过敏的人而言，可以用调味芝麻酱来代替杏仁黄油。

制作量：4份。制备时间：20～30分钟（包括调味时间）。烹制时间：10分钟。

<u>虾</u>

- ¼杯新鲜青柠汁
- 2汤匙液体椰子油
- 2片鲜姜，去皮，精细磨碎（1汤匙）
- 3瓣大蒜，去皮，切碎
- ¼茶匙海盐
- ¼茶匙黑胡椒粉
- 约680克大虾，去皮

酱料

- ¼杯加1汤匙新鲜青柠汁
- ¼杯生杏仁黄油
- 2汤匙全脂椰奶
- 1汤匙加1茶匙液体椰子油
- 2茶匙未调味的米醋

在一个足够大的碗中，将青柠汁、椰子油、姜蓉、大蒜碎、海盐和黑胡椒粉充分混合。（注意：在较冷的天气中，椰子油可能会固化，相较于液体可能会出现更多糊状物。）将虾放入碗中，用腌料涂满表层。将虾放置在室温下20～30分钟。

虾腌渍时可准备蘸酱。在一个小碗里，将青柠汁、杏仁黄油、椰奶、椰子油和米醋混合搅拌均匀。

将虾放在一个覆盖铝箔纸的烤盘上。烤虾变成粉红色，需3～4分钟，然后翻面，再烤1分钟或直到另一面也变成粉红色。虾熟得很快，所以不要远离烤箱。具体烤制时间取决于虾的大小。（注意：虾也可以穿成串放在烤盘上烤。）

每份营养含量（约170克虾，2汤匙酱）：卡路里370，脂肪23克，饱和脂肪13克，胆固醇275毫克，纤维2克，蛋白质38克，碳水化合物7克，钠390毫克。

澳洲坚果椰子烤鱼片

这是一个用坚果和椰蓉做裹衣的烤鱼片。

制作量：4份。制备时间：10分钟。烹制时间：15分钟。

- ⅔杯切碎的天然澳洲坚果（使用食物料理机）
- ¼杯加2汤匙不加糖的椰蓉
- 4片（约170克）去皮比目鱼或鳕鱼
- 4汤匙有机蛋黄酱（作法参见第248页“自制蛋黄酱”食谱）
- ¼茶匙海盐
- ¼茶匙黑胡椒粉
- ¼茶匙大蒜粒
- 1汤匙加1茶匙椰子油
- 1柠檬，平均分成4份

在一个小碗里，将澳洲坚果碎和椰蓉混合在一起。使用铝箔纸覆盖烤盘，刷少许油以防止粘附。将鱼片放在托盘上。每片鱼片上淋1汤匙蛋黄酱，并将海盐、黑胡椒粉和蒜粒均匀地撒在鱼片上。每片鱼肉的顶部都应均匀分布着坚果碎和椰蓉的混合物。

将鱼片烤制约12分钟，或直到顶部呈现为浅金色。具体烤制时间取决于鱼片的厚度。当用数字温度计测量时，鱼片的内部温度应达到63℃。

食用前将1茶匙液体椰子油作为酱汁淋在鱼肉上，再挤上1个柠檬角。

每份营养含量（约170克鱼，1汤匙油）：卡路里500，脂肪39克，饱和脂肪14克，胆固醇95毫克，纤维3克，蛋白质33克，碳水化合物6克，钠250毫克。

柠檬油醋汁烤扇贝

尽量购买大个扇贝，来制作一顿简单快捷的晚餐。寻找珍珠白色的扇贝，肉质紧实，稍潮湿。扇贝闻起来应该像大海一样清新而不腥。食用鸡肉或鱼肉时，油醋汁是非常不错的搭配选择。

制作量：4份。制备时间：20分钟（加上浸泡竹签的时间，如使用）。烹制时间：15分钟。

油醋汁

- ¼杯新鲜柠檬汁
- ¼杯特级初榨橄榄油
- 1汤匙第戎芥末
- 1汤匙刺山柑蕾，冲洗，沥水
- 2茶匙小洋葱碎
- 2瓣大蒜，切碎
- 1撮海盐
- 1撮黑胡椒粉
- 1汤匙切碎的新鲜欧芹或香菜叶

扇贝

- 可选：4～8根竹签或金属签
- 约680克大个扇贝

- 1汤匙特级初榨橄榄油
- ¼茶匙海盐
- ¼茶匙黑胡椒粉
- ¼茶匙大蒜粒

将所有油醋汁原料搅拌在一个小碗里，与扇贝和蔬菜搭配食用。

如果您使用竹签，应将其浸入温水中泡20～30分钟，然后再进行烤制，以免竹签烤焦。

准备扇贝时，去除扇贝上类似标签的一小块紧实的肉（仅需用手便可以撕掉）。浸泡竹签后，将扇贝平均分成4份，将每份穿成一串。如果扇贝很大，应使用2根竹签，确保竹签之间有一定间隔，这样烤制起来会更加稳固。扇贝表面刷一层橄榄油，然后撒上海盐、黑胡椒粉和大蒜粒。

在烤架上烹制：在高温下加热烤架5分钟，然后清洁格栅。将一块纸巾浸入一汤匙油中，并使用夹钳将浸油的纸巾放到烤架的格栅上，以防止扇贝粘黏。将扇贝串放在烤架上，每面烤2～3分钟。烤制时间取决于扇贝的大小。扇贝越大，烤制时间越长。

在炉灶上烹制：在高温下加热不粘锅，锅底刷1～2茶匙橄榄油。将扇贝放入锅中，煎炒至表面变硬，需3～4分钟，具体时间取决于扇贝的大小。随后将扇贝翻面，再煎炒1分钟。

注意：扇贝熟得较快。切记不要过度烹制，否则肉质品尝起来可能会类似橡胶。烹至中心不透明即可。

趁热食用，每份淋2汤匙油醋汁。可以搭配淋1汤匙油醋汁或2茶匙橄榄油和柠檬汁的菜花一起享用。

每份营养含量（约170克扇贝，2汤匙油醋汁）：卡路里310，脂肪19克，饱和脂肪3克，胆固醇55毫克，纤维0克，蛋白质29克，碳水化合物6克，钠40毫克。

柠檬酱蒸鲑鱼

蒸是烹制鲑鱼的一种快速、简单、营养的方式。鲑鱼可以冷食或热食，非常适合带到办公室或其他野外的用餐地点。您可以提前把鲑鱼蒸好。

制作量：4份。制备时间：20分钟。烹制时间：10分钟。

蒸肉汤

- 4杯过滤水
- 1片月桂叶
- 2瓣大蒜，切碎
- 3片新鲜的百里香
- 1根胡萝卜，切碎
- 1根芹菜，切碎
- 半个洋葱，切碎
- 1个大个柠檬，四等分

柠檬酱

- ½杯有机蛋黄酱（作法参见第248页“自制蛋黄酱”食谱）
- 1杯柠檬汁
- 1瓣蒜，切碎或磨碎
- 1撮海盐
- 1撮白胡椒粉

鲑鱼

- 4块（约170克）去皮鲑鱼
- ¼茶匙盐
- ¼茶匙黑胡椒粉

在一口5～6升大锅中混合所有的肉汤原料，将柠檬挤入水中，并将柠檬皮倒入锅中。在锅中放置一个蒸笼。肉汤的水位应达到或低于蒸笼的水平。水沸腾后调至小火，盖上锅盖，将肉汤炖15分钟，以充分融合。

炖肉汤时将所有的柠檬酱原料混合在一个小碗中，搅拌直至顺滑。放置一旁备用。

将海盐和黑胡椒粉撒在三文鱼上。将三文鱼放入蒸笼，并更换盖子。蒸5～6分钟，或直到鲑鱼达到63℃内部温度（用数字温度计测量）。鱼片应呈现为浅粉红色。

食用前可以在鲑鱼上淋2汤匙冷或热的柠檬酱。也可以与柠檬西蓝花沙拉（作法参见第252页）搭配食用。您可以将剩余的鲑鱼放置在玻璃容器中储存于冰箱内，盖紧盖子。最好在2天内食用完毕。

每份营养含量（约170克鲑鱼，2汤匙柠檬酱）：卡路里450，脂肪31克，饱和脂肪5克，胆固醇125毫克，纤维0克，蛋白质38克，碳水化合物2克，钠310毫克。

汤和炖菜

海曼医生的素食骨汤

制作量：7～8杯。制备时间：10分钟。烹制时间：15～27小时（其中包含最少3个小时的冷却时间）。

- 约1800克牛肉、羊肉、野牛肉、鹿肉、鸡肉、火鸡肉或鸭肉的骨头（尽量购买当地的有机或草饲肉类）
- 2汤匙苹果醋
- 2根胡萝卜，切碎
- 2根芹菜茎，切碎
- 1个中等大小的洋葱，切碎
- 2瓣大蒜，切碎
- 2片月桂叶
- 1束欧芹
- 1汤匙海盐
- 2升过滤水

将骨头放入锅中慢火炖。把苹果醋淋在骨头上。随后加入所有原料，加水搅拌。慢火炖12～24小时。

骨汤熬好后，丢弃骨头、蔬菜和香料。去除所有的固体物，将肉汤过滤到一个玻璃容器中。将肉汤冷藏至少3个小时或隔夜。肉汤中的脂肪将会分离出来上升至顶部，形成非透明的脂肪层。脂肪凝结后捞出丢弃。

食用前以中低火加热肉汤（类似明胶），间或搅拌。化开后就可以享用了。

将剩余的肉汤储存在密封容器内放入冰箱冷藏，最长可储存4天，或在冷冻室内存放9个月至1年。

每份营养含量（1杯肉汤）：卡路里72，脂肪6克，饱和脂肪3克，胆固醇22毫克，纤维0克，蛋白质6克，碳水化合物1克，钠269毫克。

五香加勒比豆豉

不要让如此之长的配料表吓到您！豆豉由大豆发酵而成，富含植物蛋白。它有坚果的味道和质地，同时也能充分吸收炖汁，非常美味。您可以去市场购买豆豉，确保仅购买有机豆豉。为了节省时间，可以在周末的时候采购并制作，然后在接下来的一周时间内享用，食用时可以添加少许蔬菜汤、鸡汤或水。

制作量：4份。制备时间：30分钟。烹饪时间：30分钟。

- 2包（约230克）无谷物有机豆豉
- 4汤匙椰子油
- 1个小洋葱
- 3根芹菜
- 半个小（约150克）红薯，去皮，切块
- 2个红甜椒
- 可选：1个墨西哥小辣椒
- 4瓣大蒜
- 1½茶匙小茴香
- 1½茶匙香菜
- 1茶匙姜黄
- ¼茶匙五香粉
- ¼茶匙磨碎的肉豆蔻
- 辣椒少许
- 1罐（约425克）番茄丁（未沥水）
- 3个青柠，2个榨汁，另一个平均分成4份
- 1罐（约380克）全脂椰奶
- 1杯过滤水
- ¼茶匙海盐
- ¼茶匙黑胡椒粉
- ½小束香菜，切碎

取下豆豉的包装，将其切成约2厘米立方大小的方块。在一口大号锅中加热2汤匙椰子油。油热后加入豆豉煎炒至软，呈金黄色，间或搅拌。根据需要调至中低火。当豆豉变成褐色（需7～10分钟）时，将其倒入碗中备用。随后使用同一口锅来炖菜。

制作豆豉时开始制备蔬菜：将小洋葱、芹菜切碎，红甜椒去籽切成小块。

去除墨西哥小辣椒的籽和白色膜（如使用），然后将蒜瓣和辣椒切碎。

将剩余的2汤匙椰子油添加到锅内，用中火加热。油热后加入洋葱碎、芹菜碎和红甜椒块煎炒，直至蔬菜变软，需4～5分钟。加入辣椒碎、大蒜碎，继续煎炒至少1分钟。然后加入全部香料煎炒1～2分钟，搅拌，使香料充分融合。

将番茄丁、红薯块和青柠汁加入锅中并搅拌。拌入椰奶和水。随后将豆豉重新倒回锅中，搅拌，加入海盐和黑胡椒粉，盖上锅盖。当炖菜开始冒泡时，调至中低火再煮15～20分钟，或直至红薯变软。

食用前装入一个浅碗中并挤上一个青柠角，然后点缀香菜作为装饰。

将剩菜储存在带有密封盖子的玻璃容器中，可以冷餐储存长达5天。

每份营养含量（2杯炖菜）：卡路里600，脂肪37克，饱和脂肪25克，胆固醇0毫克，纤维7克，蛋白质27克，碳水化合物34克，钠250毫克

蛤蜊浓汤

蒸新鲜蛤蜊可确保这款浓汤具有独特美味，当然，也可以使用罐装蛤蜊。蛤蜊可以提前一天蒸熟，将肉取出并冷藏。如果不喜欢乳制品，可使用橄榄油或椰子油来代替草饲动物黄油。如果需要使用罐装蛤蜊来替换新鲜蛤蜊的话，应购买约340克（沥干水分后称重）罐装蛤蜊，以及约450克低钠瓶装蛤蜊汁。想要更多蔬菜，可将50～80克的嫩青豆放入沙拉中。此食谱可以制作出7杯食物，所以您可以将剩余的食物储存起来！

制作量：4份。制备时间：25分钟。烹饪时间：20分钟。

清蒸蛤蜊

- 2½杯过滤水
- 2个柠檬，榨汁
- 2片月桂叶
- 4大瓣蒜，切碎

- 4把新鲜的百里香
- ¼茶匙海盐
- 约1800新鲜蛤蜊

汤羹

- 2根韭葱
- 4根芹菜
- 4汤匙无盐草饲动物黄油
- 4大瓣蒜，切碎
- 4汤匙椰子粉
- ¼茶匙黑胡椒粉
- 2茶匙切碎的新鲜百里香叶
- 2杯蒸蛤蜊肉汤
- 2罐装全脂椰奶（约380克）
- 1汤匙新鲜切碎的香菜或龙蒿叶

将水、柠檬汁、月桂叶、蒜碎、百里香和海盐放入一口大锅（5～6升）中，盖紧锅盖。高火炖煮。当蒸汽从盖下冒出来时，将所有蛤蜊倒入锅中并盖上锅盖。调至中火，蛤蜊在蒸熟前全部开口，约需5分钟。关火，用漏勺将蛤蜊盛入大碗中。丢弃任何未开口的蛤蜊以及百里香、月桂叶、蒜碎。从壳中取出蛤蜊肉，备用。将壳丢弃。

制备汤羹时，首先要将韭葱洗净、切碎。去掉韭葱深绿色部分和根部。对切成一半然后在水下冲洗，以去除沙尘。在砧板上将韭葱横向切成薄片，准备2杯左右。

择好芹菜，切成薄片。应准备2杯左右。

将黄油加入大号锅中低火加热。加入韭葱和芹菜，慢慢煎炒至软，偶尔搅拌，约需5分钟。加入切碎的大蒜，再煎炒1分钟。撒入椰子粉，搅拌蔬菜和椰子粉，直到混合物变浓稠，约需2分钟。拌入黑胡椒粉和百里香叶。加入蛤蜊肉汤搅拌，煮至汤浓稠，需3～4分钟。加入椰奶、蛤蜊炖煮，最后倒入龙蒿叶。

舀1½杯浓汤到每个汤碗中，搭配牛油果、番茄、黄瓜等蔬菜沙拉一起食用。将剩菜放在密封玻璃容器中于冰箱内储存，最长可存放2天。下次食用前再次加热即可。

每份营养含量（约1½杯）： 卡路里580，脂肪42克，饱和脂肪35克，胆固醇75毫克，纤维4克，蛋白质25克，碳水化合物18克，钠580毫克。

蔬菜炖牛肉

蔬菜炖牛肉风味浓郁。普罗旺斯是法国南部一个主要的干香料产地，依据传统，香料应为百里香、茴香、迷迭香、牛至、罗勒、薰衣草、龙蒿等的混合物。在市场的香料专柜一般能够购买到。尽量挑选品质最好的食材，最好自制，不含钠和添加剂。

制作量：4份。制备时间：20分钟。烹饪时间：40分钟。

- 约900克顶级牛里脊
- 2汤匙草饲动物黄油或特级初榨橄榄油
- 1个小洋葱，切丁
- 3根芹菜茎，横向切成小块
- 1个球茎茴香，切碎
- 1根韭葱，洗净，切成厚片
- 2½茶匙普罗旺斯香草或干百里香
- ¼茶匙海盐
- ¼茶匙黑胡椒粉
- 2根胡萝卜，切成2.5厘米厚的片
- 1罐（约425克）番茄丁，沥干
- 2½杯低钠或无钠牛肉汤
- 可选：2汤匙竹芋淀粉
- 可选：2汤匙冷过滤水
- ¼杯切碎的欧芹叶，装饰用

把肉放在砧板上，用一把锋利的刀修剪掉多余的油脂，然后将肉切成约2.5厘米立方的方块。

将1汤匙黄油放入大号锅中，中火加热。油热后加入肉。7 ~ 8分钟内肉可变成褐色。把肉汁移到碗里，留置一旁备用。

锅中加入剩下的1汤匙黄油，加入洋葱丁、芹菜块、茴香碎、韭葱和普罗旺斯香草。用中火加热，直到蔬菜变软，约需5分钟，偶尔搅拌，如果呈现褐色，则调至小火，加入海盐和黑胡椒粉。把肉倒进锅里，然后放胡萝卜片、番茄丁和肉汤。盖上锅盖，用中火至小火煨，直到胡萝卜变软，需20～25分钟。

制备肉汁时，将竹芋淀粉和冷水混合在一个小碗内。往锅里边加入淀粉混合物边搅拌。继续煨，将肉汤熬成肉汁，约需2分钟。

食用前，舀1¾杯牛肉汤盛入碗中，并用欧芹叶装饰。可搭配蔬菜沙拉和全脂沙拉酱一起食用。将剩菜放在密封玻璃容器中于冰箱内储存，最长可存放3天。再次食用时，用小号平底锅慢火加热即可。

每份营养含量（约1¾杯）：卡路里410，脂肪15克，饱和脂肪4克，胆固醇95毫克，纤维6克，蛋白质40克，碳水化合物28克，钠440毫克。

奶油蘑菇汤

丰富的奶油使蘑菇的口感更加浓郁。食物料理机可使准备工作更加容易。将此汤作为鸡肉或牛肉沙拉的佐餐汤，是一种获取蛋白质的好方法。

制作量：4份。制备时间：20分钟。烹饪时间：25分钟

- 约450克白蘑菇
- 约450克棕色蘑菇
- 3个小洋葱，切碎（1杯）
- 3瓣蒜，切碎
- 2汤匙无盐黄油
- 1汤匙切碎的新鲜龙蒿（或1茶匙干燥的龙蒿）
- 1汤匙新鲜的百里香叶（或1茶匙干燥的百里香叶）
- 1升低钠或无钠鸡肉汤
- ½茶匙海盐
- ¼茶匙黑胡椒粉
- 1杯全脂椰奶
- 2个柠檬，一个榨汁，另一个平均分成4份
- 1½汤匙切碎的新鲜欧芹叶

在快速流水下将蘑菇冲洗干净，并在手上轻轻揉搓。注意是快速冲洗，而不是

浸泡，否则它们会吸收太多的水分。随后将它们放在纸巾上晾干。

将蘑菇切成约3毫米厚的片。将切好的蘑菇片倒进一个大碗里。

将黄油放入一口大号锅中低火加热，加入葱碎煎炒至软化，需7～8分钟。加入大蒜碎继续煎炒1分钟以上。放入切好的蘑菇，用木勺翻炒，直至软化，需7～8分钟。加入龙蒿和百里香叶，搅拌，然后加入鸡肉汤、海盐、黑胡椒粉。

混合物沸腾后关火，加入椰奶和柠檬汁搅拌。

将少量汤加入搅拌机中。混合时不要将搅拌器装满一半以上，因为热液体在混合时会膨胀。保持盖子盖紧，盖上一条厨房毛巾。低速启动，然后逐步增速。喝汤前应撒上欧芹叶，再挤点柠檬。

每份营养含量（1¾杯）：卡路里260，脂肪15克，饱和脂肪11克，胆固醇20毫克，纤维4克，蛋白质9克，碳水化合物22克，钠260毫克。

酱料

无奶酪酱

凭借其可爱的黄色和奶油质地，您可能会认为这是奶酪酱，但确实这里没有乳制品参与其中。咸味来自营养酵母片，味道鲜美！可将这款酱搭配蔬菜、鸡肉或鱼肉一起食用。

制作量：1¼杯。制备时间：6～8小时（用于浸泡），另需5分钟进行搅拌和混合

- ½杯生腰果
- ¾杯不加糖的椰奶
- ¼杯加1汤匙营养酵母片
- 2茶匙洋葱粒
- 1茶匙第戎芥末
- ½茶匙大蒜粒
- ½茶匙姜黄
- ¼茶匙海盐
- ¼茶匙白胡椒粉

将生腰果放入一个中号碗中。加入充足的水，覆盖坚果几厘米。碗上加盖，留

置一旁6～8小时，备用。

腰果浸泡后沥干并将水倒出。将坚果放入搅拌机中。添加其余原料，搅拌混合物直至均匀细腻。

将酱汁放入密封的小玻璃容器中。它可以在冰箱中保存一周，所以可以提前定量制备，并在一周内吃完。如果酱变得过于浓稠，可以适当加水将其稀释。

每份营养含量（2汤匙）：卡路里80，脂肪6克，饱和脂肪4克，胆固醇0毫克，纤维1克，蛋白质3克，碳水化合物4克，钠70毫克。

杏仁酱

这款酱是为搭配有杏仁蘸酱、西葫芦丝、番茄、牛油果沙拉的亚洲姜味虾创建的，但是如此多才多艺的您或许会发现它更多的用途。这是“打扫”剩菜的一种好方法！不用担心，这个食谱非常简单。

制作量：½杯。制备时间：10分钟。

- ¼杯加1汤匙新鲜青柠汁
- ¼杯生杏仁黄油
- 2汤匙全脂椰奶
- 1汤匙加1茶匙椰油
- 2茶匙未调味的米醋

在一个小碗里搅拌所有配料直至顺滑。将酱汁放入密封的小玻璃容器中。它可以在冰箱中保存一周。

每份营养含量（1汤匙）：卡路里80，脂肪7克，饱和脂肪3克，胆固醇0毫克，纤维1克，蛋白质2克，碳水化合物3克，钠0毫克。

牛油果酱

奶油质地的香甜牛油果酱和青柠是搭配汉堡或鸡肉，以及蘸吃生菜的完美选择。

制作量：¾杯。制备时间：5分钟。

- 1个成熟牛油果，去皮去核
- ¼杯有机蛋黄酱（作法参见第248页的“自制蛋黄酱”食谱）

- 1茶匙新鲜柠檬汁
- 2撮海盐

将所有原料放入食物料理机中，搅拌至顺滑的奶油状即可。可在冰箱密闭玻璃容器中储存3～4天。

每份营养含量（2汤匙）：卡路里120，脂肪12克，饱和脂肪2克，胆固醇15毫克，纤维2克，蛋白质1克，碳水化合物3克，钠105毫克。

快手酱

这是一款经典的法式酱，使用搅拌机仅需短短几分钟即可制作完成。您可以在食用的前一天提前制备。食用时将酱汁淋在鸡蛋、蔬菜、鱼肉或任何可选食物上。

制作量：¾杯。制备时间：5分钟。烹饪时间：10分钟。

- 12汤匙无盐草饲动物黄油
- 2个ω-3鸡蛋蛋黄
- 1汤匙新鲜柠檬汁
- ¼茶匙海盐
- ¼茶匙白胡椒粉
- 1小撮辣椒
- 可选：几滴辣酱，1汤匙切碎的龙蒿叶，2茶匙第戎芥末

在一个小号锅（1升）中将黄油化开并保持80℃的温度（使用数字温度计测量）。

在搅拌机中混合搅拌蛋黄、柠檬汁、海盐、白胡椒粉和辣椒。低速启动搅拌机，慢速搅拌从而让酱汁变得浓稠顺滑。

将黄油和混合酱汁混合在一起时，品尝一下并通过加盐、胡椒粉或柠檬汁来调味。可添加可选原料并且搅拌。

为了保持酱的温度，烹制另一道菜时应将酱汁放入耐热容器中，并进行水浴加热。如果酱汁变得太稠，可以添加少许柠檬汁或滴几滴热水使其变得顺滑，将剩余酱汁放入密封的小玻璃容器中。它可以在冰箱中保存一周。

每份营养含量（3汤匙）：卡路里340，脂肪36克，饱和脂肪26克，胆固醇175毫克，纤维0克，蛋白质1克，碳水化合物1克，钠460毫克。

自制蛋黄酱

一旦您学会了如何自制蛋黄酱，那么您就可以将冰箱中购买的所有其他即食蛋黄酱扔掉！您可以手工制作蛋黄酱，也可以借助搅拌机。注意应使用巴氏灭菌鸡蛋。

制作量：¾杯。制备时间：25分钟。

- 2个ω-3鸡蛋蛋黄
- 1汤匙新鲜柠檬汁
- 1汤匙白葡萄酒或香槟醋
- ¼茶匙第戎芥末
- 1撮海盐
- 1撮白胡椒粉
- ¾杯牛油果油或特级初榨橄榄油

手工制作蛋黄酱时，将蛋黄、柠檬汁、醋、芥末、海盐和白胡椒粉放入一个中号碗中。用潮湿的厨房毛巾稳住碗，用打蛋器搅拌直到混合物顺滑。然后加油，开始先滴几滴，直到蛋黄酱聚集在一起变得浓稠。

如蛋黄酱变稠，则继续往碗中加油。如果油加得太快，混合物就无法变得浓稠。适量添加，慢慢搅拌，使蛋黄酱变成乳液状。如果需要的话，可以停下来休息一下，或者换另一只手继续搅拌。不断搅拌直到所有油和酱充分混合。品尝蛋黄酱，根据个人口味酌情加盐、胡椒粉或更多柠檬汁。

使用搅拌机制作蛋黄酱时，先在一个小碗里混合搅拌蛋黄、柠檬汁、醋、芥末、海盐和白胡椒粉，直至顺滑。然后将混合物放入搅拌机中，搅拌几秒钟。慢慢加油，一次添加几滴。当蛋黄酱开始变浓稠，继续缓慢添加。根据自己的口味，可以适当添加更多的盐、胡椒粉或柠檬汁。（工具提示：如果您使用搅拌机，可使用一个长的柔性硅胶抹刀来搅拌蛋黄酱。）

储存时将蛋黄酱放在一个小的密封玻璃容器中，置于冰箱内冷藏可长达4天。如果蛋黄酱变得过于浓稠，可再添加1～2茶匙热水将其稀释。

每份营养含量（1汤匙）：卡路里100，脂肪11克，饱和脂肪2克，胆固醇25毫克，纤维0克，蛋白质0克，碳水化合物0克，钠10毫克。

佐餐及蔬菜

炖甜茴香

慢火烹制，直至茴香飘出天然甜味。您可以提前完成此制备。搭配腰果红焖鸡（作法参见第225页）食用前，再次加热即可。

制作量：4份。制备时间：10分钟。烹饪时间：35分钟。

- 3个大的球茎茴香
- 1汤匙特级初榨橄榄油
- ¼茶匙海盐
- ¼茶匙黑胡椒粉
- ¼茶匙大蒜粒
- ¾杯低钠或无钠鸡肉汤
- 1汤匙切碎的新鲜百里香叶

从球茎茴香上切下茎秆和羽毛状的叶子，如果需要的话，保存一些羽毛状的叶子作装饰。将秆部分去除，从上到下一切为二。用一把锋利的削皮刀，拿出金字塔状的核并丢弃。将每半个球茎茴香平放在砧板上，再把它们切成两半，再把每一半切成3份。我们的目标是获得约1.2厘米厚的楔形茴香。

在一宽口的煎炒锅中用中火加热橄榄油。将楔形茴香平铺在锅中，确保不会堆叠在一起。随后加入海盐、黑胡椒粉、大蒜粒。煎炒至茴香每一面都呈金黄色，需10分钟左右，根据需要搅拌翻面。如需要，可以调至小火，以避免烧煳。

当茴香呈金黄色时，加入鸡肉汤，撒上百里香叶。盖上锅盖，小火炖煮，到用刀尖可以刺穿茴香时，再煎炒15～20分钟即可。

每份营养含量（约1杯）：卡路里90，脂肪4克，饱和脂肪1克，胆固醇0毫克，纤维5克，蛋白质3克，碳水化合物13克，钠250毫克。

香料菜花“米饭”

您可能不会相信这道菜看起来非常像米饭！事实上，它比米饭更有营养，对身体更好，而且不含淀粉碳水化合物。这是让您在饮食中增加蔬菜摄入量的绝妙方法。这是一款具有多种功效的菜肴，使用不同的香料即可轻松制作，现在就让我们来享受一下菜花“米饭”的独特风味吧。您可以提前将菜花磨碎并冷藏起来备用。

制作量：4份。制备时间：10分钟。烹饪时间：15分钟。

- 1大头菜花（约900克）
- 1汤匙加1茶匙椰油
- 1根葱，切碎
- 4瓣大蒜，切碎
- 可选：2茶匙碎姜粒
- ½把切碎的新鲜香菜、欧芹，或混合物（½杯）
- ¼茶匙海盐
- ¼茶匙黑胡椒粉

去除菜花的根茎，在刨丝器的大洞上将菜花磨碎。在一个大号平盘或烤盘上执行这一步骤。您应该制作约6杯蓬松、类似谷物的“米饭”菜花。

在一口大号不粘锅中以中低火热油。加入葱碎，炒至软，需1～2分钟。添加蒜碎和生姜粒（如使用），继续煎炒1分钟。加入菜花拌炒，直至完全热透，需8～10分钟。加入香菜，然后用海盐和黑胡椒粉调味。

每份营养含量（1½杯）：卡路里110，脂肪5克，饱和脂肪4克，胆固醇0毫克，纤维5克，蛋白质5克，碳水化合物15克，钠220毫克。

烤焦糖洋葱

洋葱可以作为每餐的甜味补充剂。可搭配牛排、鸡肉或者沙拉一起食用，也可以将它们添加到简单的绿色蔬菜（如芦笋和青豆）中一起食用。

制作量：4份。制备时间：10分钟。烹饪时间：40分钟。

- 2汤匙特级初榨橄榄油
- 1汤匙第戎芥末
- 2茶匙红酒醋
- 2瓣蒜，去皮，切碎
- ¼茶匙海盐
- ¼茶匙黑胡椒粉
- 2个大红洋葱
- 1汤匙意大利香醋

将烤箱预热至200℃。

在一个小碗里搅拌橄榄油、芥末、红酒醋、蒜碎、海盐和黑胡椒粉。

切除洋葱的根部，随后将洋葱从顶部到底部一切为二，去皮，将其放置在砧板上，切成约1厘米的宽度。将洋葱放入大号烤盘中，加入红酒醋，确保所有洋葱均匀裹上了红酒醋。然后将洋葱平铺在烤盘中。

将放置好洋葱的烤盘置入烤箱中，烤制20分钟。拿出搅拌均匀，再烤15～20分钟，或者直到洋葱变瘪，且边缘开始呈现为褐色。具体烤制时间取决于您所使用的烤箱。完成后，洒一些意大利香醋在烤熟的洋葱上。

冷却至室温后食用，或者作为凉菜，或者放在沙拉顶部食用。

每份营养含量（约½杯）：卡路里90，脂肪7克，饱和脂肪1克，胆固醇0毫克，纤维1克，蛋白质1克，碳水化合物8克，钠200毫克。

迷迭蒜香红薯

对于淀粉类蔬菜，这里还有一款美味小菜介绍给您。

制作量：4份。制备时间：5分钟。烹饪时间：10分钟。

- 1个红薯
- 3汤匙无盐黄油
- 1汤匙切碎的新鲜迷迭香
- ¼茶匙海盐
- ¼茶匙白胡椒粉或黑胡椒粉
- ¼茶匙大蒜粒

红薯削皮后切成小方块。将2～3杯水放入一口大号锅中，架上一个蒸笼，中高火使水沸腾。当冒汽时，加入红薯块，蒸至用刀刺穿时红薯完全变软，需4～5分钟。

沥干，将红薯回锅，加入黄油、迷迭香、海盐、胡椒粉、大蒜粒。用手动打蛋器搅打，直至红薯呈现为您所喜欢的顺滑质地。您也可以使用捣碎器将红薯捣碎。

每份营养含量（½杯）：卡路里190，脂肪10克，饱和脂肪8克，胆固醇25毫克，纤维4克，蛋白质2克，碳水化合物25克，钠300毫克。

柠檬西蓝花沙拉

十字花科蔬菜有益于健康，此款蔬菜沙拉富含人体所需的营养素。使用食物料理机很容易就能制作出来。将一小份（约100克）蒸鲑鱼（作法参见第237页“柠檬酱蒸鲑鱼”食谱）放在沙拉上作为午餐再好不过。生腰果含有更多健康脂肪。作为午餐的另一种选择，您也可以尝试将此款沙拉搭配少许鸡肉一起食用。无酱沙拉可以在冰箱中储存4～5天。对于素食者而言，这绝对是一款令人满意的主菜。

制作量：4份。制备时间：25分钟。

沙拉

- 1个西蓝花，带茎（约680克）
- 半个绿色卷心菜（约280克）
- 2根胡萝卜，去皮
- 可选：半杯（约110克）生腰果
- ¼杯意大利欧芹碎
- ¼杯切碎的韭葱
- 2个柠檬，榨汁

沙拉酱

- ¾杯有机蛋黄酱
- 2汤匙新鲜柠檬汁
- 2汤匙白酒醋
- ¼茶匙海盐
- ¼茶匙黑胡椒粉

制备西蓝花时，将茎和花分离。茎去皮后切成两半。保留花部分。

将西蓝花茎放入食物料理机中，启动料理机。

把磨碎的茎倒在双层纸巾上，沥干水分。因为茎部非常潮湿，所以可能需要3套双层纸巾进行滤干。把磨碎的茎放在一个大碗里。花部分不会太潮湿，因此无须使用太多纸巾，将它们直接添加到碗中。

下一步，切卷心菜，将其切成适应食物料理机进料管大小的片状，磨碎卷心菜。然后磨碎胡萝卜。把所有磨碎的蔬菜放在碗里。加入生腰果（如果使用）、欧芹碎、韭葱碎和柠檬汁，轻轻搅拌混合。

将蛋黄酱、柠檬汁、白酒醋、海盐和黑胡椒粉放在一个小碗中混合搅拌。

吃多少拌多少。剩余部分的沙拉可以在冰箱内储存几天。

每份营养含量（1½杯，2½汤匙沙拉酱）：卡路里380，脂肪33克，饱和脂肪5克，胆固醇70毫克，纤维8克，蛋白质7克，碳水化合物19克，钠270毫克。

番茄牛油果沙拉

除了西葫芦面外，您还可以将其切成丝。用杏仁酱作为酱料，加入番茄、香料和牛油果，即可带给您一款美妙的蔬菜沙拉。可在食用前一天制备并放在冰箱内储存。

制作量：4份。制备时间：20分钟。

- 4个小西葫芦
- ¼杯杏仁酱（作法参见第246页）
- 1汤匙加1茶匙醋（白葡萄酒、香槟或米醋）
- 1汤匙加1茶匙特级初榨橄榄油
- 3汤匙切碎的欧芹叶
- 1汤匙切碎的韭黄
- 可选：2~3撮红辣椒粉
- 20个葡萄或樱桃番茄，切半
- 1个牛油果，去皮去核，四等分
- ⅛茶匙海盐
- ⅛茶匙黑胡椒粉

去除西葫芦的两端。将西葫芦切成长丝。放置一旁备用。

在中号碗中将杏仁酱、醋、橄榄油、欧芹叶、韭黄和红辣椒粉（如果使用）一起搅拌。加入西葫芦丝继续搅拌，直至均匀涂上酱料。

将西葫芦丝分成4盘，加入番茄和牛油果，撒上海盐和黑胡椒粉。

每份营养含量（约½杯）：卡路里210，脂肪17克，饱和脂肪4克，胆固醇90毫克，纤维7克，蛋白质5克，碳水化合物15克，钠95毫克。

鸣谢

生命中最难能可贵的是拥有支持我的朋友、家人、导师、合伙人、学生以及患者。在此感谢他们对我的大力支持。要感谢的人太多，或许无法在此一一列举，但我会铭记住每一位帮助、支持过我的朋友！

在此向你们表示衷心的感谢!

这本书的编写过程充满挑战，因为人们对于脂肪的误解仍然普遍存在，因此，针对这一问题，几位朋友给予了我极大的帮助。

我要在此感谢：理查德·派恩，为我不断鼓劲儿的“啦啦队长”、代理人和导师；特蕾西·贝尔，我的图书编辑；黛布拉·戈尔茨坦，帮助我将梦想变为现实；莎莉·卡梅伦，创建了神奇的食谱；莎拉简·桑迪，帮我创建了脂肪圣经——让人们深入地了解脂肪的世界；阿纳海德·奥康纳，帮助我查找相关研究并发现脂肪的事实；劳伦·多彻，帮我追溯每一个参考信息。

然后我还要感谢我的主创团队，他们允许我以医生和老师的身份创造了这一神奇计划，并帮助我在网上分享给数百万人。德赫鲁·珀特，我的合作伙伴，其专业水平远远超过我。同时还要感谢我的网络团队，他们负责管理我的社团，他们是：劳里·罗曼、希巴尼·萨布拉马尼亚、卡亚·普罗希特、奥法雷尔·费汉、本·茨特林、约翰·鲍德温、安伯·考克斯、霍莉·斯蒂韦尔和苏珊·维里蒂。除此之外，还要感谢在编写此书的过程中给予我大力支持的朋友：莉齐·斯威克、达夫尼·科昂和蒂娜·纳瑟。

我也想在此感谢帮助我审查手稿的朋友们，他们让我知晓如何才能获取有价值的科学数据，他们是：杰弗里·布兰、皮拉尔·杰拉尔西莫、卡丽·迪勒斯和克里斯·克雷。在此我还要特别感谢戴维路·德维希的相关指导，他介绍我认识了著名的脂肪专家。

还要感谢阿内·麦克劳克林和迪安娜·加利亚，为了支持我，他们承担了很多额外的工作。

最深的感激献给我最亲爱的朋友和精神护理师阿尔贝托·维尔多和玛塞拉·洛沃斯，他们启发我创作了本书并给予我无条件的支持。

同时还要感谢UltraWellness中心的团队：唐娜·多彻、利兹·博厄姆、托德·莱派恩、玛吉·沃德、丹妮丝·柯廷、杰米·德莱尼、苏珊·沃灵福德，他们和我一起致力于传播功能医学的智慧。

如果没有相关研究人员，我将无法编写本书。因此，在此感谢数以百计的科学家、医生、思想家、教师和专家，他们每个人的启发均让我受益匪浅。他们是：瓦尔特·威尔利特、罗纳德·克劳丝、巴里·西尔斯、阿西姆·马特拉、埃里克·拉维辛、凯文·霍尔、霍埃尔·富尔曼、尼尔·巴纳德和桥西·福。同时特别感谢戴维路·德维希，他是一位智者，帮助我探讨并理解糖、脂肪和重量的生物学理论，并在编写书稿的整个过程中提供了大力支持。

除此之外，还有很多我要感谢的人。这些朋友是：戴维·珀尔马特、马克·戴维、杰弗里·布兰德、妮娜·特科尔茨、克里斯·克雷瑟、瓦尼·哈丽、尼克·奥尔特纳、克里斯·凯尔、克里斯恩·诺思拉普、达沃·阿斯普里、杰·维尔京、蒂姆·赖恩、迪普克·乔普拉、迈克·罗岑、梅米特·奥斯、丹尼尔·阿门、里克·沃伦和布雷特·伊斯特曼、彼得·阿舍、加里·塔贝斯、约瑟夫·梅科拉、佩德勒姆·肖哈、根·库克、希瑟·怀特、安·露易丝·吉特勒曼、约翰和奥申·罗宾斯、亚历山德拉·贾米森、玛丽亚·施赖弗、贡纳尔·拉芙蕾丝及其团队，以及乔伊·德文斯和罗纳德·加勒。

克利夫兰诊所和功能医学研究所让我的梦想成真：把功能医学的奥秘传递给更多的人。谢谢你们帮助我完成这一心愿！托比和安妮塔·科斯格罗夫，当然，还有玛丽·柯伦、琳达·麦克休、托尼·琼斯，以及克利夫兰功能医学诊疗中心的所有团队成员。谢谢你们！让我们一起来创造更加美好的未来！如果没有劳里·霍夫曼、帕特里克·哈纳韦、克里斯廷·斯特德和胡特·罗杰斯的帮助，这一切都不可能完成。

在此我还要特别感谢爱我并支持我的家人和朋友，特别是我的孩子们：雷切尔和米沙，以及萨拉和本。

最后我还要感谢乔迪·莱维，通过与您的无数次沟通交流、美食探讨，才最终成就了本书。永远感谢您。

参考资源

马克·海曼医生和功能医学

马克·海曼医生的社交媒体

www.drhyman.com

www.eatfatgetthin.com

Twitter: @markhymanmd

Instagram: @markhymanmd

Facebook: facebook.com/drmarkhyman

作品及参与的项目

The Blood Sugar Solution 10-Day Detox Diet Cookbook《平衡血糖10天排毒食谱》

The Blood Sugar Solution 10-Day Detox Diet《平衡血糖10天排毒饮食》

The Blood Sugar Solution Cookbook《平衡血糖食谱》

The Blood Sugar Solution《血糖解方》

The Daniel Plan《丹尼尔计划》

The Daniel Plan Cookbook《丹尼尔计划食谱》

UltraPrevention《不吃药的生活》

UltraMetabolism《超新陈代谢轻松自动减肥法》

The Five Forces of Wellness (CD)《健康的五种驱动力》（含CD）

The UltraMetabolism Cookbook《超新陈代谢食谱》

The UltraThyroid Solution《改善甲状腺疾病方案全解》

The UltraSimple Diet《终极简单饮食》

The UltraSimple Challenge (DVD)《终极简单挑战》（含DVD）

The UltraMind Solution《大脑健康方案全解》

Six Weeks to an UltraMind (CD)《六星期大脑健康计划》（含CD）
UltraCalm (CD)《减轻压力、消除焦虑的六步计划》（含CD）
The Detox Box (audio/DVD) 排毒箱（音频/DVD）

寻找一位功能医学医生

我是两家诊疗中心的创始人和总监，这两家诊疗中心拥有经验丰富的功能医学医生、营养师、护士和健康教练团队，他们能够指导您通过饮食调整生活方式，并为您提供专门的检测、营养补充制剂以及药物。

终极健康中心

55 Pittsfield Road, Suite 9
Lenox Commons
Lenox, MA 01240
(413) 637-9991
www.ultrawellnesscenter.com

克利夫兰功能医学诊疗中心

9500 Euclid Avenue
Cleveland, OH 44195
(216) 445-6900or toll-freat (844) 833-0126
http://my.clevelandclinic.org/services/center-for-functional-medicine

功能医学研究所

此外，我还是一家功能医学研究所（功能医学教育领域的一家501(c)(3)非营利组织和全球领导者）。请登录www.functionalmedicine.org寻找一位离您最近的执证医师。

“吃肥见瘦”工具和资源

请登录www.eatfatgetthin.com查找下列所有资源，以便在吃“肥”见瘦计划的21天之后为您提供后续支持。

脂肪高峰论坛：揭秘脂肪

在我的独家在线会议“脂肪高峰论坛：揭秘脂肪”中，我采访了30多位真正实现了减肥目标的世界顶级脂肪专家，执行此计划后，他们感觉良好，并且自然而然地逆转了慢性疾病。请登录www.fatsummit.com观看或收听会议。

吃“肥”见瘦膳食补充剂

现在我们来谈论一下膳食补充剂的品质问题。在当今不受监管控制的大量低质产品中，很多膳食补充剂并没有经过有效性或纯度筛查，很可能并不具备生物功效，经过筛查，我们挑选出一些注重品质的良心企业。我们建议您选择最优品质的膳食补充剂。毕竟，我们应该珍视自己独一无二的身体。

这是针对吃“肥”见瘦21天计划制订的每日膳食补充剂建议。请前往第140～144页查看每一种膳食补充剂的详细说明。

- **多种维生素和矿物质补充剂（优质）**：依据制造商指南服用。
- **鱼油（提纯）**：每天2克。
- **维生素D_3**：每天2 000单位。
- **左旋肉碱**：每天2次，每次服用300～400毫克。
- **辅酶Q10**：每天2次，每次服用30毫克。
- **甘氨酸镁**：每天100～150毫克（每天2次，每次服用1粒胶囊）。
- **PGX**：每天2～5克（粉剂或胶囊），每天3次（餐前15分钟服用，1大杯水伴服）。
- **益生菌**：每天100～200亿CFU。
- **MCT（中链甘油三酯）油**：每天1～2汤匙。
- **电解质**：1杯液体电解质溶液，约230毫升水，每天2次。
- **马铃薯淀粉**：1至2汤匙（放入约230毫升水中），每日2次。

请登录www.eatfatgetthin.com查看如何选购上述物品。

更多膳食补充剂（依据您的具体需求）

- **消化酶**：每餐1～2粒，以帮助消化。
- **柠檬酸镁**：150毫克胶囊或片剂，2～3粒，每天2次。如果您有便秘倾向，请遵循此方式服用柠檬酸镁。
- **Laxablend（一种草药泻药）**：如果您一天没有排便或感觉便秘，请于当天晚上服用2～3粒此胶囊。

- **缓冲抗坏血酸**：500毫克胶囊，2～4粒胶囊，每天2次，有助于排毒和便秘。

健康及检测资源

- 基础实验室检测指南
- 碳水化合物不耐受测验和FLC（Feel Like Crap）测验
- 《与医生合作，获取所需》下载电子书
- 《食物之外：导致肥胖和代谢损伤的其他原因》下载电子书
- 《脂肪圣经：脂肪摄取指南》下载电子书
- 自我监测工具，包括葡萄糖监测仪、Fitbit、Fitbit无线网络智能秤和Withings秤、血压监测器、个人运动和活动跟踪器上显示的信息
- 基因检测，包括居家基因测试试剂盒上显示的信息
- 症状跟踪图（用以检测麸质和乳制品）
- 吃"肥"见瘦在线健康跟踪器

吃"肥"见瘦的社团资源

- 吃"肥"见瘦在线课程
- 吃"肥"见瘦社团网页
- Handel团队生活导师 (www.handelgroup.com)

生活方式资源

- 吃"肥"见瘦在线期刊
- 吃"肥"见瘦在线食物日志
- 健身资源
- 《餐厅救援指南》下载电子书
- UltraCalm引导的音频放松程序
- 冥想资源
- 减压工具

睡眠资源

蓝光（Blue Lights）

www.lowbluelights.com

自然性最大化褪黑激素的产品。

穴位按摩垫（Spoonk Acupressure Mat）

www.spoonkspace.com

穴位按摩垫提供自然和强大的背部疼痛缓解和身心放松，同时改善您的血液循环。

接地板（Earthing Sheet）

www.earthing.com

接地板会把您和地面连接起来，断开会干扰您睡眠的电磁频率（EMFs）。

通用参考信息及资源

环境工作组

环境工作组网站：www.ewg.org

环境工作组倡导人们应在更健康的环境中过上更健康的生活，推动消费者选择、公民行动并将突破性研究的结果公布于众。访问本网站查看：在紧张的预算下制作美食的指南；“Clean15/Dirty Dozen”制作清单；用以检查食物营养品质、成分及加工水平的食物评分；健康、生态低汞鱼类指南；食肉者指南：对健康及环境可持续发展有利的肉类食物；有关安全护肤和家居清洁产品的信息，等等。

食物要素

繁荣市场（Thrive Market）

一家网上商城，您能以批发价购买到最健康、天然、非转基因、有机、素食、原始、无麸质和无毒的畅销品牌产品。这家神奇的公司正在逐步改变食品市场，它提供了真正的全新鲜食品，而价格仅为零售价的25%～50%，并能够在全国范围内送货，包括食物贫瘠地区。可以通过访问www.thrivemarket.com/EFGT获得免费的3个月试用会员资格和25%的折扣。

草饲肉类食物

马克的每日苹果（Mark's Daily Apple）

www.marksdailyapple.com/primal-resource-guide

在线资源和博客。

美国健康肉类食物（US Wellness Meats）

www.grasslandbeef.com

一个提供100%草饲牛肉的网站，采用循环放牧，不使用除草剂、农药、化肥等。

海鲜及有机冷冻罐装鱼

全国资源保护委员会

http://www.nrdc.org/oceans/seafoodguide/

可持续性饲养的低汞鱼资源。

重要选择

www.vitalchoice.com

选择新鲜、冷冻和罐装的鲑鱼，沙丁鱼，鳕鱼，以及小左口鱼。

清洁的鱼类食物

www.cleanfish.com

来自可持续来源（养殖或捕捞）的海鲜。

备注

前言

1. McCarthy M. US guideline may drop cholesterol limits but keep link between dietary saturated fats and trans fats and heart disease. *BMJ*. 2015 Feb 18;350:h835.
2. May AL, Kuklina EV, Yoon PW. Prevalence of cardiovascular disease risk factors among US adolescents, 1999–2008. *Pediatrics*. 2012 Jun;129(6):1035–41.
3. Mohindra D. Non-communicable diseases to cost $47 trillion by 2030, new study released today. World Economic Forum. http://www.weforum.org/news/non-communicable-diseases-cost-47-trillion-2030-new-study-released-today. Updated September 18, 2011.

第1章

1. 2015 Dietary Guidelines Advisory Committee. Scientific report of the 2015 Dietary Guidelines Advisory Committee. Office of Disease Prevention and Health Promotion. http://www.health.gov/dietaryguidelines/2015-scientific-report/. February 2015.
2. Schulte EM, Avena NM, Gearhardt AN. Which foods may be addictive? The roles of processing, fat content, and glycemic load. *PLoS One*. 2015 Feb 18;10(2).
3. Allison DB. Liquid calories, energy compensation and weight: what we know and what we still need to learn. *Br J Nutr*. 2014 Feb;111(3):384–86.
4. Singh GM, Micha R, Khatibzadeh S, Lim S, Ezzati M, Mozaffarian D; Global Burden of Diseases Nutrition and Chronic Diseases Expert Group (NutriCoDE). Estimated global, regional, and national disease burdens related to sugar-sweetened beverage consumption in 2010. *Circulation*. 2015 Jun 29.
5. Iadecola C. Sugar and Alzheimer's disease: a bittersweet truth. *Nat Neurosci*. 2015 Apr;18(4):477–78.
6. Hession M, Rolland C, Kulkarni U, Wise A, Broom J. Systematic review of randomized controlled trials of low-carbohydrate vs. low-fat/low-calorie diets in the management of obesity and its comorbidities. *Obes Rev*. 2009 Jan;10(1):36–50.
7. Chowdhury R, Warnakula S, Kunutsor S, et al. Association of dietary, circulating, and supplement fatty acids with coronary risk: a systematic review and meta-analysis. *Ann Intern Med*. 2014 Mar 18;160(6):398–406.
8. Hamdy O. Nutrition revolution—the end of the high carbohydrates era for diabetes prevention and management. *US Endocrinol*. 2014;10(2)103–4.
9. Viguiliouk E, Kendall CW, Blanco Mejia S, et al. Effect of tree nuts on glycemic control in diabetes: a systematic review and meta-analysis of randomized controlled dietary trials. *PLoS One*. 2014 Jul 30;9(7):e103376.

10. Estruch R, Ros E, Salas-Salvadó J, et al; PREDIMED Study Investigators. Primary prevention of cardiovascular disease with a Mediterranean diet. *N Engl J Med.* 2013 Apr 4;368(14):1279–90.
11. Laing RD. *The Voice of Experience.* New York: Pantheon; 1982.
12. Ballard KD, Quann EE, Kupchak BR, et al. Dietary carbohydrate restriction improves insulin sensitivity, blood pressure, microvascular function, and cellular adhesion markers in individuals taking statins. *Nutr Res.* 2013 Nov;33(11):905–12.
13. Nickols-Richardson SM, Coleman MD, Volpe JJ, Hosig KW. Perceived hunger is lower and weight loss is greater in overweight premenopausal women consuming a low-carbohydrate/high-protein vs high-carbohydrate/low-fat diet. *J Am Diet Assoc.* 2005 Sep;105(9):1433–37.
14. Chowdhury R, Warnakula S, Kunutsor S, et al. Association of dietary, circulating, and supplement fatty acids with coronary risk: a systematic review and meta-analysis. *Ann Intern Med.* 2014 Mar 18;160(6):398–406.
15. Faghihnia N, Mangravite LM, Chiu S, Bergeron N, Krauss RM. Effects of dietary saturated fat on LDL subclasses and apolipoprotein CIII in men. *Eur J Clin Nutr.* 2012 Nov;66(11):1229–33.
16. Gardner CD, Kiazand A, Alhassan S, et al. Comparison of the Atkins, Zone, Ornish, and LEARN diets for change in weight and related risk factors among overweight premenopausal women: the A TO Z Weight Loss Study: a randomized trial. *JAMA.* 2007 Mar 7;297(9):969–77.
17. Margioris AN. Fatty acids and postprandial inflammation. *Curr Opin Clin Nutr Metab Care.* 2009 Mar;12(2):129–37. Review.
18. Wood RJ, Volek JS, Davis SR, Dell'Ova C, Fernandez ML. Effects of a carbohydrate-restricted diet on emerging plasma markers for cardiovascular disease. *Nutr Metab* (Lond). 2006 May 4;3:19.
19. Volek JS, Ballard KD, Silvestre R, et al. Effects of dietary carbohydrate restriction versus low-fat diet on flow-mediated dilation. *Metabolism.* 2009 Dec;58(12):1769–77.
20. Valls-Pedret C, Sala-Vila A, Serra-Mir M, et al. Mediterranean diet and age-related cognitive decline: a randomized clinical trial. *JAMA Intern Med.* 2015 May 11.
21. Accurso A, Bernstein RK, Dahlqvist A, et al. Dietary carbohydrate restriction in type 2 diabetes mellitus and metabolic syndrome: time for a critical appraisal. *Nutr Metab* (Lond). 2008 Apr 8;5:9.
22. Ramsden CE, Zamora D, Leelarthaepin B, et al. Use of dietary linoleic acid for secondary prevention of coronary heart disease and death: evaluation of recovered data from the Sydney Diet Heart Study and updated meta-analysis. *BMJ.* 2013 Feb 4;346:e8707. Patterson E, Wall R, Fitzgerald GF, Ross RP, Stanton C. Health implications of high dietary omega-6 polyunsaturated fatty acids. *J Nutr Metab.* 2012;2012:539426.
23. Volk BM, Kunces LJ, Freidenreich DJ, et al. Effects of step-wise increases in dietary carbohydrate on circulating saturated fatty acids and palmitoleic acid in adults with metabolic syndrome. *PLoS One.* 2014 Nov21;9(11):e113605. Forsythe CE, Phinney SD, Feinman RD, et al. Limited effect of dietary saturated fat on plasma saturated fat in the context of a low carbohydrate diet. *Lipids.* 2010 Oct;45(10):947–62.
24. Volk BM, Kunces LJ, Freidenreich DJ, et al. Effects of step-wise increases in dietary carbohydrate on circulating saturated fatty acids and palmitoleic acid in adults with metabolic syndrome. *PLoS One.* 2014 Nov21;9(11):e113605.
25. Richelsen B. Sugar-sweetened beverages and cardio-metabolic disease risks. *Curr Opin Clin Nutr Metab Care.* 2013 Jul;16(4):478–84.
26. Ameer F, Scandiuzzi L, Hasnain S, Kalbacher H, Zaidi N. De novo lipogenesis in health and disease. *Metabolism.* 2014 Jul;63(7):895–902.

27. Barclay AW, Petocz P, McMillan-Price J, et al. Glycemic index, glycemic load, and chronic disease risk—a meta-analysis of observational studies. *Am J Clin Nutr.* 2008 Mar;87(3):627–37. Review.
28. Castro-Quezada I, Sánchez-Villegas A, Estruch R, et al; PREDIMED Study Investigators. A high dietary glycemic index increases total mortality in a Mediterranean population at high cardiovascular risk. *PLoS One.* 2014 Sep 24;9(9):e107968.

第2章

1. Ioannidis JPA. Implausible results in human nutrition research. *BMJ.* 2013;347:f6698.
2. Lesser LI, Ebbeling CB, Goozner M, Wypij D, Ludwig DS. Relationship between funding source and conclusion among nutrition-related scientific articles. *PLoS Med.* 2007 Jan;4(1):e5.
3. Schoeller DA. The energy balance equation: looking back and looking forward are two very different views. *Nutr Rev.* 2009 May;67(5):249–54.
4. Von Noorden C. Obesity. *Metabolism and practical medicine.* Vol 3: The pathology of metabolism. Von Noorden C, Hall I W, eds. Chicago: W T Keener, 1907: 693–715.
5. Pennington AW. A reorientation on obesity. *N Engl J Med.* 1953 Jun 4;248(23):959–64.
6. Lewis SB, Wallin JD, Kane JP, Gerich JE. Effect of diet composition on metabolic adaptations to hypocaloric nutrition: comparison of high carbohydrate and high fat isocaloric diets. *Am J Clin Nutr.* 1977 Feb;30(2):160–70.
7. Willett WC. Dietary fat is not a major determinant of body fat. *Am J Med.* 2002;113(9B):47S–59S. Willett W. Dietary fat intake and the risk of coronary heart disease in women. *N Engl J Med.* 1997;337:1491–99.
8. DiNicolantonio JJ. The cardiometabolic consequences of replacing saturated fats with carbohydrates or Ω-6 polyunsaturated fats: do the dietary guidelines have it wrong? *Open Heart.* 2014 Feb 8;1(1):e000032.
9. Teicholz N. *The Big Fat Surprise.* New York: Scribner; 2014.
10. Food and Agriculture Organization of the United Nations. Fats and fatty acids in human nutrition: report of an expert consultation. 2010.
11. Yerushalmy J, Hilleboe HE. Fat in the diet and mortality from heart disease. *N Y State J Med.* 1957;57:2343–54.
12. Yudkin J. Dietary factors in arteriosclerosis: sucrose. *Lipids.* 1978 May;13(5):370–72.
13. Liu S, Willett WC, Stampfer MJ, et al. A prospective study of dietary glycemic load, carbohydrate intake, and risk of coronary heart disease in US women. *Am J Clin Nutr.* 2000;71:1455–61. Yang Q, Zhang Z, Gregg EW, Flanders WD, Merritt R, Hu FB. Added sugar intake and cardiovascular diseases mortality among US adults. *JAMA Intern Med.* 2014 Apr;174(4):516–24.
14. Malik VS, Schulze MB, Hu FB. Intake of sugar-sweetened beverages and weight gain: a systematic review. *Am J Clin Nutr.* 2006 Aug;84(2):274–88. Review.
15. Greenwood DC, Threapleton DE, Evans CE, et al. Association between sugar-sweetened and artificially sweetened soft drinks and type 2 diabetes: systematic review and dose-response meta-analysis of prospective studies. *Br J Nutr.* 2014 Sep 14;112(5):725–34.
16. Keys A, Menotti A, Aravanis C, et al. The Seven Countries Study: 2289 deaths in 15 years. *Prev Med.* 1984;13:141–54.
17. Menotti A, Kromhout D, Blackburn H, Fidanza F, Buzina R, Nissinen A. Food intake patterns and 25-year mortality from coronary heart disease: cross-cultural correlations in the Seven Countries Study. The Seven Countries Study Research Group. *Eur J Epidemiol.* 1999 Jul;15(6):507–15.

18. Ornish D, Scherwitz LW, Billings JH, Brown SE, Gould KL, Merritt TA, Sparler S, Armstrong WT, Ports TA, Kirkeeide RL, Hogeboom C, Brand RJ. Intensive lifestyle changes for reversal of coronary heart disease. *JAMA* 1998 Dec 16;280 (23):2001–7.
19. Gardner CD, Kiazand A, Alhassan S, et al. Comparison of the Atkins, Zone, Ornish, and LEARN diets for change in weight and related risk factors among overweight premenopausal women: the A TO Z Weight Loss Study: a randomized trial. *JAMA*. 2007 Mar 7;297(9):969–77.
20. Create your plate. American Diabetes Association. http://www.diabetes.org/food-and-fitness/food/planning-meals/create-your-plate/?loc=ff-slabnav. Updated October 19, 2015.
21. Feinman RD, Pogozelski WK, Astrup A, et al. Dietary carbohydrate restriction as the first approach in diabetes management: critical review and evidence base. *Nutrition*. 2015 Jan;31(1):1–13.
22. Fagherazzi G, Vilier A, Saes Sartorelli D, Lajous M, Balkau B, Clavel-Chapelon F. Consumption of artificially and sugar-sweetened beverages and incident type 2 diabetes in the Etude Epidemiologique auprès des femmes de la Mutuelle Générale de l'Education Nationale—European Prospective Investigation into Cancer and Nutrition cohort. *Am J Clin Nutr.* 2013 Mar;97(3):517–23.
23. Swithers SE. Artificial sweeteners produce the counterintuitive effect of inducing metabolic derangements. *Trends Endocrinol Metab.* 2013 Sep;24(9):431–41.
24. Suez J, Korem T, Zeevi D, et al. Artificial sweeteners induce glucose intolerance by altering the gut microbiota. *Nature.* 2014 Oct 9;514(7521):181–86.
25. Nestle M. *Food Politics, How the Food Industry Influences Nutrition, and Health.* Oakland: University of California Press; 2007.
26. Astrup A, Dyerberg J, Elwood P, et al. The role of reducing intakes of saturated fat in the prevention of cardiovascular disease: where does the evidence stand in 2010? *Am J Clin Nutr.* 2011 Apr;93(4):684–88.
27. Chowdhury R, Warnakula S, Kunutsor S, et al. Association of dietary, circulating, and supplement fatty acids with coronary risk: a systematic review and meta-analysis. *Ann Intern Med.* 2014 Mar 18;160(6):398–406. Siri-Tarino PW, Sun Q, Hu FB, Krauss RM. Meta-analysis of prospective cohort studies evaluating the association of saturated fat with cardiovascular disease. *Am J Clin Nutr.* 2010 Mar;91(3):535–46.
28. Dreon DM, Fernstrom HA, Campos H, Blanche P, Williams PT, Krauss RM. Change in dietary saturated fat intake is correlated with change in mass of large low-density-lipoprotein particles in men. *Am J Clin Nutr.* 1998 May;67(5):828–36.
29. Krauss RM, Blanche PJ, Rawlings RS, Fernstrom HS, Williams PT. Separate effects of reduced carbohydrate intake and weight loss on atherogenic dyslipidemia. *Am J Clin Nutr.* 2006 May;83(5):1025–31.
30. Butler K. I went to the nutritionists' annual confab. It was catered by McDonald's. *MotherJones.*http://www.motherjones.com/environment/2014/05/my-trip-mcdonalds-sponsored-nutritionist-convention. Updated May 12, 2014.
31. Harper AE. Dietary goals—a skeptical view. *Am J Clin Nutr.* 1978 Feb;31(2):310–21. Review.
32. Harcombe Z, Baker JS, Cooper SM, Davies B, Sculthorpe N, DiNicolantonio JJ, Grace F. Evidence from randomised controlled trials did not support the introduction of dietary fat guidelines in 1977 and 1983: a systematic review and meta-analysis. *Open Heart.* 2015 Jan 29;2(1)
33. Ludwig DS, Willett WC. Three daily servings of reduced-fat milk: an evidence-based recommendation? *JAMA Pediatr.* 2013 Sep;167(9):788–89.

34. Datz T. Harvard serves up its own “plate.” *Harvard Gazette*. http://news.harvard.edu/gazette/story/2011/09/harvard-serves-up-its-own-plate/?utm_content. Updated September 14, 2011.
35. Gornall J. Sugar's web of influence 2: biasing the science. *BMJ*. 2015 Feb 11;350:h215.
36. Schlanger Z. Report: the sugar lobby threatens organizations, buries science on health effects. *Newsweek*. http://www.newsweek.com/report-sugar-lobby-threatens-organizations-buries-science-health-effects-256529. Updated June 27, 2014.
37. WHO calls on countries to reduce sugars intake among adults and children. World Health Organization. http://www.who.int/mediacentre/news/releases/2015/sugar-guideline/en/. Updated March 4, 2015.
38. Office of Disease Prevention and Health Promotion. 2015 Dietary guidelines. http://health.gov/dietaryguidelines/2015/.
39. Mozaffarian D, Ludwig DS. The 2015 US Dietary Guidelines: lifting the ban on total dietary fat. *JAMA*. 2015;313(24):2421–2422.
40. Eckel RH, Jakicic JM, Ard JD, et al; American College of Cardiology/American Heart Association Task Force on Practice Guidelines. 2013 AHA/ACC guideline on lifestyle management to reduce cardiovascular risk: a report of the American College of Cardiology/American Heart Association Task Force on Practice Guidelines. *Circulation*. 2014;129:S76–S99.
41. Malhotra A. Saturated fat is not the major issue. *BMJ*. 2013;347:f6340.
42. Paoli A, Bianco A, Damiani E, Bosco G. Ketogenic diet in neuromuscular and neurodegenerative diseases. *Biomed Res Int*. 2014;2014:474296.

第3章

1. Nutrition Science Initiative. www.nusi.org.
2. Hall KD, Hammond RA, Rahmandad H. Dynamic interplay among homeostatic, hedonic, and cognitive feedback circuits regulating body weight. *Am J Public Health*. 2014 Jul;104(7):1169–75.
3. Taubes G. The science of obesity: what do we really know about what makes us fat? An essay by Gary Taubes. *BMJ*. 2013 Apr 15;346:f1050.
4. Kraschnewski JL, Boan J, Esposito J, et al. Long-term weight loss maintenance in the United States. *Int J Obes* (Lond). 2010 Nov;34(11):1644–54.
5. Luo S, Romero A, Adam TC, Hu HH, Monterosso J, Page KA. Abdominal fat is associated with a greater brain reward response to high-calorie food cues in Hispanic women. *Obesity* (Silver Spring). 2013 Oct;21(10):2029–36.
6. Page KA, Seo D, Belfort-DeAguiar R, et al. Circulating glucose levels modulate neural control of desire for high calorie foods in humans. *J Clin Invest*. 2011 Oct;121(10):4161–69.
7. Gardner CD, Kiazand A, Alhassan S, et al. Comparison of the Atkins, Zone, Ornish, and LEARN diets for change in weight and related risk factors among overweight premenopausal women: the A TO Z Weight Loss Study: a randomized trial. *JAMA*. 2007 Mar 7;297(9):969–77.
8. Shai I, Schwarzfuchs D, Henkin Y, et al. Weight loss with a low-carbohydrate, Mediterranean, or low-fat diet. *N Engl J Med*. 2008 Jul 17;359(3):229–41.
9. Larsen TM, Dalskov SM, van Baak M, et al; Diet, Obesity, and Genes (Diogenes) Project. Diets with high or low protein content and glycemic index for weight-loss maintenance. *N Engl J Med*. 2010 Nov 25;363(22):2102–13.
10. Yancy WS Jr, Olsen MK, Guyton JR, Bakst RP, Westman EC. A low-carbohydrate, ketogenic diet versus a low-fat diet to treat obesity and hyperlipidemia: a randomized, controlled trial. *Ann Intern Med*. 2004 May 18;140(10):769–77.

11. Hession M, Rolland C, Kulkarni U, Wise A, Broom J. Systematic review of randomized controlled trials of low-carbohydrate vs. low-fat/low-calorie diets in the management of obesity and its comorbidities. *Obes Rev.* 2009 Jan;10(1):36–50.
12. Santos FL, Esteves SS, da Costa Pereira A, Yancy WS Jr, Nunes JP. Systematic review and meta-analysis of clinical trials of the effects of low carbohydrate diets on cardiovascular risk factors. *Obes Rev.* 2012 Nov;13(11):1048–66.
13. Pawlak DB, Kushner JA, Ludwig DS. Effects of dietary glycaemic index onadiposity, glucose homoeostasis, and plasma lipids in animals. *Lancet.* 2004 Aug 28–Sep 3;364(9436):778–85.
14. Kennedy AR, Pissios P, Otu H, et al. A high-fat, ketogenic diet induces a unique metabolic state in mice. *Am J Physiol Endocrinol Metab.* 2007 Jun;292(6):E1724–39.
15. Walsh CO, Ebbeling CB, Swain JF, Markowitz RL, Feldman HA, Ludwig DS. Effects of diet composition on postprandial energy availability during weight loss maintenance. *PLoS One.* 2013;8(3).
16. Ebbeling CB, Swain JF, Feldman HA, et al. Effects of dietary composition on energy expenditure during weight-loss maintenance. *JAMA.* 2012 Jun 27;307(24):2627–34.
17. Thomas DE, Elliott EJ, Baur L. Low glycaemic index or low glycaemic load diets for overweight and obesity. *Cochrane Database Syst Rev.* 2007 Jul 18;(3).
18. Tobias DK, Chen M, Manson JE, Ludwig DS, Willett W, Hu FB. Effect of low-fat diet interventions versus other diet interventions on long-term weight change in adults: a systematic review and meta-analysis. *Lancet Diabetes Endocrinol.* 2015 Dec;3(12):968–79.
19. Sumithran P, Proietto J. The defence of body weight: a physiological basis for weight regain after weight loss. *Clin Sci* (Lond). 2013 Feb;124(4):231–41.
20. Ochner CN, Barrios DM, Lee CD, Pi-Sunyer FX. Biological mechanisms that promote weight regain following weight loss in obese humans. *Physiol Behav.* 2013 Aug 15;120:106–13.
21. Wansink B, Shimizu M, Brumberg A. Association of nutrient-dense snack combinations with calories and vegetable intake. *Pediatrics.* 2013 Jan;131(1):22–29. doi: 10.1542/peds.2011–3895.
22. Rouhani MH, Kelishadi R, Hashemipour M, Esmaillzadeh A, Azadbakht L. Glycemic index, glycemic load and childhood obesity: a systematic review. *Adv Biomed Res.* 2014 Jan 24;3:47.
23. Ludwig DS. Dietary glycemic index and obesity. *J Nutr.* 2000 Feb;130(2S Suppl): 280S–283S. Review.
24. Ben-Gurion University of the Negev. Diet and Body Composition (CENTRAL). ClinicalTrials.gov. https://clinicaltrials.gov/ct2/show/NCT01530724. Updated September 29, 2015.
25. DeFronzo RA. The effect of insulin on renal sodium metabolism. A review with clinical implications. *Diabetologia.* 1981 Sep;21(3):165–71. Review.

第4章

1. Fernando WM, Martins IJ, Goozee KG, Brennan CS, Jayasena V, Martins RN. The role of dietary coconut for the prevention and treatment of Alzheimer's disease: potential mechanisms of action. *Br J Nutr.* 2015 Jul 14;114(1):1–14.
2. Fallon S. Know your fats introduction. Weston A. Price Foundation. http://www.westonaprice.org/health-topics/know-your-fats-introduction/. February 24, 2009.
3. Wijga AH, Smit HA, Kerkhof M, et al; PIAMA. Association of consumption of products containing milk fat with reduced asthma risk in pre-school children: the PIAMA birth cohort study. *Thorax.* 2003 Jul;58(7):567–72.

4. Hämäläinen E, Adlercreutz H, Puska P, Pietinen P. Diet and serum sex hormones in healthy men. *J Steroid Biochem*. 1984 Jan;20(1):459–64.
5. Lawrence GD. Dietary fats and health: dietary recommendations in the context of scientific evidence. *Adv Nutr*. 2013 May 1;4(3):294–302.
6. Fallon S. Know your fats introduction. Weston A. Price Foundation. http://www.westonaprice.org/health-topics/know-your-fats-introduction/. February 24, 2009.
7. Fallon S. Know your fats introduction. Weston A. Price Foundation. http://www.westonaprice.org/health-topics/know-your-fats-introduction/. February 24, 2009.
8. European Food Information Council. Taking a closer look at saturated fat. http://www.eufic.org/article/en/diet-related-diseases/cardiovascular/artid/Saturated-fat-upclose/. March 2009.
9. Rioux V, Legrand P. Saturated fatty acids: simple molecular structures with complex cellular functions. *Curr Opin Clin Nutr Metab Care*. 2007;10:752–58.
10. Barnes DE, Yaffe K. The projected effect of risk factor reduction on Alzheimer's disease prevalence. *Lancet Neurol*. 2011 Sep;10(9):819–28.
11. Cordain L, Watkins BA, Florant GL, Kelher M, Rogers L, Li Y. Fatty acid analysis of wild ruminant tissues: evolutionary implications for reducing diet-related chronic disease. *Eur J Clin Nutr*. 2002 Mar;56(3):181–91. Review.
12. American Heart Association. Monounsaturated fats. http://www.heart.org/HEARTORG/GettingHealthy/NutritionCenter/HealthyEating/Monounsaturated-Fats_UCM_301460_Article.jsp. Updated August 5, 2014.
13. Body Ecology. The 6 benefits of monounsaturated fats (MUFAS). http://bodyecology.com/articles/6_benefits_monosaturated_fats.php#.VPdsfuGTvIU.
14. Fallon S, Enic MG. The great con-ola. Weston A. Price Foundation. http://www.westonaprice.org/health-topics/the-great-con-ola/. July 28, 2002.
15. Simopoulos AP. The importance of the ratio of omega-6/omega-3 essential fatty acids. *Biomed Pharmacother*. 2002;56(8):365–79.
16. Simopoulos AP. The importance of the ratio of omega-6/omega-3 essential fatty acids. *Biomed Pharmacother*. 2002;56(8):365–79.
17. Simopoulos AP. Evolutionary aspects of diet, the omega-6/omega-3 ratio and genetic variation: nutritional implications for chronic diseases. *Biomed Pharmacother*. 2006 Nov;60(9):502–7.
18. Good J. Smoke point of oils for healthy cooking. Baseline of Health Foundation. http://jonbarron.org/diet-and-nutrition/healthiest-cooking-oil-chart-smoke-points#.VPoxseGTvIU. April 17, 2012.
19. Ramsden CE, Ringel A, Feldstein AE, et al. Lowering dietary linoleic acid reduces bioactive oxidized linoleic acid metabolites in humans. *Prostaglandins Leukot Essent Fatty Acids*. 2012;87(4–5):135–41.
20. Ramsden CE, Hibbeln JR, Lands WE. Letter to the editor re: Linoleic acid and coronary heart disease, *Prostaglandins Leukot Essent Fatty Acids* (2008) by WS Harris. *Prostaglandins Leukot Essent Fatty Acids*. 2009 Jan;80(1):77; author reply, 77–78.
21. Leaf A. Dietary prevention of coronary heart disease: the Lyon Diet Heart Study. *Circulation*. 1999 Feb 16;99(6):733–35.
22. Stokel K. The beneficial omega-6 fatty acid. *Life Extension*. http://www.lef.org/magazine/2011/1/The-Beneficial-Omega-6-Fatty-Acid/Page-01. January 2011.
23. University of Maryland Medical System. Omega-3 fatty acids. http://umm.edu/health/medical/altmed/supplement/omega3-fatty-acids. Updated August 5, 2015.
24. Osher Y, Belmaker RH. Omega-3 fatty acids in depression: a review of three studies. *CNS Neurosci Ther*. 2009 Summer;15(2):128–33.

25. Jazayeri S, Tehrani-Doost M, Keshavarz SA, et al. Comparison of therapeutic effects of omega-3 fatty acid eicosapentaenoic acid and fluoxetine, separately and in combination, in major depressive disorder. *Aust N Z J Psychiatry*. 2008 Mar;42(3):192–98.
26. Kris-Etherton P, Eckel RH, Howard BV, St Jeor S, Bazzarre TL; Nutrition Committee Population Science Committee and Clinical Science Committee of the American Heart Association. AHA science advisory: Lyon Diet Heart Study. Benefits of a Mediterranean-style, National Cholesterol Education Program/American Heart Association Step I Dietary Pattern on Cardiovascular Disease. *Circulation*. 2001 Apr 3;103(13):1823–25.
27. Harvard School of Public Health. Shining the spotlight on trans fats. http://www.hsph.harvard.edu/nutritionsource/transfats/.
28. US Food and Drug Administration. Guidance for industry: trans fatty acids in nutritional labeling, nutrient content claims, health claims; small entity compliance guide. http://www.fda.gov/Food/GuidanceRegulation/GuidanceDocumentsRegulatoryInformation/LabelingNutrition/ucm053479.htm. August 2003. Updated May 29, 2015.
29. US Food and Drug Administration. FDA cuts trans fat in processed foods, http://www.fda.gov/ForConsumers/ConsumerUpdates/ucm372915.htm. Updated June 16, 2015.
30. US Food and Drug Administration. Trans fat at-a-glance. http://www.fda.gov/Food/IngredientsPackagingLabeling/LabelingNutrition/ucm079609.htm. Updated September 3, 2015.
31. US Food and Drug Administration. Trans fat at-a-glance. http://www.fda.gov/Food/IngredientsPackagingLabeling/LabelingNutrition/ucm079609.htm. Updated September 3, 2015.
32. Smith Y. Trans fat history. News Medical. http://www.news-medical.net/health/Trans-Fat-History.aspx. Updated June 14, 2015.
33. Harvard School of Public Health. Shining the spotlight on trans fats. http://www.hsph.harvard.edu/nutritionsource/transfats/.
34. Willett WC. Trans fatty acids and cardiovascular disease—epidemiological data. *Atheroscler Suppl*. 2006 May;7(2):5–8. Epub 2006 May 19. Review.
35. Wake Forest Baptist Medical Center. Trans fat leads to weight gain even on same total calories, animal study shows. http://www.wakehealth.edu/News-Releases/2006/Trans_Fat_Leads_To_Weight_Gain_Even_on_Same_Total_Calories,_Animal_Study_Shows.htm. 2006. Updated July 10, 2009.
36. Harvard School of Public Health. Shining the spotlight on trans fats. http://www.hsph.harvard.edu/nutritionsource/transfats/.
37. Slattery ML, Benson J, Ma KN, Schaffer D, Potter JD. Trans fatty acids and colon cancer. *Nutr Cancer*. 2001;39(2):170–75.
38. Walling E. A real killer: trans fat causes colon cancer. Natural News. http://www.naturalnews.com/025960_fat_trans_colon.html. March 30, 2009.
39. Chajes V, Thiébaut ACM, Rotival M, et al. Association between serum trans fatty acids and breast cancer. *Am J Epidemiol*. 2008;167(11):1312–20.

第5章

1. Siri-Tarino PW, Chiu S, Bergeron N, Krauss RM. Saturated fats versus polyunsaturated fats versus carbohydrates for cardiovascular disease prevention and treatment. *Annu Rev Nutr*. 2015 Jul 17;35:517–43.
2. Estruch R, Ros E, Salas-Salvadó J, et al; PREDIMED Study Investigators. Primary prevention of cardiovascular disease with a Mediterranean diet. *N Engl J Med*. 2013 Apr 4;368(14):1279–90.

3. Ornish D. Does a Mediterranean diet really beat low-fat for heart health? Huffington Post. http://www.huffingtonpost.com/dr-dean-ornish/mediterraneandiet_b_2755940.html. February 25, 2013. Updated April 27, 2013.
4. de Lorgeril M, Salen P, Martin JL, et al. Mediterranean diet, traditional risk factors, and the rate of cardiovascular complications after myocardial infarction: final report of the Lyon Diet Heart Study. *Circulation*. 1999;99:779–85.
5. Ball KP, Hanington E, McAllen PM, et al. Low-fat diet in myocardial infarction: a controlled trial. *Lancet*. 1965;2:501–4.
6. Howard BV, Van Horn L, Hsia J, et al. Low-fat dietary pattern and risk of cardiovascular disease: the Women's Health Initiative Randomized Controlled Dietary Modification Trial. *JAMA*. 2006;295:655–66.
7. Prentice RL, Caan B, Chlebowski RT, et al. Low-fat dietary pattern and risk of invasive breast cancer: the Women's Health Initiative Randomized Controlled Dietary Modification Trial. *JAMA*. 2006;295:629–42.
8. Beresford SA, Johnson KC, Ritenbaugh C, et al. Low-fat dietary pattern and risk of colorectal cancer: the Women's Health Initiative Randomized Controlled Dietary Modification Trial. *JAMA*. 2006;295:643–54.
9. Howard BV, Manson JE, Stefanick ML, et al. Low-fat dietary pattern and weight change over 7 years: the Women's Health Initiative Dietary Modification Trial. *JAMA*. 2006;295:39–49.
10. Multiple risk factor intervention trial. Risk factor changes and mortality results. Multiple Risk Factor Intervention Trial Research Group. *JAMA*. 1982;248: 1465–77.
11. Oh K, Hu FB, Manson JE, Stampfer MJ, Willett WC. Dietary fat intake and risk of coronary heart disease in women: 20 years of follow-up of the nurses' health study. *Am J Epidemiol*. 2005 Apr 1;161(7):672–79.
12. Hooper L, Summerbell CD, Thompson R, et al. Reduced or modified dietary fat for preventing cardiovascular disease. *Cochrane Database Syst Rev*. 2011 Jul 6;(7).
13. Ascherio A, Rimm EB, Giovannucci EL, Spiegelman D, Stampfer M, Willett WC. Dietary fat and risk of coronary heart disease in men: cohort follow up study in the United States. *BMJ*. 1996 Jul 13;313(7049):84–90.
14. Chowdhury R, Warnakula S, Kunutsor S, et al. Association of dietary, circulating, and supplement fatty acids with coronary risk: a systematic review and meta-analysis. *Ann Intern Med*. 2014 Mar 18;160(6):398–406.
15. Mozaffarian D, Micha R, Wallace S. Effects on coronary heart disease of increasing polyunsaturated fat in place of saturated fat: a systematic review and meta-analysis of randomized controlled trials. *PLoS Med*. 2010 Mar 23;7(3).
16. Siri-Tarino PW, Sun Q, Hu FB, Krauss RM. Meta-analysis of prospective cohort studies evaluating the association of saturated fat with cardiovascular disease. *Am J Clin Nutr*. 2010 Mar;91(3):535–46.
17. Hoenselaar R. Saturated fat and cardiovascular disease: the discrepancy between the scientific literature and dietary advice. *Nutrition*. 2012 Feb;28(2):118–23.
18. Harcombe Z, Baker JS, Cooper SM, et al. Evidence from randomised controlled trials did not support the introduction of dietary fat guidelines in 1977 and 1983: a systematic review and meta-analysis. *Open Heart*. 2015 Jan 29;2(1).
19. Dias CB, Garg R, Wood LG, Garg ML. Saturated fat consumption may not be the main cause of increased blood lipid levels. *Med Hypotheses*. 2014 Feb;82(2):187–95.
20. Dias CB, Phang M, Wood LG, Garg ML. Postprandial lipid responses do not differ following consumption of butter or vegetable oil when consumed with omega-3 polyunsaturated fatty acids. *Lipids*. 2015 Apr;50(4):339–47.

21. Forsythe CE, Phinney SD, Feinman RD, et al. Limited effect of dietary saturated fat on plasma saturated fat in the context of a low carbohydrate diet. *Lipids*. 2010 Oct;45(10):947–62.
22. Surette ME, Whelan J, Broughton KS, Kinsella JE. Evidence for mechanisms of the hypotriglyceridemic effect of n-3 polyunsaturated fatty acids. *Biochim Biophys Acta*. 1992 Jun 22;1126(2):199–205.
23. Fernandez ML, West KL. Mechanisms by which dietary fatty acids modulate plasma lipids. *J Nutr*. 2005 Sep;135(9):2075–78. Review.
24. Marina A, von Frankenberg AD, Suvag S, et al. Effects of dietary fat and saturated fat content on liver fat and markers of oxidative stress in overweight/obese men and women under weight-stable conditions. *Nutrients*. 2014 Oct 28;6(11):4678–90.
25. Koren MS, Purnell JQ, Breen PA, Matthys CC, Callahan HS, Weigle DS. Plasma C-reactive protein concentration is not affected by isocaloric dietary fat reduction. *Nutrition*. 2006 Apr;22(4):444–48.
26. Nanji AA, Jokelainen K, Tipoe GL, Rahemtulla A, Dannenberg AJ. Dietary saturated fatty acids reverse inflammatory and fibrotic changes in rat liver despite continued ethanol administration. *J Pharmacol Exp Ther*. 2001 Nov;299(2):638–44.
27. Yamagishi K, Iso H, Tsugane S. Saturated fat intake and cardiovascular disease in Japanese population. *J Atheroscler Thromb*. 2015 May 20;22(5):435–39.
28. Wang L, Folsom AR, Zheng ZJ, Pankow JS, Eckfeldt JH; ARIC Study Investigators. Plasma fatty acid composition and incidence of diabetes in middle-aged adults: the Atherosclerosis Risk in Communities (ARIC) Study. *Am J Clin Nutr*. 2003 Jul;78(1):91–98.
29. Wang L, Folsom AR, Eckfeldt JH. Plasma fatty acid composition and incidence of coronary heart disease in middle aged adults: the Atherosclerosis Risk in Communities (ARIC) Study. *Nutr Metab Cardiovasc Dis*. 2003 Oct;13(5):256–66.
30. Volk BM, Kunces LJ, Freidenreich DJ, et al. Effects of step-wise increases in dietary carbohydrate on circulating saturated fatty acids and palmitoleic acid in adults with metabolic syndrome. *PLoS One*. 2014;9(11).
31. Wood AC, Kabagambe EK, Borecki IB, Tiwari HK, Ordovas JM, Arnett DK. Dietary carbohydrate modifies the inverse association between saturated fat intake and cholesterol on very low-density lipoproteins. *Lipid Insights*. 2011;2011(4):7–15.
32. Siri-Tarino PW, Sun Q, Hu FB, Krauss RM. Saturated fat, carbohydrate, and cardiovascular disease. *Am J Clin Nutr*. 2010 Mar;91(3):502–9. doi: 10.3945/ajcn.2008.26285. Epub 2010 Jan 20. Review.
33. Parks EJ, Parks EJ. Changes in fat synthesis influenced by dietary macronutrient content. *Proc Nutr Soc*. 2002 May;61(2):281–86. Review.
34. Krauss RM. Atherogenic lipoprotein phenotype and diet-gene interactions. *J Nutr*. 2001 Feb;131(2):340S–43S. Review.
35. Hudgins LC, Hellerstein MK, Seidman CE, Neese RA, Tremaroli JD, Hirsch J. Relationship between carbohydrate-induced hypertriglyceridemia and fatty acid synthesis in lean and obese subjects. *J Lipid Res*. 2000 Apr;41(4):595–604.
36. Mensink RP, Zock PL, Kester AD, Katan MB. Effects of dietary fatty acids and carbohydrates on the ratio of serum total to HDL cholesterol and on serum lipids and apolipoproteins: a meta-analysis of 60 controlled trials. *Am J Clin Nutr*. 2003;77:1146–55.
37. Prado KB, Shugg S, Backstrand JR. Low-density lipoprotein particle number predicts coronary artery calcification in asymptomatic adults at intermediate risk of cardiovascular disease. *J Clin Lipidol*. 2011;5:408–13.

38. Image adapted from Attia, P. The straight dope on cholesterol—part V. The Eating Academy blog. http://eatingacademy.com/nutrition/the-straight-dope-on-cholesterol-part-v. May 23, 2012.
39. Schwarz JM, Noworolski SM, Wen MJ, et al. Effect of a high-fructose weight-maintaining diet on lipogenesis and liver fat. *J Clin Endocrinol Metab.* 2015 Jun;100(6):2434–42.
40. Eckel RH, Jakicic JM, Ard JD, et al; American College of Cardiology/American Heart Association Task Force on Practice Guidelines. 2013 AHA/ACC guideline on lifestyle management to reduce cardiovascular risk: a report of the American College of Cardiology/American Heart Association Task Force on Practice Guidelines. *J Am Coll Cardiol.* 2014 Jul 1;63(25 Pt B):2960–84.
41. Fernandez ML. Rethinking dietary cholesterol. *Curr Opin Clin Nutr Metab Care.* 2012 Mar;15(2):117–21.
42. 2015 Dietary Guidelines Advisory Committee. Scientific report of the 2015 Dietary Guidelines Advisory Committee. Office of Disease Prevention and Health Promotion. http://www.health.gov/dietaryguidelines/2015-scientific-report/06-chapter-1/d1-2.asp#endnote-ref-35. February 2015.
43. Hansson GK. Inflammation, atherosclerosis, and coronary artery disease. *N Engl J Med.* 2005 Apr 21;352(16):1685–95. Review.
44. Barter P, Gotto AM, LaRosa JC, et al; Treating to New Targets Investigators. HDL cholesterol, very low levels of LDL cholesterol, and cardiovascular events. *N Engl J Med.* 2007 Sep 27;357(13):1301–10.
45. Ridker PM, Danielson E, Fonseca FA, et al; JUPITER Study Group. Rosuvastatin to prevent vascular events in men and women with elevated C-reactive protein. *N Engl J Med.* 2008 Nov 20;359(21):2195–207.
46. Abramson J, Wright JM. Are lipid-lowering guidelines evidence-based? *Lancet.* 2007 Jan 20;369(9557):168–69.
47. Abramson J, Wright JM. Are lipid-lowering guidelines evidence-based? *Lancet.* 2007 Jan 20;369(9557):168–69.
48. Brown BG, Taylor AJ. Does ENHANCE diminish confidence in lowering LDL or in ezetimibe? *N Engl J Med* 358:1504, April 3, 2008. Editorial.
49. Schatz IJ, Masaki K, Yano K, Chen R, Rodriguez BL, Curb JD. Cholesterol and all-cause mortality in elderly people from the Honolulu Heart Program: a cohort study. *Lancet.* 2001 Aug 4;358(9279):351–55.
50. Hansson GK. Inflammation, atherosclerosis, and coronary artery disease. *N Engl J Med.* 2005 Apr 21;352(16):1685–95. Review.
51. Ganga HV, Slim HB, Thompson PD. A systematic review of statin-induced muscle problems in clinical trials. *Am Heart J.* 2014 Jul;168(1):6–15.
52. Kelley BJ, Glasser S. Cognitive effects of statin medications. *CNS Drugs.* 2014 May;28(5):411–19. Review.
53. Davis R, Reveles KR, Ali SK, Mortensen EM, Frei CR, Mansi I. Statins and male sexual health: a retrospective cohort analysis. *J Sex Med.* 2015 Jan;12(1):158–67.
54. Ahmad Z. Statin intolerance. *Am J Cardiol.* 2014 May 15;113(10):1765–71.
55. Mansi I, Frei CR, Wang CP, Mortensen EM. Statins and new-onset diabetes mellitus and diabetic complications: a retrospective cohort study of US healthy adults. *J Gen Intern Med.* 2015 Apr 28.
56. Culver AL, Ockene IS, Balasubramanian R, et al. Statin use and risk of diabetes mellitus in postmenopausal women in the Women's Health Initiative. *Arch Intern Med.* 2012 Jan 23;172(2):144–52.

57. Sachdeva A, Cannon CP, Deedwania PC, et al. Lipid levels in patients hospitalized with coronary artery disease: an analysis of 136,905 hospitalizations in Get with the Guidelines. *Am Heart J.* 2009 Jan;157(1):111–17.
58. Jansen H, Samani NJ, Schunkert H. Mendelian randomization studies in coronary artery disease. *Eur Heart J.* 2014 Aug 1;35(29):1917–24.
59. Abramson JD, Rosenberg HG, Jewell N, Wright JM. Should people at low risk of cardiovascular disease take a statin? *BMJ.* 2013 Oct 22;347:f6123.
60. Pencina MJ, Navar-Boggan AM, D'Agostino RB Sr, et al. Application of new cholesterol guidelines to a population-based sample. *N Engl J Med.* 2014 Apr 10;370(15):1422–31.
61. D'Agostino RB Sr, Ansell BJ, Mora S, Krumholz HM. Clinical decisions. The guidelines battle on starting statins. *N Engl J Med.* 2014 Apr 24;370(17):1652–58.
62. Taylor F, Ward K, Moore TH, et al. Statins for the primary prevention of cardiovascular disease. *Cochrane Database Syst Rev.* 2011 Jan 19;(1).
63. Newman D. Statin drugs given for 5 years for heart disease prevention (without known heart disease). NNT. http://www.thennt.com/nnt/statins-for-heart-disease-prevention-without-prior-heart-disease/. Updated July 17, 2015.
64. Newman D. Statin drugs given for 5 years for heart disease prevention (without known heart disease). NNT. http://www.thennt.com/nnt/statins-for-heart-disease-prevention-with-known-heart-disease/. Updated July 17, 2015.
65. Mozaffarian D, Wilson PW, Kannel WB. Beyond established and novel risk factors: lifestyle risk factors for cardiovascular disease. *Circulation.* 2008;117(23):3031–38.
66. Menke A, Muntner P, Batuman V, Silbergeld EK, Guallar E. Blood lead below 0.48 micromol/L (10 microg/dL) and mortality among US adults. *Circulation.* 2006 Sep 26;114(13):1388–94.
67. Ford ES, Bergmann MM, Kröger J, Schienkiewitz A, Weikert C, Boeing H. Healthy living is the best revenge: findings from the European Prospective Investigation into Cancer and Nutrition-Potsdam study. *Arch Intern Med.* 2009 Aug 10;169(15):1355–62.
68. Yusuf S, Hawken S, Ounpuu S, et al; INTERHEART Study Investigators. Effect of potentially modifiable risk factors associated with myocardial infarction in 52 countries (the INTERHEART study): case-control study. *Lancet.* 2004;364(9438):937–52.
69. American College of Preventive Medicine. *Lifestyle Medicine—Evidence Review.* http://www.acpm.org/?page=LifestyleMedicine. June 30, 2009. Accessed September 18, 2009.
70. Ludvigsson JF, Montgomery SM, Ekbom A, Brandt L, Granath F. Small-intestinal histopathology and mortality risk in celiac disease. *JAMA.* 2009 Sep 16;302(11):1171–8. Ganguly P, Alam SF. Role of homocysteine in the development of cardiovascular disease. *Nutr J.* 2015 Jan 10;14:6.

第6章

1. 2015 Dietary Guidelines Advisory Committee. Scientific report of the 2015 Dietary Guidelines Advisory Committee. Office of Disease Prevention and Health Promotion. http://www.health.gov/dietaryguidelines/2015-scientific-report/. February 2015.
2. Gerrior S, Bente L. *Nutrient Content of the U.S. Food Supply, 1909–1999: A Summary Report.* Washington, DC: US Department of Agriculture, Center for Nutrition Policy and Promotion, 2002.
3. Ramsden CE, Hibbeln JR, Majchrzak-Hong SF. All PUFAs are not created equal: absence of CHD benefit specific to linoleic acid in randomized controlled trials and prospective observational cohorts. *World Rev Nutr Diet.* 2011;102:30–43.

4. Ramsden CE, Hibbeln JR, Majchrzak SF, Davis JM. N-6 fatty acid-specific and mixed polyunsaturated dietary interventions have different effects on CHD risk: a meta-analysis of randomized controlled trials. *Br J Nutr.* 2010 Dec;104(11):1586–1600.
5. Dietary supplementation with n-3 polyunsaturated fatty acids and vitamin E after myocardial infarction: results of the GISSI-Prevenzione trial. Gruppo Italiano per lo Studio della Sopravvivenza nell'Infarto miocardico. *Lancet.* 1999 Aug 7;354 (9177):447–55.
6. Ramsden CE, Zamora D, Leelarthaepin B, et al. Use of dietary linoleic acid for secondary prevention of coronary heart disease and death: evaluation of recovered data from the Sydney Diet Heart Study and updated meta-analysis. *BMJ.* 2013 Feb 4;346.
7. Ravnskov U, DiNicolantonio JJ, Harcombe Z, Kummerow FA, Okuyama H, Worm N. The questionable benefits of exchanging saturated fat with polyunsaturated fat. *Mayo Clin Proc.* 2014 Apr;89(4):451–53.
8. Calder PC. The American Heart Association advisory on n-6 fatty acids: evidence based or biased evidence? *Br J Nutr.* 2010 Dec;104(11):1575–76.
9. Hibbeln JR, Nieminen LR, Blasbalg TL, Riggs JA, Lands WE. Healthy intakes of n-3 and n-6 fatty acids: estimations considering worldwide diversity. *Am J Clin Nutr.* 2006 Jun;83(6 Suppl):1483S–93S.
10. Patterson E, Wall R, Fitzgerald GF, Ross RP, Stanton C. Health implications of high dietary omega-6 polyunsaturated fatty acids. *J Nutr Metab.* 2012;2012:539426.
11. Maingrette F, Renier G. Linoleic acid increases lectin-like oxidized LDL receptor-1 (LOX-1) expression in human aortic endothelial cells. *Diabetes.* 2005 May;54(5): 1506–13.
12. Hibbeln JR, Nieminen LR, Lands WE. Increasing homicide rates and linoleic acid consumption among five Western countries, 1961–2000. *Lipids.* 2004;39:1207–13.
13. IBD in EPIC Study Investigators, Tjonneland A, Overvad K, et al. Linoleic acid, a dietary n-6 polyunsaturated fatty acid, and the aetiology of ulcerative colitis: a nested case-control study within a European prospective cohort study. *Gut.* 2009 Dec;58(12):1606–11.
14. Adoption of genetically engineered crops in the U.S. USDA Economic Research Service. http://www.ers.usda.gov/data-products/adoption-of-genetically-engineered-crops-in-the-us/recent-trends-in-ge-adoption.aspx. July 14, 2014. Updated July 9, 2015.
15. GMO Health Risks. Institute for Responsible Technology. http://responsibletechnology.org/gmo-education/health-risks/. December 20, 2013.
16. GMO Health Risks. Institute for Responsible Technology. http://responsibletechnology.org/gmo-education/health-risks/. December 20, 2013.
17. Ayyadurai VAS, Deonikar P. Do GMOs accumulate formaldehyde and disrupt molecular systems equilibria? Systems biology may provide answers. *Agricultural Sciences.* 2015;6:630–62.
18. Velimirov A, Binter C, Zentek J. Biological effects of transgenic maize fed in long term reproduction studies in mice. *Biosicherheit.de.* http://www.biosicherheit.de/pdf/aktuell/zentek_studie_2008.pdf. November 11, 2008.
19. Markaverich B, Mani S, Alejandro MA, et al. A novel endocrine-disrupting agent in corn with mitogenic activity in human breast and prostatic cancer cells. *Environ Health Perspect.* 2002;110(2):169–77.
20. Guyton KZ, Loomis D, Grosse Y, et al; International Agency for Research on Cancer Monograph Working Group, IARC, Lyon, France. Carcinogenicity of tetrachlorvinphos, parathion, malathion, diazinon, and glyphosate. *Lancet Oncol.* 2015 May;16(5):490–91.

21. Pollack A. Weed killer, long cleared, is doubted. *New York Times*. http://www.nytimes.com/2015/03/28/business/energy-environment/decades-after-monsantos-roundup-gets-an-all-clear-a-cancer-agency-raises-concerns.html?_r=1. March 27, 2015.
22. Labeling around the world. Just Label It. http://www.justlabelit.org/right-to-know-center/labeling-around-the-world/.
23. Argentina: 30,000 doctors and health professionals demand ban on glyphosate. Sustainable Pulse. http://sustainablepulse.com/2015/04/19/argentina-30000-doctors-and-health-professionals-demand-ban-on-glyphosate/#.VTQd263BzGd. April 19, 2015.
24. Broze D. World Health Organization won't back down from study linking Monsanto to cancer. Global Research. http://www.globalresearch.ca/world-health-organization-wont-back-down-from-study-linking-monsanto-to-cancer/5439840. March 31, 2015.

第7章

1. Shrank WH, Patrick AR, Brookhart MA. Healthy user and related biases in observational studies of preventive interventions: a primer for physicians. *J Gen Intern Med*. 2011 May;26(5):546–50.
2. Key TJ, Thorogood M, Appleby PN, Burr ML. Dietary habits and mortality in 11,000 vegetarians and health conscious people: results of a 17 year follow up. *BMJ*. 1996 Sep 28;313(7060):775–79.
3. Rohrmann S, et al. Meat consumption and mortality—results from the European Prospective Investigation into Cancer and Nutrition. *BMC Med*. 2013 Mar 7; 11:63.
4. Guyenet S. Does dietary saturated fat increase blood cholesterol? An informal review of observational studies. Whole Health Source. http://wholehealthsource.blogspot.com/2011/01/does-dietary-saturated-fat-increase.html. January 13, 2011.
5. Cordain L, Eaton SB, Sebastian A, et al. Origins and evolution of the Western diet: health implications for the 21st century. *Am J Clin Nutr*. 2005 Feb;81(2):341–54. Review.
6. O'Dea K. Marked improvement in carbohydrate and lipid metabolism in diabetic Australian aborigines after temporary reversion to traditional lifestyle. *Diabetes*. 1984 Jun;33(6):596–603.
7. Binnie MA, Barlow K, Johnson V, Harrison C. Red meats: time for a paradigm shift in dietary advice. *Meat Sci*. 2014 Nov;98(3):445–51.
8. Jönsson T, Granfeldt Y, Erlanson-Albertsson C, Ahrén B, Lindeberg S. A paleolithic diet is more satiating per calorie than a Mediterranean-like diet in individuals with ischemic heart disease. *Nutr Metab* (Lond). 2010 Nov 30;7:85.
9. Koeth RA, Wang Z, Levison BS, et al. Intestinal microbiota metabolism of L-carnitine, a nutrient in red meat, promotes atherosclerosis. *Nat Med*. 2013 May;19(5): 576–85.
10. Gregory JC, Buffa JA, Org E, et al. Transmission of atherosclerosis susceptibility with gut microbial transplant. *J Biol Chem*. 2015 Feb 27;290(9):5647–60.
11. Siri-Tarino PW, Sun Q, Hu FB, Krauss RM. Saturated fat, carbohydrate, and cardiovascular disease. *Am J Clin Nutr*. 2010;91(3):502–509.
12. Micha R, Wallace SK, Mozaffarian D. Red and processed meat consumption and risk of incident coronary heart disease, stroke, and diabetes: A systematic review and meta-analysis. *Circulation*. 2010;121(21):2271–2283.
13. Pan A, Sun Q, Bernstein AM, et al. Red meat consumption and mortality: results from two prospective cohort studies. *Arch Intern Med*. 2012;172(7):555–563.

14. Key TJ, Appleby PN, Davey GK, Allen NE, Spencer EA, Travis RC. Mortality in British vegetarians: review and preliminary results from EPIC-Oxford. *Am J Clin Nutr.* 2003 Sep;78(3 Suppl):533S–538S. Review.
15. Lee JE, McLerran DF, Rolland B, et al. Meat intake and cause-specific mortality: a pooled analysis of Asian prospective cohort studies. *Am J Clin Nutr.* 2013 Oct;98(4):1032–41.
16. Turnbaugh PJ, Ridaura VK, Faith JJ, Rey FE, Knight R, Gordon JI. The effect of diet on the human gut microbiome: A metagenomic analysis in humanized gnotobiotic mice. *Sci Trans Med.* 2009;1(6):6ra14.
17. Zhang AQ, Mitchell SC, Smith RL. Dietary precursors of trimethylamine in man: a pilot study. *Food Chem Toxicol.* 1999 May;37(5):515–20.
18. He K, Song Y, Daviglus ML, et al. Accumulated evidence on fish consumption and coronary heart disease mortality: a meta-analysis of cohort studies. *Circulation.* 2004 Jun 8;109(22):2705-11.
19. Pan A, Sun Q, Bernstein AM, et al. Red meat consumption and risk of type 2 diabetes: 3 cohorts of US adults and an updated meta-analysis. *Am J Clin Nutr.* 2011 Oct;94(4):1088–96.
20. Lindeberg S, Jonsson T, Granfeldt Y, et al. A Paleolithic diet improves glucose tolerance more than a Mediterranean-like diet in individuals with ischaemic heart disease. *Diabetologia.* 2007 Sep;50(9):1795–807.
21. Jonsson T, Granfeldt Y, Ahren B, et al. Beneficial effects of a Paleolithic diet on cardiovascular risk factors in type 2 diabetes: a randomized cross-over pilot study. *Cardiovasc Diabetol.* 2009 Jul 16;8:35.
22. Mellbergy C, Sandberg S, Ryberg M, et al. Long-term effects of a Paleolithic-type diet in obese postmenopausal women: a 2-year randomized trial. *Eur J Clin Nutr.* 2014 Mar;68(3):350–57.
23. Alexander DD, Cushing CA. Red meat and colorectal cancer: a critical summary of prospective epidemiologic studies. *Obes Rev.* 2011 May;12(5):e472–93.
24. Bellavia A, Larsson SC, Bottai M, Wolk A, Orsini N. Differences in survival associated with processed and with nonprocessed red meat consumption. *Am J Clin Nutr.* 2014 Sep;100(3):924–29.
25. Kim E, Coelho D, Blachier F. Review of the association between meat consumption and risk of colorectal cancer. *Nutr Res.* 2013 Dec;33(12):983–94.
26. Skog KI, Johansson MA, Jägerstad MI. Carcinogenic heterocyclic amines in model systems and cooked foods: a review on formation, occurrence and intake. *Food Chem Toxicol.* 1998 Sep–Oct;36(9–10):879–96. Review.
27. Sugimura T, Wakabayashi K, Nakagama H, Nagao M. Heterocyclic amines: mutagens/carcinogens produced during cooking of meat and fish. *Cancer Sci.* 2004;95:290–99.
28. Phillips DH. Polycyclic aromatic hydrocarbons in the diet. *Mutat Res.* 1999 Jul 15;443(1–2).
29. Uribarri J, Woodruff S, Goodman S, et al. Advanced glycation end products in foods and a practical guide to their reduction in the diet. *J Am Diet Assoc.* 2010 Jun;110(6):911–16.
30. Hodgson JM, Ward NC, Burke V, Beilin LJ, Puddey IB. Increased lean red meat intake does not elevate markers of oxidative stress and inflammation in humans. *J Nutr.* 2007 Feb;137(2):363–67.
31. Pischon T, Hankinson SE, Hotamisligil GS, Rifai N, Willett WC, Rimm EB. Habitual dietary intake of n-3 and n-6 fatty acids in relation to inflammatory markers among US men and women. *Circulation.* 2003 Jul 15;108(2):155–60.

32. Baines S, Powers J, Brown WJ. How does the health and well-being of young Australian vegetarian and semi-vegetarian women compare with non-vegetarians? *Public Health Nutr.* 2007 May;10(5):436–42.
33. Craig WJ. Nutrition concerns and health effects of vegetarian diets. *Nutr Clin Pract.* 2010 Dec;25(6):613–20.
34. Daley CA, Abbott A, Doyle PS, Nader GA, Larson S. A review of fatty acid profiles and antioxidant content in grass-fed and grain-fed beef. *Nutr J.* 2010 Mar 10;9:10.
35. Nakamura YK, Flintoff-Dye N, Omaye ST. Conjugated linoleic acid modulation of risk factors associated with atherosclerosis. *Nutr Metab.* 2008;5:22.
36. Castro-Webb N, Ruiz-Narváez EA, Campos H. Cross-sectional study of conjugated linoleic acid in adipose tissue and risk of diabetes. *Am J Clin Nutr.* 2012 Jul;96(1):175–81.
37. Ochoa JJ, Farquharson AJ, Grant I, Moffat LE, Heys SD, Wahle KW. Conjugated linoleic acids (CLAs) decrease prostate cancer cell proliferation: different molecular mechanisms for cis-9, trans-11 and trans-10, cis-12 isomers. *Carcinogenesis.* 2004 Jul;25(7):1185–91.
38. Leheska JM, Thompson LD, Howe JC, et al. Effects of conventional and grass-feeding systems on the nutrient composition of beef. *J Anim Sci.* 2008 Dec;86(12):3575–85.
39. Daley CA, Abbott A, Doyle PS, Nader GA, Larson S. A review of fatty acid profiles and antioxidant content in grass-fed and grain-fed beef. *Nutr J.* 2010 Mar 10;9:10.

第8章

1. Shin JY, Xun P, Nakamura Y, He K. Egg consumption in relation to risk of cardiovascular disease and diabetes: a systematic review and meta-analysis. *Am J Clin Nutr.* 2013;98(1):146–59.
2. Kern F Jr. Normal plasma cholesterol in an 88-year-old man who eats 25 eggs a day. Mechanisms of adaptation. *N Engl J Med.* 1991 Mar 28;324(13):896–99.
3. Djoussé L, Gaziano JM. Egg consumption in relation to cardiovascular disease and mortality: the Physicians' Health Study. *Am J Clin Nutr.* 2008 Apr;87(4):964–69.
4. Ratliff J, Leite JO, de Ogburn R, Puglisi MJ, VanHeest J, Fernandez ML. Consuming eggs for breakfast influences plasma glucose and ghrelin, while reducing energy intake during the next 24 hours in adult men. *Nutr Res.* 2010 Feb;30(2):96–103.
5. Mutungi G, Waters D, Ratliff J, et al. Eggs distinctly modulate plasma carotenoid and lipoprotein subclasses in adult men following a carbohydrate-restricted diet. *J Nutr Biochem.* 2010 Apr;21(4):261–67.
6. Bier DM. Saturated fats and cardiovascular disease: interpretations not as simple as they once were. *Crit Rev Food Sci Nutr.* 2015 Mar 16:0. Lawrence GD. Dietary fats and health: dietary recommendations in the context of scientific evidence. *Adv Nutr.* 2013 May 1;4(3):294–302.
7. Givens DI. Milk in the diet: good or bad for vascular disease? *Proc Nutr Soc.* 2012 Feb;71(1):98–104.
8. Wennberg M, Vessby B, Johansson I. Evaluation of relative intake of fatty acids according to the Northern Sweden FFQ with fatty acid levels in erythrocyte membranes as biomarkers. *Public Health Nutr.* 2009 Sep;12(9):1477–84. Wolk A, Vessby B, Ljung H, Barrefors P. Evaluation of a biological marker of dairy fat intake. *Am J Clin Nutr.* 1998;68:291–95. Khaw KT, Friesen MD, Riboli E, Luben R, Wareham N. Plasma phospholipid fatty acid concentration and incident coronary heart disease in men and women: the EPIC-Norfolk prospective study. *PLoS Med.* 2012;9:e1001255.

9. German JB, Dillard CJ. Saturated fats: a perspective from lactation and milk composition. *Lipids*. 2010 Oct;45(10):915–23.
10. Gertosio C, Meazza C, Pagani S, Bozzola M. Breast feeding: gamut of benefits. *Minerva Pediatr.* 2015 May 29.
11. Owen CG, Whincup PH, Cook DG. Breast-feeding and cardiovascular risk factors and outcomes in later life: evidence from epidemiological studies. *Proc Nutr Soc.* 2011 Nov;70(4):478–84.
12. Robinson J. Super natural milk. EatWild.com. http://www.eatwild.com/articles/superhealthy.html.
13. Pasture butter. OrganicValley.com. http://www.organicvalley.coop/products/butter/pasture/.
14. Watson SJ, Bishop G, Drummond JC, Gillam AE, Heilbron IM. The relation of the colour and vitamin A content of butter to the nature of the ration fed: the influence of the ration on the yellow colour of the butter. II. The carotenoid and vitamin A contents of the butter. *Biochem J.* 1934;28(3):1076–85.
15. Sisson M. Is all butter created equal? MarksDailyApple.com. http://www.marksdailyapple.com/grass-fed-butter/#axzz3WCaqOwnK. August 3, 2010.
16. Gunnars K. Why grass-fed butter is good for you. AuthorityNutrition.com. http://authoritynutrition.com/grass-fed-butter-superfood-for-the-heart/. November 2013.
17. Kaunitz H, Dayrit CS. Coconut oil consumption and coronary heart disease. *Philippine J Coconut Studies.* 1992;17:18–20. Prior IA, Stanhope JM, Evans JG, Salmond CE. The Tokelau Island migrant study. *Int J Epidemiol.* 1974 Sep;3(3):225–32.
18. Lipoeto NI, Agus Z, Oenzil F, Wahlqvist M, Wattanapenpaiboon N. Dietary intake and the risk of coronary heart disease among the coconut-consuming Minangkabau in West Sumatra, Indonesia. *Asia Pac J Clin Nutr.* 2004;13(4):377–84.
19. Lindeberg S, Nilsson-Ehle P, Terént A, Vessby B, Scherstén B. Cardiovascular risk factors in a Melanesian population apparently free from stroke and ischaemic heart disease: the Kitava study. *J Intern Med.* 1994 Sep;236(3):331–40.
20. Prior IA, Davidson F, Salmond CE, Czochanska Z. Cholesterol, coconuts, and diet on Polynesian atolls: a natural experiment: the Pukapuka and Tokelau island studies. *Am J Clin Nutr.* 1981 Aug;34(8):1552–61.
21. Müller H, Lindman AS, Brantsaeter AL, Pedersen JI. The serum LDL/HDL cholesterol ratio is influenced more favorably by exchanging saturated with unsaturated fat than by reducing saturated fat in the diet of women. *J Nutr.* 2003 Jan;133(1):78–83. Feranil AB, Duazo PL, Kuzawa CW, Adair LS. Coconut oil is associated with a beneficial lipid profile in pre-menopausal women in the Philippines. *Asia Pac J Clin Nutr.* 2011;20(2):190–95.
22. Lindeberg S, Eliasson M, Lindahl B, Ahrén B. Low serum insulin in traditional Pacific Islanders—the Kitava Study. *Metabolism.* 1999 Oct;48(10):1216–19.
23. St-Onge MP, Ross R, Parson WD, Jones PJ. Medium-chain triglycerides increase energy expenditure and decrease adiposity in overweight men. *Obes Res.* 2003 Mar;11(3):395–402.
24. Seaton TB, Welle SL, Warenko MK, Campbell RG. Thermic effect of medium-chain and long-chain triglycerides in man. *Am J Clin Nutr.* 1986 Nov;44(5):630–34.
25. Assunção ML, Ferreira HS, dos Santos AF, Cabral CR Jr, Florêncio TM. Effects of dietary coconut oil on the biochemical and anthropometric profiles of women presenting abdominal obesity. *Lipids.* 2009 Jul 44(7):593–601.
26. Ogbolu DO, Oni AA, Daini OA, Oloko AP. In vitro antimicrobial properties of coconut oil on Candida species in Ibadan, Nigeria. *J Med Food.* 2007 Jun 10(2):384–87.

27. Verall-Rowell VM, Dillague KM, Syah-Tjundawan BS. Novel antibacterial and emollient effects of coconut and virgin olive oils in adult atopic dermatitis. *Dermatitis*. 2008 Nov–Dec 19(6):308–15.
28. Prior IA, Davidson F, Salmond CE, Czochanska Z. Cholesterol, coconuts and diet in Polynesian atolls—a natural experiment; the Pukapuka and Toklau island studies. *Am J Clin Nutr*. 1981;34:1552–61.
29. Boon CM, Ng MH, Choo YM, Mok SL. Super, red palm and palm oleins improve the blood pressure, heart size, aortic media thickness and lipid profile in spontaneously hypertensive rats. *PLoS One*. 2013;8(2):e55908.
30. Odia OJ, Ofori S, Maduka O. Palm oil and the heart: a review. *World J Cardiol*. 2015 Mar 26;7(3):144–49.
31. Fattore E, Bosetti C, Brighenti F, Agostoni C, Fattore G. Palm oil and blood lipid-related markers of cardiovascular disease: a systematic review and meta-analysis of dietary intervention trials. *Am J Clin Nutr*. 2014 Jun;99(6):1331–50.
32. Covas MI, Nyyssonen K, Poulsen HE, et al. EUROLIVE Study Group. The effect of polyphenols in olive oil on heart disease risk factors: a randomized trial. *Ann Intern Med*. 2006 Sep 5;145(5):333–41.
33. Castaner O, Fito M, Lopez-Sabater MC, et al. The effect of olive oil polyphenols on antibodies against oxidized LDL. A randomized clinical trial. *Clin Nutr*. 2011 Mar 2.
34. de Roos B, Zhang X, Rodriguez Gutierrez G, et al. Anti-platelet effects of olive oil extract: in vitro functional and proteomic studies. *Eur J Nutr*. 2011 Jan 1.
35. Torres N, Guevara-Cruz M, Velázquez-Villegas LA, Tovar AR. Nutrition and atherosclerosis. *Arch Med Res*. 2015 Jul;46(5):408–26.
36. Terés S, Barcelo-Coblijn G, Benet M, et al. Oleic acid content is responsible for the reduction in blood pressure induced by olive oil. *Proc Natl Acad Sci USA*. 2008 Sep 16;105(37):13811–16.
37. Moreno-Luna R, Muñoz-Hernandez R, Miranda ML, et al. Olive oil polyphenols decrease blood pressure and improve endothelial function in young women with mild hypertension. *Am J Hypertens*. 2012 Dec;25(12):1299–304.
38. Hashim YZ, Eng M, Gill C, et al. Components of olive oil and chemoprevention of colorectal cancer. *Nutr Rev*. 2005 Nov;63(11):374–86.
39. Romero C, Medina E, Vargas J, Brenes M, Castro AD. In vitro activity of olive oil polyphenols against Helicobacter pylori. *J Agr Food Chem*. 2007 Feb 7;55(3):680–86.
40. Berr C, Portet F, Carriere I, et al. Olive oil and cognition: results from the three-city study. *Dement Geriatr Cogn*. 2009 Oct;28(4):357–64. Published online 2009 October 30. doi: 10.1159/000253483.
41. Elnagar AY, Sylvester PW, El Sayed KA. (-)-Oleocanthal as a c-Met inhibitor for the control of metastatic breast and prostate cancers. *Planta Med*. 2011 Feb 15. [Epub ahead of print]. Escrich E, Solanas M, Moral R, et al. Modulatory effects and molecular mechanisms of olive oil and other dietary lipids in breast cancer. *Curr Pharm Design*. 2011;17(8):813–30.
42. Machowetz A, Poulsen HE, Gruendel S, et al. Effect of olive oils on biomarkers of oxidative DNA stress in Northern and Southern Europeans. *FASEB J*. 2007 Jan;21(1):45–52. Epub 2006 Nov 16. PMID:17110467.
43. D'Imperio M, Gobbino M, Picanza A, et al. Influence of harvest method and period on olive oil composition: an NMR and statistical study. *J Agr Food Chem*. 2010 Oct 5. [Epub ahead of print].
44. Blechman N. Extra virgin suicide: the adulteration of Italian olive oil. *New York Times*, Opinion, Food Chains. January 24, 2014. http://www.nytimes.com/interactive/2014/01/24/opinion/food-chains-extra virgin-suicide.html.

45. Grosso G, Yang J, Marventano S, Micek A, Galvano F, Kales SN. Nut consumption on all-cause, cardiovascular, and cancer mortality risk: a systematic review and meta-analysis of epidemiologic studies. *Am J Clin Nutr.* 2015 Apr;101(4):783–93.
46. Hshieh TT, Petrone AB, Gaziano JM, Djoussé L. Nut consumption and risk of mortality in the Physicians' Health Study. *Am J Clin Nutr.* 2015 Feb;101(2):407–12.
47. Jiang R, Manson JE, Stampfer MJ, Liu S, Willett WC, Hu FB. Nut and peanut butter consumption and risk of type 2 diabetes in women. *JAMA.* 2002 Nov 27;288(20):2554–60.
48. Guasch-Ferré M et al; PREDIMED study group. Frequency of nut consumption and mortality risk in the PREDIMED nutrition intervention trial. *BMC Med.* 2013 Jul 16;11:164.
49. Jenkins DJ, Wong JM, Kendall CW, et al. Effect of a 6-month vegan low-carbohydrate ("Eco-Atkins") diet on cardiovascular risk factors and body weight in hyperlipidaemic adults: a randomised controlled trial. *BMJ Open.* 2014 Feb 5;4(2):e003505.
50. Kelly JH Jr, Sabaté J. Nuts and coronary heart disease: an epidemiological perspective. *Br J Nutr.* 2006 Nov;96 Suppl 2:S61–67. Review.
51. Kelly JH Jr, Sabate J. Nuts and coronary heart disease: an epidemiological perspective. *Br J Nutr.* 2006 Nov;96 Suppl 2:S61–67.
52. Bes-Rastrollo M, Sabate J, Gomez-Gracia E, Alonso A, Martinez JA, Martinez Gonzalez MA. Nut consumption and weight gain in a Mediterranean cohort: the SUN study. *Obesity.* 2007 Jan;15(1):107–16. PMID:17228038.
53. Howell E MD. *Food Enzymes for Health & Longevity.* Twin Lakes, WI: Lotus Press; 1994.

第9章

1. Accurso A, Bernstein RK, Dahlqvist A, et al. Dietary carbohydrate restriction in type 2 diabetes mellitus and metabolic syndrome: time for a critical appraisal. *Nutr Metab* (Lond). 2008 Apr 8;5:9.
2. Feinman RD, Pogozelski WK, Astrup A, et al. Dietary carbohydrate restriction as the first approach in diabetes management: critical review and evidence base. *Nutrition.* 2015 Jan;31(1):1–13.
3. Action to Control Cardiovascular Risk in Diabetes Study Group, Gerstein HC, Miller ME, Byington RP, et al. Effects of intensive glucose lowering in type 2 diabetes. *N Engl J Med.* 2008 Jun 12;358(24):2545–59.
4. Bredesen DE. Reversal of cognitive decline: a novel therapeutic program. *Aging* (Albany NY). 2014 Sep;6(9):707–17.
5. Roberts RO, Roberts LA, Geda YE, et al. Relative intake of macronutrients impacts risk of mild cognitive impairment or dementia. *J Alzheimers Dis.* 2012;32(2):329–39.
6. Barberger-Gateau P, Raffaitin C, Letenneur L, et al. Dietary patterns and risk of dementia: the three-city cohort study. *Neurology.* 2007 Nov 13;69(20):1921–30.
7. Su KP, Wang SM, Pae CU. Omega-3 polyunsaturated fatty acids for major depressive disorder. *Expert Opin Investig Drugs.* 2013 Dec;22(12):1519–34.
8. Hibbeln JR, Gow RV. The potential for military diets to reduce depression, suicide, and impulsive aggression: a review of current evidence for omega-3 and omega-6 fatty acids. *Mil Med.* 2014 Nov;179(11 Suppl):117–28.
9. Bos DJ, Oranje B, Veerhoek ES, et al. Reduced symptoms of inattention after dietary omega-3 fatty acid supplementation in boys with and without attention deficit/hyperactivity disorder. *Neuropsychopharmacology.* 2015 Mar 19.
10. van Elst K, Bruining H, Birtoli B, Terreaux C, Buitelaar JK, Kas MJ. Food for thought: dietary changes in essential fatty acid ratios and the increase in autism spectrum disorders. *Neurosci Biobehav Rev.* 2014 Sep;45:369–78.

11. Michael-Titus AT, Priestley JV. Omega-3 fatty acids and traumatic neurological injury: from neuroprotection to neuroplasticity? *Trends Neurosci.* 2014 Jan;37(1):30–38.
12. Hussain G, Schmitt F, Loeffler JP, Gonzalez de Aguilar JL. Fatting the brain: a brief of recent research. *Front Cell Neurosci.* 2013 Sep 9;7:144.
13. Lima PA, Sampaio LP, Damasceno NR. Neurobiochemical mechanisms of a ketogenic diet in refractory epilepsy. *Clinics* (Sao Paulo). 2014 Dec;69(10):699–705.
14. Paganoni S, Wills AM. High-fat and ketogenic diets in amyotrophic lateral sclerosis. *J Child Neurol.* 2013 Aug;28(8):989–92.
15. Schwartz K, Chang HT, Nikolai M, et al. Treatment of glioma patients with ketogenic diets: report of two cases treated with an IRB-approved energy-restricted ketogenic diet protocol and review of the literature. *Cancer Metab.* 2015 Mar 25;3:3.
16. Simopoulos AP. Omega-3 fatty acids in inflammation and autoimmune diseases. *J Am Coll Nutr.* 2002 Dec;21(6):495–505. Review.
17. Belch JJ, Hill A. Evening primrose oil and borage oil in rheumatologic conditions. *Am J Clin Nutr.* 2000 Jan;71(1 Suppl):352S–356S. Review.
18. Nosaka N, Suzuki Y, Nagatoishi A, Kasai M, Wu J, Taguchi M. Effect of ingestion of medium-chain triacylglycerols on moderate- and high-intensity exercise in recreational athletes. *J Nutr Sci Vitaminol* (Tokyo). 2009 Apr;55(2):120–25.
19. Brennan SF, Woodside JV, Lunny PM, Cardwell CR, Cantwell MM. Dietary fat and breast cancer mortality: a systematic review and meta-analysis. *Crit Rev Food Sci Nutr.* 2015 Feb 18.
20. Schwab U, Lauritzen L, Tholstrup T, et al. Effect of the amount and type of dietary fat on cardiometabolic risk factors and risk of developing type 2 diabetes, cardiovascular diseases, and cancer: a systematic review. *Food Nutr Res.* 2014 Jul 10;58.
21. Moyad MA. Dietary fat reduction to reduce prostate cancer risk: controlled enthusiasm, learning a lesson from breast or other cancers, and the big picture. *Urology.* 2002 Apr;59(4 Suppl 1):51–62. Review.
22. Moy KA, Yuan JM, Chung FL, et al. Urinary total isothiocyanates and colorectal cancer: a prospective study of men in Shanghai, China. *Cancer Epidemiol Biomarkers Prev.* 2008 Jun;17(6):1354–59.
23. Yang M, Kenfield SA, Van Blarigan EL, et al. Dairy intake after prostate cancer diagnosis in relation to disease-specific and total mortality. *Int J Cancer.* 2015 May 20.
24. Triff K, Kim E, Chapkin RS. Chemoprotective epigenetic mechanisms in a colorectal cancer model: modulation by n-3 PUFA in combination with fermentable fiber. *Curr Pharmacol Rep.* 2015 Feb;1(1):11–20.
25. Devi KP, Rajavel T, Russo GL, Daglia M, Nabavi SF, Nabavi SM. Molecular targets of omega-3 fatty acids for cancer therapy. *Anticancer Agents Med Chem.* 2015 Apr 24.
26. Witte TR, Hardman WE. The effects of omega-3 polyunsaturated fatty acid consumption on mammary carcinogenesis. *Lipids.* 2015 May;50(5):437–46.
27. Lin PH, Aronson W, Freedland SJ. Nutrition, dietary interventions and prostate cancer: the latest evidence. *BMC Med.* 2015 Jan 8;13:3.
28. Bozzetti F, Zupec-Kania B. Toward a cancer-specific diet. *Clin Nutr.* 2015 Jan 23. pii: S0261-5614(15)00035-7.
29. Allen BG, Bhatia SK, Anderson CM, et al. Ketogenic diets as an adjuvant cancer therapy: history and potential mechanism. *Redox Biol.* 2014 Aug 7;2C:963–70.

第10章

1. Jenkins DJ, Wong JM, Kendall CW, et al. Effect of a 6-month vegan low-carbohydrate ("Eco-Atkins") diet on cardiovascular risk factors and body weight in

hyperlipidaemic adults: a randomised controlled trial. *BMJ Open*. 2014 Feb 5;4(2):e003505.

2. Ludwig DS, Willett WC. Three daily servings of reduced-fat milk: an evidence-based recommendation? *JAMA Pediatr*. 2013 Sep;167(9):788–89.
3. Ludvigsson JF, Reutfors J, Osby U, Ekbom A, Montgomery SM. Coeliac disease and risk of mood disorders—a general population-based cohort study. *J Affect Disord*. 2007 Apr;99(1–3):117–26.
4. Millward C, Ferriter M, Calver S, Connell-Jones G. Gluten- and casein-free diets for autistic spectrum disorder. *Cochrane Database Syst Rev*. 2004;(2):CD003498. Review.
5. Ludvigsson JF, Osby U, Ekbom A, Montgomery SM. Coeliac disease and risk of schizophrenia and other psychosis: a general population cohort study. *Scand J Gastroenterol*. 2007 Feb;42(2):179–85.
6. Hu WT, Murray JA, Greenaway MC, Parisi JE, Josephs KA. Cognitive impairment and celiac disease. *Arch Neurol*. 2006 Oct;63(10):1440–46.
7. Ludvigsson JF, Montgomery SM, Ekbom A, Brandt L, Granath F. Small-intestinal histopathology and mortality risk in celiac disease. *JAMA*. 2009 Sep 16;302(11):1171–78.
8. Green PH, Neugut AI, Naiyer AJ, Edwards ZC, Gabinelle S, Chinburapa V. Economic benefits of increased diagnosis of celiac disease in a national managed care population in the United States. *J Insur Med*. 2008;40(3–4):218–28.
9. Cortés-Giraldo I, Girón-Calle J, Alaiz M, Vioque J, Megías C. Hemagglutinating activity of polyphenols extracts from six grain legumes. *Food Chem Toxicol*. 2012 Jun;50(6):1951–54.
10. Sandberg AS. Bioavailability of minerals in legumes. *Br J Nutr*. 2002 Dec;88 Suppl 3:S281–85. Review.
11. Sinha R, Cross AJ, Graubard BI, Leitzmann MF, Schatzkin A. Meat intake and mortality: a prospective study of over half a million people. *Arch Intern Med*. 2009 Mar 23;169(6):562–71.
12. Hasselbalch AL. Genetics of dietary habits and obesity—a twin study. *Dan Med Bull*. 2010 Sep;57(9):B4182.
13. Bossé Y, Pérusse L, Vohl MC. Genetics of LDL particle heterogeneity: from genetic epidemiology to DNA-based variations. *J Lipid Res*. 2004 Jun;45(6):1008–26.

第12章

1. Basch CE. Executive summary: healthier students are better learners. *J School Health* 2011;81(10):591–92.
2. Basch CE. Healthier students are better learners: a missing link in school reforms to close the achievement gap. *J School Health* 2011;81(10):593–98.
3. Ley RE. Obesity and the human microbiome. *Curr Opin Gastroenterol*. 2010 Jan;26(1):5–11.
4. Birt DF, Boylston T, Hendrich S, et al. Resistant starch: promise for improving human health. *Adv Nutr*. 2013 Nov 6;4(6):587–601.
5. Tarantino G. Gut microbiome, obesity-related comorbidities, and low-grade chronic inflammation. *J Clin Endocrinol Metab*. 2014 Jul;99(7):2343–46.
6. Foster JA, McVey Neufeld KA. Gut-brain axis: how the microbiome influences anxiety and depression. *Trends Neurosci*. 2013 May;36(5):305–12.
7. Roberfroid M, Gibson GR, Hoyles L, et al. Prebiotic effects: metabolic and health benefits. *Br J Nutr*. 2010 Aug;104 Suppl 2:S1–63.

8. Cummings JH, Macfarlane GT, Englyst HN. Prebiotic digestion and fermentation. *Am J Clin Nutr.* 2001 Feb;73(2 Suppl):415S–420S. Review.
9. Johnston KL, Thomas EL, Bell JD, Frost GS, Robertson MD. Resistant starch improves insulin sensitivity in metabolic syndrome. *Diabet Med.* 2010 Apr;27(4): 391–97.
10. Behall KM, Scholfield DJ, Hallfrisch JG, Liljeberg-Elmståhl HG. Consumption of both resistant starch and beta-glucan improves postprandial plasma glucose and insulin in women. *Diabetes Care.* 2006 May;29(5):976–81.
11. Raben A, Tagliabue A, Christensen NJ, Madsen J, Holst JJ, Astrup A. Resistant starch: the effect on postprandial glycemia, hormonal response, and satiety. *Am J Clin Nutr.* 1994 Oct;60(4):544–51. Robertson MD, Bickerton AS, Dennis AL, Vidal H, Frayn KN. Insulin-sensitizing effects of dietary resistant starch and effects on skeletal muscle and adipose tissue metabolism. *Am J Clin Nutr.* 2005 Sep;82(3):559–67.
12. Maki KC, Pelkman CL, Finocchiaro ET, et al. Resistant starch from high-amylose maize increases insulin sensitivity in overweight and obese men. *J Nutr.* 2012 Apr;142(4):717–23.
13. Higgins JA. Resistant starch and energy balance: impact on weight loss and maintenance. *Crit Rev Food Sci Nutr.* 2014;54(9):1158–66.
14. Brand-Miller JC, Atkinson FS, Gahler RJ, Kacinik V, Lyon MR, Wood S. Effects of added PGX®, a novel functional fibre, on the glycaemic index of starchy foods. *Br J Nutr.* 2012 Jul;108(2)245–48.
15. Solah VA, Brand-Miller JC, Atkinson FS, Gahler RJ, Kacinik V, Lyon MR, Wood S. Dose response effect of a novel functional fibre, PolyGlycopleX(®), PGX(®), on satiety. *Appetite.* 2014 Jun;77:72–76.
16. Reimer RA, Yamaguchi H, Eller LK, Lyon MR, Gahler RJ, Kacinik V, Juneja P, Wood S. Changes in visceral adiposity and serum cholesterol with a novel viscous polysaccharide in Japanese adults with abdominal obesity. *Obesity* (Silver Spring). 2013 Sep;21(9):E379–87.

第13章

1. Rosenfeld CS. Microbiome disturbances and autism spectrum disorders. *Drug Metab Dispos.* 2015 Apr 7.
2. Lecomte V, Kaakoush NO, Maloney CA, et al. Changes in gut microbiota in rats fed a high fat diet correlate with obesity-associated metabolic parameters. *PLoS One.* 2015 May 18;10(5).
3. Goedert JJ, Hua X, Yu G, Shi J. Diversity and composition of the adult fecal microbiome associated with history of cesarean birth or appendectomy: analysis of the American Gut Project. *EBioMedicine.* 2014 Dec 1;1(2–3):167–72.
4. Bäckhed F, Roswall J, Peng Y, et al. Dynamics and stabilization of the human gut microbiome during the first year of life. *Cell Host Microbe.* 2015 May 13;17(5):690–703.
5. Versini M, Jeandel PY, Bashi T, Bizzaro G, Blank M, Shoenfeld Y. Unraveling the hygiene hypothesis of helminthes and autoimmunity: origins, pathophysiology, and clinical applications. *BMC Med.* 2015 Apr 13;13:81.
6. Halton TL, Hu FB. The effects of high protein diets on thermogenesis, satiety and weight loss: a critical review. *J Am Coll Nutr.* 2004 Oct;23(5):373–85. Review.

关于作者

马克·海曼医生认为，人类应该拥有一种可自主创造的生命力。这就是他致力于通过功能医学的力量来改善医疗保健，从而解决慢性疾病根源的源动力。海曼医生及其团队每天致力于为公众、机构组织以及社会团体提供支持，以治愈其身心，并提升社会和经济复苏力。

马克·海曼是一位执业家庭医生，曾9次入选《纽约时报》畅销书作家，是其专业领域的全球引领者、倡导人、教育家。他是克利夫兰诊所功能医学普利兹克基金会（Pritzker Foundation）主席和克利夫兰诊所功能医学中心主任。他同时担任终极健康中心的创始人兼董事，并且是功能医学研究所董事会成员、《赫芬顿邮报》医学编辑和撰稿人。他同时还参与了许多电视和网络节目，包括：《CBS今晨》（*CBS This Morning*）、《今天》（*Today*）、《早安美国》（*Good Morning America*）、CNN、《The View脱口秀》，以及《Dr. Oz秀》。

海曼医生与个人和组织机构合作，为他们提供决策并产生了强大的行业影响力。他曾担任白宫补充和替代医学委员会及参议院功能医疗改革工作组的公证人。他与外科医生就预防糖尿病的相关问题进行磋商，并参加了2009年举行的白宫预防和健康论坛。爱荷华州参议员汤姆·哈金提名马克·海曼担任预防、健康促进以及综合与公共卫生咨询小组的负责人。此外，海曼医生曾与克林顿总统一起出席克林顿基金会的健康讲座，参与每一次会议，并参与克林顿全球倡议和全球经济论坛关于全球健康问题的讨论。他是莱纳斯鲍林奖和楠塔基特项目奖的得主，入选生活名人堂。

海曼医生还与行业领导人合作，以推动群体社团的蓬勃发展——海曼医生与里克沃伦医生、穆罕默德奥兹医生合作创建了丹尼尔计划，此项基于信仰的倡议帮助马鞍峰教会成员减重。他还是《Dr. Oz秀》的顾问和客座主持人、Dr. Oz的董事会成员，通过向美国学生提供营养教育，从而预防肥胖症流行。2009年，海曼医生与迪恩·奥尼什医生和迈克尔·罗伊森医生共同编制了递交至美国参议院的《重拾健康法案》，用于为慢性病的生活方式治疗提供补偿。2015年，马克·海曼与蒂姆·瑞恩一同将《ENRICH法案》引入国会，用于资助医学营养教育的研究。2014年，海曼医生还在劳里·大卫和凯蒂编剧的一部电影《甜蜜的负担》中扮演重要角色，此影片主要讲述了童年肥胖患者的故事。现在就请登录www .drhyman.com参与此项计划，让我们一起重拾健康人生！